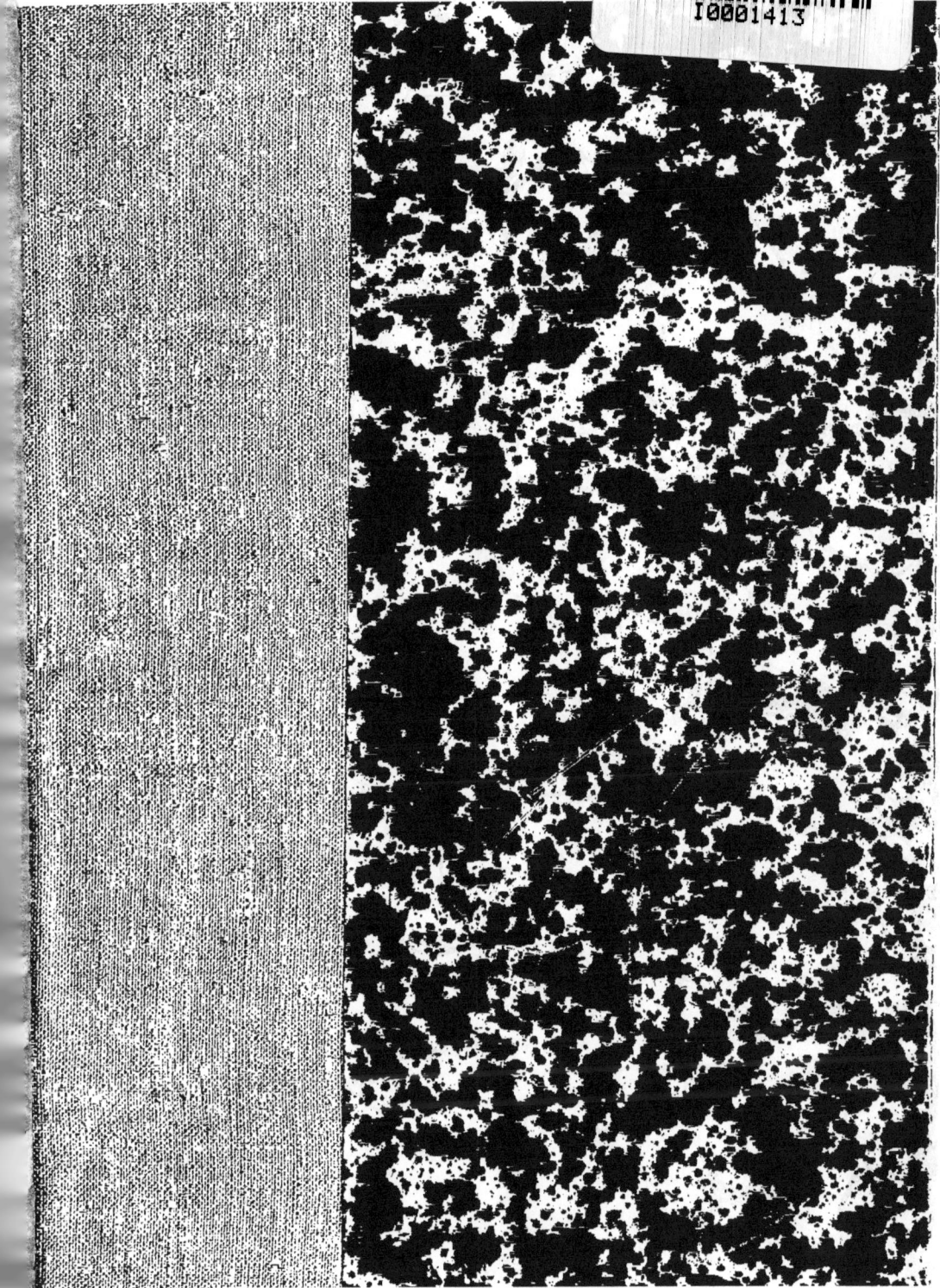

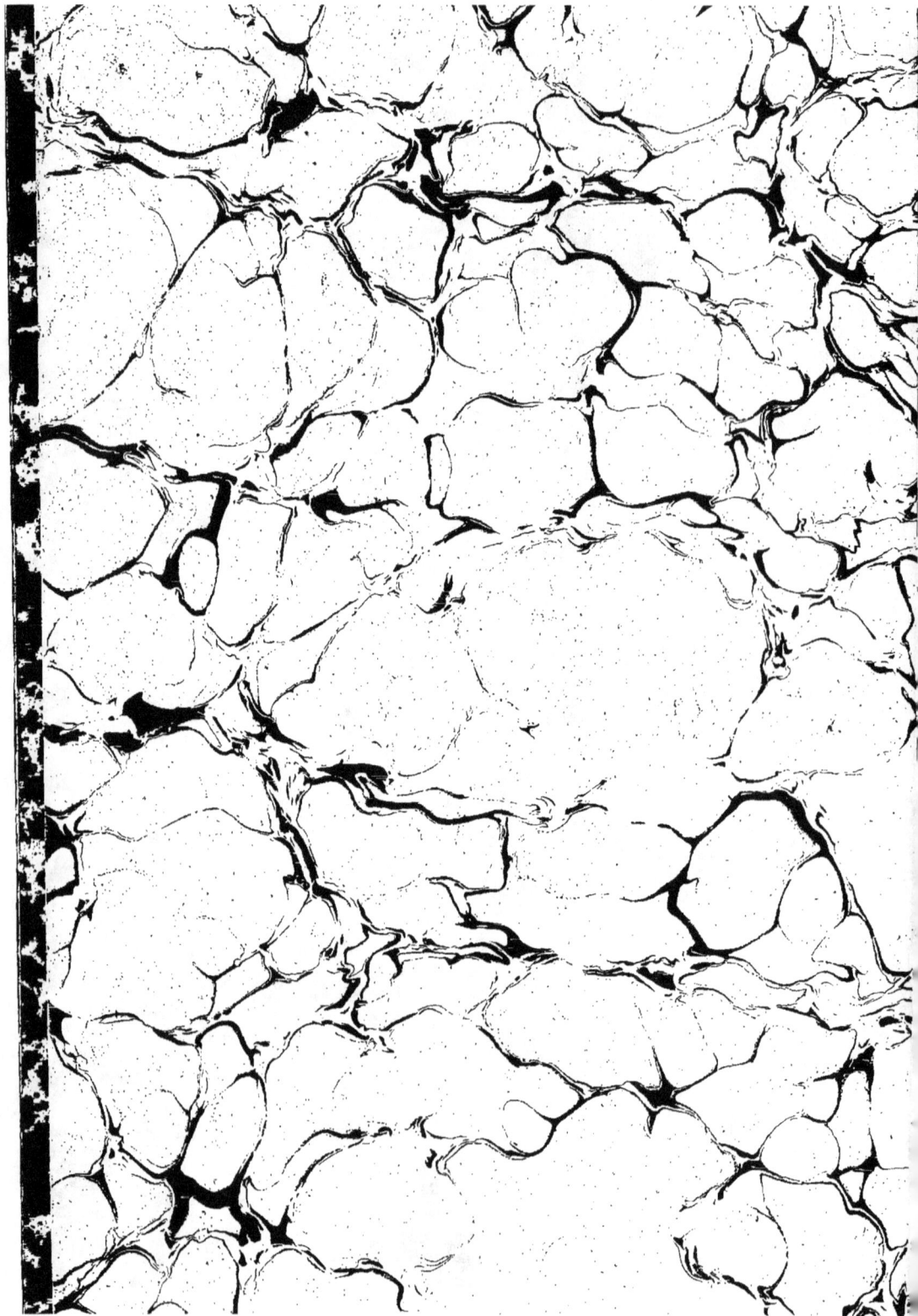

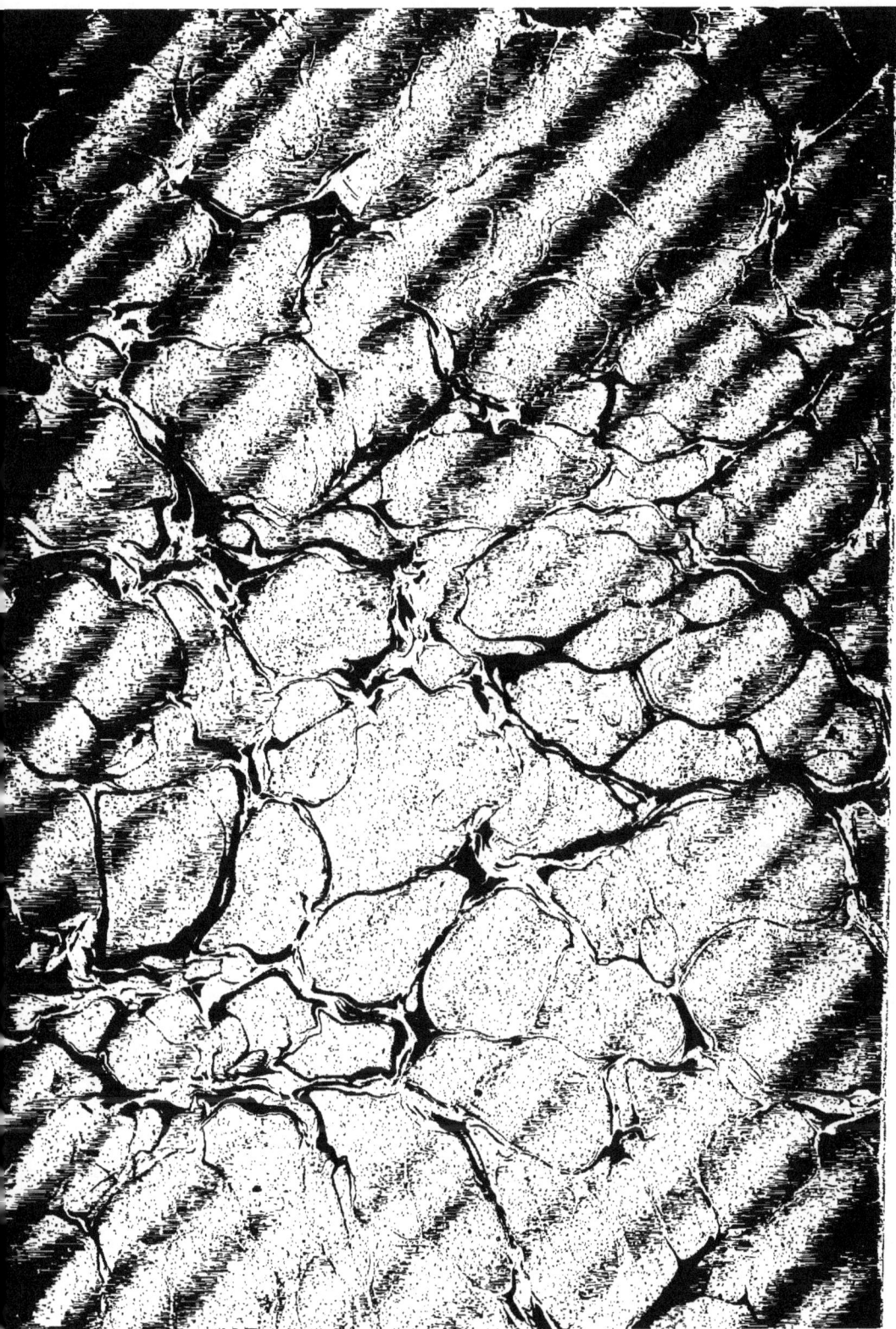

COURS

D'ANATOMIE HUMAINE

SYSTÉMATIQUE

A l'usage des Etudiants de la Candidature en Médecine

PAR

A. Van Gehuchten

PROFESSEUR A L'UNIVERSITÉ DE LOUVAIN

VOLUME I

SYSTÈME OSSEUX

ET

SYSTÈME MUSCULAIRE

LOUVAIN

LIBRAIRIE UNIVERSITAIRE

A. UYSTPRUYST-DIEUDONNÉ

10, rue de la Monnaie, 10

1908

COURS

D'ANATOMIE HUMAINE
SYSTÉMATIQUE

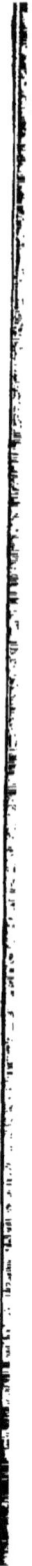

COURS

D'ANATOMIE HUMAINE

SYSTÉMATIQUE

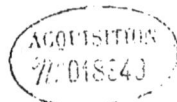

A l'usage des Étudiants de la Candidature en Médecine

PAR

A. Van Gehuchten

PROFESSEUR A L'UNIVERSITÉ DE LOUVAIN

VOLUME I

SYSTÈME OSSEUX

ET

SYSTÈME MUSCULAIRE

LOUVAIN
LIBRAIRIE UNIVERSITAIRE
A. UYSTPRUYST-DIEUDONNÉ
10, rue de la Monnaie, 10
—
1909

PRÉFACE.

En publiant ce cours d'anatomie humaine systématique, nous n'avons nullement l'intention de faire ni une œuvre originale, ni un traité complet d'anatomie descriptive. Notre but est beaucoup plus modeste. Cédant aux sollicitations pressantes de nos nombreux élèves, nous désirons tout simplement mettre à leur disposition le cours d'anatomie tel que nous le professons depuis plus de vingt ans ; nous voulons fournir, à ceux qui suivent nos leçons, une description succincte, nette et claire des faits anatomiques dont la connaissance est indispensable au futur médecin. A leur entrée en candidature en médecine nos étudiants n'ont aucune notion d'anatomie humaine. Tout est nouveau pour eux : aussi bien les faits à décrire, dont les détails, au premier abord, paraissent méticuleux à l'excès, que les mots du langage anatomique qui servent à les dénommer. Leur mettre entre les mains un véritable traité, comme il en existe un grand nombre d'excellents, serait les décourager dès le début de leurs études médicales. Les faits y sont exposés, en effet, avec une surabondance de détails dont ils sont incapables de juger la valeur. Nos étudiants ne se destinent d'ailleurs pas à devenir de savants anatomistes. Ils n'ont qu'un seul désir, c'est de quitter un jour les bancs universitaires avec des connaissances suffisantes pour être de bons médecins.

C'est pour les aider à atteindre ce but, dans la mesure de nos moyens, que nous nous sommes décidé à écrire ce livre. Il dispensera nos élèves de la fastidieuse besogne de recueillir, pendant nos leçons, toutes nos paroles. Il leur permettra de concentrer toute leur attention sur les démonstrations que nous faisons devant eux, soit directement sur le cadavre, soit sur la planche noire à l'aide de croquis et de dessins. Il leur donnera une base anatomique suffisante pour les mettre en état de s'orienter aisément dans les traités complets qu'ils devront consulter plus tard.

L'enseignement par l'image est, surtout pour l'Anatomie, d'une nécessité primordiale. Un étudiant ne connaît un organe que lorsqu'il peut le reproduire, au moins dans ses grandes lignes, par le dessin. Il semble donc au premier abord que, dépourvu de toute figure explicative, ce livre doit offrir de graves lacunes. Et cependant c'est volontairement et de parti pris que nous avons renoncé à l'illustrer, désirant ainsi mieux faire ressortir le caractère d'enseignement pratique, le caractère de *cours professé* que nous avons voulu lui imprimer. Les dessins nécessaires à l'intelligence du texte sont faits par nous, à la planche, au cours des descriptions. Pour que l'étudiant puisse mieux soutenir son attention, nous désirons qu'il copie ces dessins, au fur et à mesure qu'il les voit surgir devant les yeux, sur des feuilles blanches que nous lui conseillons de faire relier, au début de l'année, entre les feuilles imprimées du livre (I). Il se formera ainsi un atlas personnel qui, tout imparfait et tout défectueux qu'il puisse être, lui rendra cependant plus de services que le meilleur et le plus artistique des atlas existants. Il possédera ainsi, à la fin de ses études d'anatomie et de physiologie normales, un cours d'anatomie systématique à la confection duquel il aura pris une part active. Ce cours sera le résultat d'une véritable collaboration de tous les jours entre l'élève et le maître et, pendant toute sa carrière médicale, le praticien s'y retrouvera plus facilement que dans le plus savant et le plus complet des traités.

Louvain, octobre 1908.

---

(1) Pour ceux qui ne suivent pas nos leçons, il existe d'ailleurs des atlas d'anatomie d'une exécution parfaite que l'on pourrait prendre comme complément au texte de ce livre.

INTRODUCTION

La Biologie se divise en deux grandes branches : la *morphologie* et la *physiologie*.

La *morphologie* étudie la forme extérieure des corps organisés, la forme et la structure de leurs différentes parties constitutives. Elle considère les organismes à l'état statique, à l'état de repos.

La *physiologie* étudie les phénomènes qui se passent régulièrement dans les corps organisés. Elle considère donc les organismes à l'état dynamique, à l'état d'activité.

La morphologie comprend l'*anatomie* et l'*embryologie*.

L'*anatomie* étudie la forme et la structure des corps organisés arrivés à l'état de développement complet, tandis que l'*embryologie* a pour objet d'étude les transformations successives que subissent les organismes pendant leur développement.

Tout organisme animal peut servir d'objet d'étude à l'anatomiste. L'anatomie prend le nom de *zootomie* quand elle s'occupe des animaux ; elle s'appelle *anatomie humaine* ou *anthropotomie* quand elle a exclusivement comme objet d'étude l'organisation du corps de l'homme.

Comment faut-il étudier l'anatomie humaine ?

Tout organisme animal présente, au début de son existence, une organisation extrêmement simple : il est tout entier constitué par une seule cellule. L'homme ne fait pas exception à cette règle commune. Lui aussi commence par être une cellule unique, la cellule de segmentation, résultat de la fusion plus ou moins intime d'une cellule mâle avec une cellule femelle. Dans cet état initial, dans ce stade primitif, dans cet être unicellulaire, toutes les parties ont presque la même valeur et toutes concourent presque au même degré au maintien de la vie. Mais en se développant, c'est-à-dire en se divisant un nombre incalculable de fois, cet être primitivement simple subit une série de transformations. Les fonctions se localisent en même temps que le corps se différencie et à la place d'une cellule unique, nous trouvons bientôt l'homme tel que nous apprendrons à le connaître avec son organisation complexe et avec ses fonctions multiples.

On peut acquérir une idée nette et claire de l'organisation du corps de l'homme et de la valeur de ses différentes parties constitutives en étudiant son développement. C'est ce que l'on fait au cours d'embryologie.

Nous, nous devons prendre l'homme complètement développé, l'homme adulte, et nous voulons savoir quelles sont les différentes parties qui constituent son être avec leur forme et leur structure propres, et quelles sont les relations que ces parties affectent les unes par rapport aux autres. Pour acquérir ces connaissances, nous n'avons qu'un moyen, c'est d'étudier directement le corps humain, en le divisant, en le disséquant, et cela, si possible, jusque dans ses derniers éléments constituants. Après avoir fait matériellement ce travail de dissociation, après avoir étudié ses différentes parties chacune pour son compte, nous ferons un travail de synthèse. Nous nous efforcerons de réunir les éléments disséqués les uns aux autres, afin de reconstruire le corps de l'homme, sinon en réalité du moins par la pensée, et le faire apparaître devant nos yeux dans toute la beauté de son architecture interne, dans l'admirable simplicité de son organisation en apparence si complexe.

Le travail de dissection nous apprend que le corps de l'homme, comme le corps de tous les êtres organisés, se compose de parties distinctes appelées *organes*. Ceux-ci diffèrent entre eux par leur structure et par leurs fonctions, mais tous doivent concourir à un double but : la conservation de l'individu et la conservation de l'espèce.

Pour atteindre ce double résultat, les organes sont réunis en un certain nombre de groupes dont chacun doit remplir une fonction déterminée. Tous les organes d'un même groupe, c'est-à-dire tous les organes préposés à une même fonction, forment par leur ensemble un *appareil*. On distingue donc des *appareils qui servent à la conservation de l'individu* et des *appareils qui servent à la conservation de l'espèce*.

Parmi les appareils qui servent à la conservation de l'individu, les uns sont destinés à mettre l'homme en rapport avec le monde extérieur : ce sont les *appareils de relation* ; les autres ont pour fonction de réparer les pertes que subissent sans cesse nos organes par le fait même de leur fonctionnement : ce sont les *appareils de nutrition*.

Les appareils de relation sont : des *appareils de sensation* et des *appareils de mouvement*.

Les *appareils de sensation* recueillent à la surface du corps toutes les impressions de sensibilité qui nous arrivent du monde extérieur : impressions olfactives, visuelles, auditives, gustatives et tactiles. Ils sont représentés par les *organes des sens*. Toutes ces impressions sont ensuite transmises, par un nombre considérable de voies nerveuses *centripètes*, vers notre système nerveux central où l'impression peut devenir consciente, ou bien rester inconsciente et se réfléchir par un nombre considérable de voies nerveuses *centrifuges* jusque dans nos muscles périphériques. Ces voies de transmission centripète et centrifuge avec les organes centraux interposés constituent les *organes nerveux*.

Les *appareils de mouvement* sont formés d'une partie passive : les os et les articulations ; et d'une partie active, les muscles et les aponévroses.

L'excitation centrifuge, amenée jusque dans les muscles périphériques, y produit une contraction ou un raccourcissement. Celui-ci entraîne un déplacement des leviers osseux du squelette et par conséquent un mouvement.

Le fonctionnement de ces appareils de relation, qui se fait d'une façon constante bien qu'à des degrés variables pendant toute la durée de la vie, entraîne une usure des organes. Cette usure doit être réparée par les *appareils de nutrition*. Ceux-ci comprennent :

l'appareil digestif, dont la fonction est de préparer les substances alimentaires nécessaires à la vie des cellules qui constituent nos tissus ;

l'appareil respiratoire, qui introduit dans notre organisme l'oxygène nécessaire à la vie cellulaire ;

l'appareil circulatoire, qui transporte l'oxygène recueilli dans l'air et les substances nutritives élaborées par les organes digestifs jusque dans la profondeur de tous les organes, pour les mettre en contact intime avec les éléments constituants des tissus ;

l'appareil glandulaire, qui est destiné à rejeter en dehors du corps de l'homme tous les déchets provenant de la vie cellulaire.

Pour la conservation de l'espèce il n'y a qu'un seul appareil : *l'appareil génital*.

Cette division du corps de l'homme en *appareils* ayant des *fonctions* déterminées à remplir est une division *physiologique*. Elle est basée, en effet, sur les *phénomènes* qui se passent dans les différents organes plutôt que sur leur organisation interne ou leur structure.

Si l'on veut se baser exclusivement sur des considérations *morphologiques*, ne pas tenir compte de la fonction de l'organe, mais bien de sa structure, on peut diviser le corps de l'homme en sept *systèmes* :

1º le système osseux,

2º le système musculaire,

3º le système intestinal,

4º le système uro-génital,

5º le système circulatoire,

6º le système nerveux et

7º le système tégumentaire.

L'étude de ces différents systèmes forme l'objet du cours d'*anatomie humaine descriptive ou systématique*, qu'il convient de distinguer d'un autre cours appelé *anatomie humaine des régions ou topographique*.

Dans le cours d'anatomie humaine *systématique* on divise donc le corps humain en *systèmes* morphologiques, que l'on étudie chacun pour son compte, indépendamment des autres systèmes et indépendamment aussi des régions du corps qu'ils peuvent occuper. Dans le cours d'*anatomie humaine topographique* on divise le corps humain en *régions* nettement délimitées ; dans chacune de ces régions on étudie les différentes parties des différents systèmes qui entrent dans sa constitution.

L'anatomie humaine descriptive ou systématique est l'objet de ce cours.

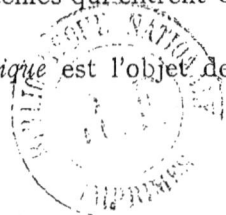

SYSTÈME OSSEUX

Le système osseux comprend à la fois l'étude des os (ostéologie) et l'étude des articulations (arthrologie ou syndesmologie).

Les *os* forment les pièces solides du squelette ; les *articulations* sont les endroits du squelette où deux ou plusieurs os se rencontrent.

On peut distinguer un *squelette artificiel* et un *squelette naturel*. Le squelette artificiel est celui dont les différentes pièces osseuses sont maintenues en contact par des moyens artificiels. Par la macération que ce squelette a subie, toutes les parties molles (séreuses, fibreuses et cartilagineuses) ont disparu, le squelette s'est disloqué, les os se sont séparés les uns des autres et on a dû recourir à des moyens artificiels pour le reconstituer. C'est un squelette artificiel ainsi entendu qui servira de base à l'étude de l'ostéologie.

Le *squelette naturel* est beaucoup plus compliqué. C'est le squelette tel qu'il existe en réalité dans le corps de l'homme, celui dont les différentes pièces osseuses sont restées dans leur situation normale grâce aux appareils ligamenteux qui les relient les unes aux autres. C'est par l'étude de ces appareils ligamenteux, dont l'ensemble forme un chapitre spécial désigné sous le nom de *syndesmologie* ou *arthrologie*, que nous devons compléter le squelette artificiel, tel que l'ostéologie nous apprend à le connaître, pour en former le squelette naturel.

Avant d'aborder l'étude du système osseux, il nous faut expliquer certaines expressions qu'on emploie dans le langage anatomique pour indiquer les rapports réciproques des organes.

On divise d'abord le corps de l'homme en une partie centrale, le *tronc* supportant la *tête*, et en quatre *membres*.

Au tronc on distingue une *face ventrale* et une *face dorsale*.

Un plan vertical qui réunit ces deux faces, de façon à diviser le tronc en deux moitiés symétriques, s'appelle un *plan médian*. Toute partie quelconque du corps qui se trouve dans ce plan médian s'appelle une *partie médiane*, tandis que toute partie (organe ou os) qui se trouve en dehors du plan médian devient une *partie latérale*.

Un *organe médian* présente nécessairement une face ventrale, une face dorsale et des faces latérales.

Un *organe latéral* présente également une face ventrale et une face dorsale. Quant aux faces latérales, l'interne, tournée vers le plan médian, s'appelle encore face médiane, tandis que l'externe s'appelle seule face latérale.

Un plan dorso-ventral parallèle au plan médian s'appelle un *plan sagittal*.

Un plan transversal, perpendiculaire au plan médian, s'appelle un *plan frontal*.

Les os se divisent, d'après leur forme extérieure, en trois groupes : les *os longs*, les *os courts* et les *os plats*.

Les *os longs* sont ceux dont un des diamètres l'emporte considérablement sur les deux autres. Tels sont, par exemple, tous les os des membres. A tout os long on distingue trois parties primitivement distinctes et reliée l'une à l'autre par des lames cartilagineuses : une partie moyenne, le *corps de l'os* ou la *diaphyse*, et deux *extrémités* ou *épiphyses*. Les extrémités des os longs sont généralement plus volumineuses que le corps. Elles présentent des surfaces lisses, cartilagineuses sur l'os frais, destinées à s'articuler avec les surfaces correspondantes des os voisins, et des surfaces rugueuses, éminences ou dépressions, donnant insertion à des ligaments et à des muscles.

Pour distinguer l'une de l'autre les deux extrémités ou épiphyses d'un os long, on peut employer les expressions *supérieure* et *inférieure* en considérant l'os dans sa position naturelle. On emploie cependant plus fréquemment les expressions *proximale* et *distale*. L'extrémité *proximale* d'un os long est celle qui est la plus rapprochée soit du plan médian, soit de la tige osseuse centrale du squelette, la colonne vertébrale ; l'*extrémité distale* est celle qui en est la plus éloignée.

Quand on sectionne un os long suivant son grand axe, on voit que les épiphyses sont pleines ; elles sont formées d'un tissu spongieux recouvert d'une mince lame de tissu compact. Les trabécules osseuses de ce tissu spongieux ont une disposition caractéristique, qui varie pour chaque extrémité, et qui est en rapport immédiat avec les pressions et les tractions que ces extrémités doivent normalement supporter.

Le corps de l'os, généralement beaucoup plus mince que les extrémités, est creusé d'une cavité centrale, le *canal médullaire*, renfermant une substance pulpeuse, appelée la moëlle des os ; le tissu spongieux y fait presque complètement défaut. Le corps lui-même est essentiellement formé par de la substance osseuse compacte.

Les *os plats* ou *os larges* sont ceux dont deux des diamètres sont considérablement plus grands que le troisième. Ces os offrent généralement à étudier des faces et des bords. Ils sont formés d'une mince couche de substance spongieuse comprise entre deux lames de substance compacte.

Les *os courts* sont les pièces du squelette artificiel dont les trois diamètres sont plus ou moins égaux. Ils sont formés de tissu spongieux recouvert par une mince croûte de substance compacte.

Les os se divisent encore, d'après la position qu'ils occupent dans le squelette, en *os médians* et *os latéraux.*

Un os est *médian* quand il occupe le plan médian. Il est alors en même temps *impair* et *symétrique*, cela veut dire que si on le sectionne par un trait de scie passant par le plan médian on le divisera en deux moitiés exactement superposables.

Un os est *latéral* lorsqu'il est situé en dehors du plan médian ; il est alors à la fois *pair* et *asymétrique.*

On distingue encore aux pièces du squelette une foule de détails auxquels le langage anatomique donne des noms particuliers. Les os peuvent présenter des têtes, des condyles, des poulies, des dentelures, des bosses, des protubérances, des tubérosités, des tubercules, des épines, des arcades, des crêtes, des apophyses, des cavités, des fosses, des fentes, des hiatus, etc. La définition de toutes ces expressions n'offre aucune utilité. Au cours de la description nous rencontrerons ces dénominations, nous verrons alors mieux à quoi elles s'appliquent.

Le *squelette du tronc* est formé d'une tige osseuse centrale, la *colonne vertébrale*, formée d'un grand nombre de pièces osseuses superposées appelées *vertèbres.*

Cette tige supporte en haut la *tête* formée d'une boîte osseuse appelée *crâne* et une série d'os qui, par leur réunion, forment le squelette de la *face*.

De la partie moyenne de la colonne vertébrale se détachent, de chaque côté, douze arcs osseux, les *côtes*, qui se réunissent en avant avec un os plat, le *sternum*, pour constituer le squelette du *thorax.* Sur les faces latérales du thorax se trouve le *squelette des membres supérieurs* formé par les os de l'épaule, du bras, de l'avant bras et de la main.

La colonne vertébrale se réunit en bas avec les os de la hanche en formant une ceinture osseuse appelée *bassin*, auquel fait suite le squelette du membre inférieur formé par les os de la cuisse, de la jambe et du pied.

OSTÉOLOGIE.

La partie centrale du squelette est représentée par la

Colonne vertébrale.

La colonne vertébrale est une longue tige osseuse, articulée, solide en avant, creusée d'un canal en arrière, située sur la ligne médiane, à la partie postérieure du tronc et qui s'étend depuis la base du crâne jusqu'au bassin dont elle forme la paroi postérieure et supérieure. Elle supporte le poids de la tête, du tronc et des membres supérieurs.

Division. Elle est formée de trente-trois ou trente-quatre pièces osseuses superposées appelées *vertèbres*. D'après la région du corps qu'elles occupent ces vertèbres se divisent en *cervicales, dorsales, lombaires, sacrées* et *coccygiennes*. Il y a *sept* vertèbres cervicales, *douze* vertèbres dorsales, *cinq* vertèbres lombaires, *cinq* vertèbres sacrées et *quatre* ou *cinq* vertèbres coccygiennes. Les vertèbres sacrées et les vertèbres coccygiennes concourent, avec les deux os coxaux, à délimiter l'excavation pelvienne ; aussi forment-elles ensemble la portion *pelvienne* de la colonne vertébrale.

Les vertèbres cervicales, dorsales et lombaires restent toujours indépendantes les unes des autres. Ce sont en quelque sorte de *vraies vertèbres*, par opposition aux vertèbres sacrées et aux vertèbres coccygiennes qui forment les *fausses vertèbres*. Les vertèbres sacrées et les vertèbres coccygiennes, indépendantes chez l'enfant, se fusionnent chez l'adulte de façon à former deux pièces osseuses distinctes : le *sacrum* et le *coccyx*.

La colonne vertébrale de l'adulte se trouve donc constituée de 26 pièces distinctes : 24 vertèbres, le sacrum et le coccyx.

Vertèbres. Les vertèbres présentent un certain nombre de *caractères communs* qui nous permettent de distinguer une vertèbre de n'importe quelle autre partie du squelette. A côté de ces caractères communs, les vertèbres de chaque région présentent encore des *caractères particuliers* qui sont tels que, grâce à eux, il nous est facile de reconnaître une vertèbre cervicale, une vertèbre dorsale et une vertèbre lombaire. Enfin, les caractères propres aux vertèbres d'une région donnée ne s'arrêtent pas brusquement pour faire place aux caractères des vertèbres de la région voisine, mais au point de rencontre de deux régions voisines, les caractères se modifient insensiblement de telle sorte que nous trouvons là des *vertèbres de transition* qui demandent une description spéciale.

L'étude des différentes pièces osseuses qui entrent dans la constitution de la colonne vertébrale comprend donc les quatre parties suivantes :

1º) Etude des *caractères communs* à toutes les vertèbres.

2º) Etude des *caractères particuliers* aux vertèbres des différentes régions.

3º) Etude des particularités distinctives des *vertèbres de transition*.

4º) Etude du *sacrum* et du *coccyx*.

Caractères communs à toutes les vertèbres.

Toute vertèbre est un os court, médian et symétrique.

Toute vertèbre présente une partie antérieure volumineuse appelée *corps*. A ce corps on distingue une *face supérieure* et une *face inférieure*, articulaires et excavées, et une *circonférence*. Celle-ci, dans ses trois quarts antérieurs, est convexe dans le sens horizontal et légèrement concave de haut en bas. Dans son quart postérieur, cette circonférence est concave et forme la limite antérieure du *trou vertébral*.

Derrière le corps de la vertèbre se trouve le *trou vertébral*. Les trous vertébraux, en se superposant, forment un long canal, le *canal rachidien*, destiné à loger la moelle épinière.

Le *trou vertébral* est limité en avant par la face postérieure concave du corps de la vertèbre. Il est limité en arrière par un demi anneau osseux appelé *arc postérieur*. Cet arc est formé par ce qu'on appelle les *lames* de la vertèbre. Ces lames se réunissent en arrière et se prolongent en un appendice saillant appelé *apophyse épineuse*. Elles s'unissent en avant au corps de la vertèbre par une partie rétrécie appelée *pédicule*. Ces pédicules sont excavés à leur bord supérieur et à leur bord inférieur en formant deux *échancrures*. Les échancrures de deux vertèbres voisines se correspondent et forment par leur juxtaposition les *trous intervertébraux* ou *trous de conjugaison* par lesquels passent des nerfs et des vaisseaux.

De chaque côté du trou vertébral on trouve deux *apophyses articulaires*, une supérieure et une inférieure, destinées à l'articulation des vertèbres entre elles ; une apophyse non articulaire dirigée en dehors est appelée *apophyse transverse*.

Caractères particuliers des vertèbres des diverses régions.

Vertèbres cervicales. Toute vertèbre présente un *corps*. Le corps de la vertèbre *cervicale* est peu volumineux ; il est allongé dans le sens transversal. Sa face supérieure présente, à ses deux extrémités, une petite saillie appelée *crochet* ou *apophyse semi-lunaire*. Cette face est concave dans le sens transversal. Aux deux extrémités de sa face inférieure, on trouve une petite échancrure correspondant au crochet de la face supérieure de la vertèbre sous-jacente. Ce corps est aplati en avant et en arrière.

Le *trou* de la vertèbre cervicale est *triangulaire*.

Les *lames* sont minces, plus larges que hautes ; elles sont obliques en bas et en dehors et imbriquées les unes sur les autres de manière à fermer complètement la cavité rachidienne. Vers le milieu de leur face antérieure se présente une ligne rugueuse donnant insertion au ligament jaune.

Les *pédicules* s'implantent sur le corps un peu plus près du bord supérieur que du bord inférieur, donnant naissance à deux échancrures dont l'inférieure est la plus profonde.

L'*apophyse épineuse* est courte, horizontale, bituberculeuse à son sommet et creusée inférieurement en gouttière.

Les *apophyses transverses* sont situées sur les côtés du corps. Elles sont creusées en gouttière à leur face supérieure et percées à leur base d'un trou, le *trou transversaire*. Leur sommet se termine par deux tubercules très distincts.

Les *apophyses articulaires* sont situées de chaque côté derrière l'apophyse transverse, aux deux extrémités d'une colonne osseuse. Elles sont planes, circulaires, nettement transversales et légèrement obliques, de façon que les supérieures regardent directement en haut et en arrière, les inférieures directement en bas et en avant.

Vertèbres dorsales. Le *corps* de la vertèbre dorsale a ses différents diamètres sensiblement égaux. Sa circonférence est convexe dans ses trois quarts antérieurs et fortement concave dans son quart postérieur. Sur les faces latérales de ce corps, en avant des échancrures des pédicules, on trouve en haut et en bas une petite facette lisse : la *facette costale*. Elle forme avec la facette costale de la vertèbre voisine une surface articulaire anguleuse destinée à s'articuler avec la tête des côtes. Ces facettes costales n'occupent pas, sur toutes les vertèbres dorsales, exactement la même situation : elles se rapprochent des pédicules au fur et à mesure que l'on descend vers les vertèbres lombaires.

Le *trou vertébral* est petit et ovalaire.

Les *lames* sont épaisses, aussi larges qu'elles sont hautes. Elles sont inclinées en bas et en arrière et ferment, en se superposant, la cavité rachidienne. Elles sont reliées au corps par un pédicule situé près du bord supérieur du corps, de sorte que l'échancrure inférieure est très profonde tandis que l'échancrure supérieure est à peine visible.

L'*apophyse épineuse* est longue, fortement inclinée en bas, unituberculeuse à son sommet.

Les *apophyses transverses* naissent en arrière des pédicules. Elles sont placées sur la même ligne que les apophyses articulaires et fortement rejetées en arrière. Leur sommet renflé présente, en avant, une petite facette articulaire concave, entourée d'un bourrelet rugueux et destinée à s'articuler avec la tubérosité de la côte.

Les *apophyses articulaires* sont planes. Les supérieures, fortement saillantes, regardent en arrière et un peu en dehors. Les inférieures, beaucoup moins saillantes, regardent en avant et en dedans. Elles ne sont donc pas nettement transversales comme les apophyses articulaires des vertèbres cervicales.

Vertèbres lombaires. Le *corps* est volumineux. Son diamètre transversal est plus grand que le diamètre antéro-postérieur. Il ne présente ni crochets, ni facettes articulaires.

Le *trou vertébral* est triangulaire.

Les *lames* sont épaisses et quadrilatères ; elles sont plus hautes que larges. Les lames de deux vertèbres voisines délimitent un espace assez large, fermé par le ligament jaune, par lequel on peut pénétrer dans la cavité rachidienne. Elles sont reliées à la moitié supérieure du corps de l'os par des pédicules très épais. Ces pédicules présentent des échancrures inférieures plus profondes que les supérieures.

L'*apophyse épineuse* est large, quadrilatère, horizontale et aplatie dans le sens transversal. Elle se termine en arrière par un bord épais et triangulaire.

Les *apophyses transverses* sont ici devenues tout à fait rudimentaires et réduites de chaque côté à un simple tubercule (*apophyse accessoire*), situé en dessous de l'apophyse articulaire supérieure. Leur place est occupée par une lamelle osseuse, longue, mince, aplatie d'avant en arrière et légèrement rejetée en dehors. Elle se détache de la face externe du pédicule et représente une côte rudimentaire. On l'appelle *apophyse costiforme*.

Les *apophyses articulaires* ont une direction antéro-postérieure. Les supérieures, situées en arrière et au-dessus des apophyses costiformes, sont concaves, elles regardent en arrière et en dedans. A leur bord inférieur se trouve un petit tubercule plus ou moins saillant : le *tubercule apophysaire* ou *l'apophyse accessoire* représentant la véritable apophyse transverse de la vertèbre lombaire. Les apophyses articulaires inférieures naissent de l'angle inférieur et externe des lames. Elles sont convexes et regardent en dehors et légèrement en avant.

Caractères particuliers des vertèbres de transition.
Vertèbres de transition de la colonne cervicale.

A son extrémité supérieure, la colonne cervicale s'articule avec le crâne. Il existe là deux vertèbres modifiées, la première s'appelle *l'atlas* et la seconde porte le nom *d'axis*.

A son extrémité inférieure la colonne cervicale se continue avec la colonne dorsale. Les caractères propres de la sixième et de la septième vertèbre cervicale indiquent cette transition.

Atlas. L'atlas est une vertèbre cervicale profondément modifiée. C'est un os formé de deux masses volumineuses, appelées *masses latérales*, réunies l'une à l'autre par un *arc antérieur* et par un *arc postérieur*.

Le *corps* de la vertèbre n'existe pas. Il est remplacé par un arc osseux tendu entre les deux masses latérales. Cet *arc antérieur* de l'atlas est aplati d'avant en arrière. Sa face antérieure, convexe, présente sur la ligne médiane un tubercule saillant, le *tubercule antérieur de l'atlas* (donnant insertion au muscle long du cou).

La *face postérieure* est concave. On y trouve, sur la ligne médiane, une petite surface articulaire concave, destinée à s'articuler avec l'apophyse odontoïde de l'axis.

Les *lames* de la vertèbre forment par leur réunion un arc osseux postérieur. Cet *arc postérieur* de l'atlas relie l'une à l'autre les deux masses latérales. Il est aplati de haut en bas dans le voisinage de ces masses, offrant une *face supérieure*, lisse, creusée en gouttière pour le passage de l'artère vertébrale et une *face inférieure*, lisse et convexe.

La gouttière de la face supérieure correspond à l'échancrure supérieure du pédicule de la vertèbre typique. La partie moyenne de cet arc est aplati d'avant en arrière, la face antérieure regarde la cavité rachidienne ; la face postérieure présente au milieu un tubercule saillant, le *tubercule postérieur* de l'atlas, représentant l'apophyse épineuse. (Il donne insertion aux muscles petits droits postérieurs de la tête).

Les *apophyses articulaires* sont volumineuses, elles portent le nom de *masses latérales* de l'atlas. Ces masses sont deux colonnes osseuses, plus épaisses en dehors qu'en dedans. La *face supérieure* offre une facette articulaire concave, oblongue, à grand diamètre dirigé en avant et en dedans, regardant un peu obliquement en haut et en dedans. C'est la *cavité glénoïde* de l'atlas destinée à s'articuler avec le condyle de l'os occipital. Elle représente l'apophyse articulaire supérieure des autres vertèbres cervicales. La *face inférieure* est également articulaire ; elle est plane, circulaire, regardant en bas et en dedans et s'articule avec une facette correspondante de l'axis. Du milieu de la *face externe* se détachent les deux racines de l'apophyse transverse. La *face interne* présente, dans sa partie antérieure, un tubercule saillant donnant attache au ligament transverse.

Le *trou vertébral* a une forme irrégulière. Dans sa partie antérieure se place l'apophyse odontoïde de l'axis. La partie postérieure seule représente le canal vertébral.

Les *apophyses transverses* se détachent de la face externe des masses latérales. Elles sont unituberculeuses à leur sommet et percées à leur base du *trou transversaire* caractéristique de toute vertèbre cervicale. Ce trou transversaire se continue en haut avec la gouttière de la face supérieure de l'arc postérieur.

Axis. L'axis se rapproche déjà plus du type de la vertèbre cervicale.

Le *corps* est aplati d'avant en arrière. Il est surmonté d'une apophyse volumineuse et cylindroïde : l'*apophyse odontoïde* (en forme de dent) qui représente le corps détaché de la première vertèbre cervicale. Cette apophyse présente à sa base une partie rétrécie appelée *col*. Sa face antérieure présente une petite facette articulaire s'articulant avec la facette articulaire de l'arc antérieur de l'atlas. Sur la face postérieure se trouve une facette semblable répondant au ligament transverse.

Le sommet donne attache aux ligaments occipito-odontoïdiens.

Sur la face antérieure du corps de l'axis se trouve une crête verticale donnant attache au ligament atloïdo-axoïdien et, de chaque côté, une surface rugueuse (pour l'insertion du muscle long du cou).

Le *trou vertébral* a la forme d'un cœur de carte à jouer.

Les *lames* sont épaisses. (Elles donnent insertion, de chaque côté de la ligne médiane, au muscle grand oblique de la tête). A leur insertion sur le corps de l'os elles ne présentent qu'une échancrure inférieure peu profonde.

L'*apophyse épineuse* est longue et bifurquée. (Elle donne attache aux muscles petit oblique et grand droit postérieur de la tête).

Les *apophyses transverses* sont courtes et unituberculeuses. Chaque apophyse est dirigée obliquement en bas et en dehors et traversée, à sa base, par le trou transversaire. Celui-ci forme un canal quelque peu infléchi en dehors.

Les *apophyses articulaires supérieures*, situées de chaque côté de l'apophyse odontoïde, sont larges et planes ; elles regardent en haut et en dehors. Elles s'articulent avec la face inférieure de la masse latérale de l'atlas.

Les *inférieures* sont situées beaucoup plus en arrière, au niveau de l'extrémité antérieure des lames. Elles sont planes, circulaires et regardent en bas et en avant comme les apophyses articulaires inférieures de la vertèbre cervicale typique.

Sixième vertèbre cervicale. Elle est caractérisée par la saillie plus considérable de la racine antérieure de son apophyse transverse, qui a reçu le nom de *tubercule de Chassaignac*.

Septième vertèbre cervicale. Ce qui la caractérise c'est son *apophyse épineuse* longue, oblique et unituberculeuse comme celle d'une vertèbre dorsale. Lorsqu'on fléchit la tête sur la colonne vertébrale cette apophyse fait saillie sous la peau, d'où le nom de *apophyse proéminente*.

Les apophyses transverses sont longues et unituberculeuses. La racine antérieure est atrophiée, ce qui accentue encore la saillie antérieure de l'apophyse transverse de la sixième vertèbre cervicale.

Vertèbres de transition de la colonne dorsale.

Première vertèbre dorsale. Elle présente, sur la face supérieure, les deux apophyses semi-lunaires caractéristiques de la vertèbre cervicale. De plus, sur la face latérale du corps on trouve, près du bord supérieur, une facette articulaire *complète* pour son articulation avec la première côte.

Dixième vertèbre dorsale. Sur la face latérale du corps on ne trouve que la *facette costale supérieure*. L'inférieure fait défaut parce que la onzième côte ne s'articule qu'avec la onzième vertèbre dorsale.

Onzième vertèbre dorsale. Le corps présente latéralement une seule facette articulaire *complète*, s'articulant avec la onzième côte.

L'apophyse épineuse est courte et presque horizontale.

Les *apophyses transverses* sont courtes, dépourvues de facette articulaire. Elle présentent trois tubercules au sommet.

Douzième vertèbre dorsale. Le corps présente latéralement une seule facette articulaire complète.

L'apophyse épineuse est courte, horizontale et aplatie transversalement, ressemblant en tous points à l'apophyse épineuse d'une vertèbre lombaire.

Les *apophyses transverses* sont courtes, rudimentaires, sans facette articulaire. On y trouve trois tubercules dont le moyen représente le tubercule apophysaire ou apophyse accessoire des vertèbres lombaires, et l'antérieur le commencement de l'apophyse costiforme des vertèbres sous-jacentes.

Les *apophyses articulaires inférieures* sont convexes et regardent en avant et en dehors.

Vertèbres de transition de la colonne lombaire.

Cinquième vertèbre lombaire. Elle se distingue des autres par son *corps*, dont la face inférieure est coupée obliquement en haut et en arrière ; par son *apophyse épineuse* qui est grêle et par ses *apophyses articulaires inférieures* qui sont très distantes.

Sacrum. Le sacrum est un os impair, médian, symétrique, situé à la partie inférieure de la colonne vertébrale, entre la cinquième vertèbre lombaire et le coccyx. Il est enclavé entre les deux os coxaux et forme la plus grande partie de la paroi postérieure et supérieure du petit bassin.

Le sacrum a la forme d'une pyramide quadrangulaire recourbée sur elle-même à base supérieure. Il présente à étudier quatre faces, une base et un sommet.

La *face antérieure et inférieure* est concave. Cette concavité varie quelque peu d'un sacrum à l'autre. Elle est surtout accentuée chez l'homme.

Cette face présente, sur la ligne médiane, quatre lignes transversales saillantes, les *crêtes transversales du sacrum*, traces de la soudure des cinq vertèbres primitivement indépendantes. Ces crêtes aboutissent, de chaque côté, à quatre trous, les *trous sacrés antérieurs*, orifices antérieurs des canaux sacrés. Ces trous sont nettement circonscrits en haut et en dedans. En dehors ils se prolongent en gouttières, les *gouttières sacrées antérieures*, qui convergent toutes vers la grande échancrure sciatique de l'os coxal. En dehors de ces trous sacrés se trouvent des rugosités, traces de l'insertion du muscle pyramidal.

La *face postérieure et supérieure* est convexe. Elle présente, sur la ligne médiane, la *crête sacrée* formée par la soudure plus ou moins complète des apophyses épineuses des vertèbres sacrées. Cette crête se termine, en bas, par un orifice triangulaire à base inférieure : l'orifice inférieur du canal sacré.

En dehors de la crête se trouve :

1º la *gouttière sacrée*,

2º une série de tubercules, *tubercules sacrés internes*, résultant de la réunion incomplète des apophyses articulaires,

3º les *trous sacrés postérieurs* ou orifices postérieurs des canaux sacrés, et

4º les *tubercules sacrés externes* résultant de la soudure incomplète des apophyses transverses.

Les *faces latérales* sont taillées en biseau aux dépens de la face postérieure. Larges en haut, elles se retrécissent en bas au point de devenir de véritables bords.

Ces faces présentent, en haut et en avant, une facette articulaire en forme de croissant ou de pavillon d'oreille à concavité supérieure : c'est la *surface auriculaire* destinée à s'articuler avec l'os iliaque. Elle appartient presque en totalité à la première et à la deuxième vertèbre sacrée. Derrière cette surface articulaire on trouve des rugosités donnant attache aux ligaments sacro-iliaques postérieurs. En dessous de la face auriculaire, la face latérale, devenue un véritable bord, donne attache au grand ligament sacro-sciatique.

Base. La base du sacrum regarde en avant et en haut. A sa partie moyenne elle présente une surface ovalaire et articulaire : c'est la face supérieure du corps de la première vertèbre sacrée destinée à s'articuler avec la cinquième vertèbre lombaire. Cette face est taillée obliquement en bas et en arrière, elle est limitée en avant par un bord convexe qui forme avec la cinquième vertèbre lombaire un angle saillant : l'*angle sacro-vertébral* ou le *relief du promontoire*.

Derrière cette face se trouve l'*ouverture supérieure du canal sacré*.

De chaque côté du corps de la première vertèbre sacrée se trouve une surface triangulaire lisse, l'*aileron du sacrum*, séparée de la face antérieure par un rebord mousse qui forme partie de ce qu'on appelle la *marge du bassin* ou le *détroit supérieur*.

Derrière ces ailerons se trouvent les *apophyses articulaires*, concaves, s'articulant avec les apophyses inférieures de la cinquième vertèbre lombaire. Au-devant de ces apophyses, il y a l'échancrure supérieure du pédicule de la première vertèbre sacrée concourant à déliter le dernier trou de conjugaison.

Sommet. Le sommet du sacrum présente :

1) Une petite facette elliptique à grand diamètre transversal s'articulant avec la base du coccyx.

2) En arrière de cette facette deux petites apophyses, les *petites cornes* du sacrum, se continuant en haut avec les tubercules sacrés internes et s'articulant en bas avec des apophyses semblables du coccyx.

Canal sacré. Le sacrum est traversé dans toute sa hauteur par le canal sacré, partie inférieure du canal rachidien. Vers la partie inférieure du sacrum, la paroi postérieure de ce canal fait défaut, par absence de soudure des lames des dernières vertèbres sacrées, aussi se transforme-t-il en une simple gouttière.

Des bords latéraux de ce canal partent les quatre *canaux sacrés primitifs* qui se dirigent transversalement en dehors dans l'épaisseur de l'os, puis se bifurquent en donnant naissance à deux canaux aboutissant aux trous sacrés antérieurs et postérieurs.

Coccyx. Le coccyx forme la partie terminale de la colonne vertébrale. C'est un os médian, impair et symétrique.

Il a une forme irrégulièrement triangulaire à base supérieure. Il résulte de la fusion plus ou moins complète de quatre ou de cinq vertèbres coccygiennes rudimentaires.

Sa *base* présente une facette ovalaire articulaire s'articulant avec le sacrum. Derrière cette face on trouve deux petits prolongements osseux, les *petites cornes* du coccyx, vestiges des apophyses articulaires de la première vertèbre coccygienne et destinées à s'articuler avec les petites cornes du sacrum.

De chaque angle latéral part un prolongement, la *corne latérale* du coccyx, reste de l'apophyse transverse. Le bord supérieur de cette corne délimite, avec la partie terminale du bord latéral du sacrum, une échancrure correspondant à un trou sacré antérieur incomplet. C'est par là que passe la branche antérieure du cinquième nerf sacré.

Squelette du thorax.

Le squelette de la cage thoracique est formé, en arrière, par la *partie antérieure des vertèbres dorsales* ; latéralement, par les *côtes* et, en avant, par les *cartilages costaux* et le *sternum*.

Côtes. Les côtes sont des os longs, pairs et insymétriques. Elles se présentent sous la forme d'arcs osseux qui se détachent, de chaque côté, de la colonne dorsale, se portent parallèlement en avant et en bas, pour délimiter, avec le sternum, les parois latérales et la paroi antérieure de la cage thoracique.

Les côtes ont d'abord été cartilagineuses dans toute leur étendue. Elles se sont ossifiées ensuite dans leurs quatre cinquièmes postérieurs, en restant cartilagineuses dans leur partie antérieure. Elles se trouvent ainsi formées, chez l'adulte, de deux segments : un segment osseux, la *côte proprement dite*, et un segment cartilagineux : le *cartilage costal*.

Nombre. Il y a de chaque côté douze côtes que l'on désigne par les noms de *première, deuxième, troisième*, etc. en comptant de haut en bas.

Division. Les sept premières côtes s'articulent directement avec le sternum ; on les appelle *côtes sternales* ou *vraies côtes*. Les cinq dernières n'arrivent pas jusqu'au sternum : ce sont les *côtes asternales* appelées encore *fausses côtes* ou *côtes abdominales* Parmi ces cinq fausses côtes il y en a trois (la huitième, la neuvième et la dixième) dont le cartilage costal s'unit au cartilage de la côte placée au-dessus : ce sont les *fausses côtes proprement dites*. Les deux dernières côtes ont leur extrémité antérieure libre et mobile dans l'épaisseur des parois abdominales. On les appelle des *côtes flottantes*.

Dimensions. La longueur des côtes est variable. Elle augmente de la première jusqu'à la septième, puis diminue de la huitième jusqu'à la douzième.

Les côtes présentent à étudier des *caractères communs* à toutes les côtes et des *caractères propres* à quelques-unes d'entre elles.   2 (1)

Caractères communs à toutes les côtes.

Direction. Les côtes se détachent de la partie latérale de la colonne dorsale pour se porter obliquement en bas et en avant. Elles forment avec la colonne vertébrale un angle d'autant plus aigu que l'on examine une côte placée plus bas.

Courbures. Les côtes sont curvilignes et représentent des arcs de cercle convexes en dehors et concaves en dedans. A côté de cette courbure suivant les *faces*, les côtes présentent encore une courbure suivant l'*axe* : elles sont, en effet, tordues sur leur axe de manière que l'extrémité postérieure est tournée un peu en haut et l'extrémité antérieure est tournée en bas. Cette torsion de la côte suivant son axe apparaît très nettement quand on place la côte sur un plan horizontal : elle ne touche jamais ce plan par toute l'étendue de l'un de ses bords.

Division. Toute côte se divise en une partie moyenne appelée *corps* et deux *extrémités*.

Corps. Le *corps* est aplati de dehors en dedans. Il présente deux faces et deux bords.

La *face externe* est convexe. La *face interne* est concave. Le *bord supérieur* est épais et arrondi. Le *bord inférieur* est mince et tranchant. Il est creusé dans sa partie moyenne, au-devant de la tubérosité, d'une gouttière qui empiète sur la face interne de l'os : c'est la *gouttière costale*.

Extrémités. L'*extrémité postérieure* de la côte se compose de trois parties :

1° Une partie arrondie appelée *tête*, elle supporte deux facettes articulaires se réunissant en une crête saillante. Ces facettes servent à l'articulation de la côte avec les facettes costales des deux vertèbres voisines et avec le ménisque interarticulaire.

2° Une partie rétrécie appelée *col* et destinée à s'unir à l'apophyse transverse de la vertèbre correspondante.

3° La *tubérosité*, petit renflement situé en dehors du col et destiné à s'articuler avec le sommet de l'apophyse transverse. Cette tubérosité est formée d'une partie interne et inférieure lisse, convexe et articulaire ; d'une partie externe et supérieure, inégale et rugueuse donnant attache à un ligament.

En dehors de la tubérosité, la côte se coude brusquement sur elle-même en changeant de direction ; cette partie coudée forme l'*angle de la côte.*

A son *extrémité antérieure* la côte proprement dite se continue avec le *cartilage costal*.

Caractères propres à quelques côtes.

Première côte. La première côte se distingue de toutes les autres par l'orientation de ses faces. Elle est courbée, en effet, suivant ses bords et présente donc une *face supérieure* et une *face inférieure*.

La face supérieure présente près de son bord interne, à 2 ou 3 centimètres de son extrémité antérieure, un tubercule plus ou moins appréciable pour l'insertion du muscle scalène antérieur : c'est le *tubercule de Lisfranc*. Ce tubercule sépare deux gouttières creusées sur la face supérieure de l'os : l'antérieure donne passage à la veine sous-clavière, par la postérieure passe l'artère sous-clavière.

La tête de la première côte ne présente qu'une seule facette articulaire pleine pour son articulation avec le corps de la première vertèbre dorsale.

Le *col* est allongé.

La *tubérosité* est très saillante.

L'*angle* de la côte fait défaut, il est confondu avec la tubérosité.

Deuxième côte. Le corps de la deuxième côte à une position intermédiaire entre celui de la première et celui de la troisième. Sa face externe est oblique ; elle regarde en haut et en dehors et présente une large surface rugueuse pour l'insertion du chef supérieur du muscle grand dentelé ; sa face interne regarde en bas et en dedans.

La gouttière costale fait défaut.

Onzième et douzième côtes. Ces côtes ne présentent plus ni angle, ni gouttière, ni tubérosité.

Sur la tête on ne trouve qu'une seule facette articulaire pleine.

L'extrémité antérieure de ces côtes est libre et se termine en pointe.

Cartilages costaux. Les cartilages costaux prolongent les côtes en avant.

Les sept premiers s'articulent avec le sternum, les trois suivants s'articulent avec le cartilage de la côte placée au-dessus. Les deux derniers se perdent dans l'épaisseur des parois de l'abdomen.

Ce sont des lames cartilagineuses, aplaties d'avant en arrière, ayant la même largeur et la même épaisseur que les côtes auxquelles elles appartiennent.

Chaque cartilage costal présente une *face antérieure* sous-cutanée et convexe, une *face postérieure*, médiastine et concave. L'extrémité externe se continue avec la côte proprement dite. L'extrémité interne des sept premières côtes est articulaire, elle présente deux petites facettes articulaires réunies en un angle saillant et qui s'articulent avec des facettes correspondantes du bord latéral du sternum. Les extrémités internes des trois côtes suivantes se réunissent entre elles pour aider à délimiter le rebord costal. Celles des deux dernières côtes sont libre.

Les cartilages costaux diffèrent entre eux par leur *longueur*. Les premiers augmentent de longueur, les derniers diminuent de longueur de haut en bas.

La direction de ces cartilages est variable.

Le premier se dirige obliquement en bas et en dedans. Il est envahi de bonne heure par le processus d'ossification qui le réunit au sternum en dedans et à la première côte en dehors.

Le deuxième est horizontal.

Le troisième et le quatrième sont légèrement obliques en haut et en dedans.

Du cinquième au septième, les cartilages se dirigent d'abord en bas et en dedans, puis ils se relèvent pour se porter vers le sternum suivant une direction oblique.

Les neuvième et dixième sont d'abord descendants, puis ascendants. Ils se fixent par une extrémité effilée au cartilage placé au-dessus.

Les deux derniers sont très courts et se perdent au milieu des parties molles de la paroi abdominale.

Les côtes sont des pièces osseuses caractéristiques de la partie dorsale de la colonne vertébrale. Elles ne font cependant pas complètement défaut ni aux vertèbres cervicales, ni aux vertèbres lombaires, ni aux vertèbres sacrées.

Nous avons vu que l'apophyse transverse de la *vertèbre cervicale* a une structure tout-à-fait particulière, complètement différente de celle qui caractérise l'apophyse transverse de la vertèbre dorsale. Elle est formée, en effet, de deux lames, dont la postérieure naît de la colonne osseuse supportant les apophyses articulaires, tandis que l'antérieure provient directement de la face latérale du corps même de la vertèbre. Ces deux lames, appelées *racines*, se réunissent en dehors en circonscrivant un orifice circulaire, le *trou transversaire*, dont l'existence est caractéristique d'une vertèbre cervicale.

De ces deux racines, la postérieure seule est l'homologue de l'apophyse transverse de la vertèbre dorsale, tandis que l'antérieure représente le rudiment d'une *côte cervicale*. C'est une véritable *apophyse costiforme* laquelle, réunie avec l'apophyse transverse proprement dite, donne naissance à ce qu'on appelle quelquefois *apophyse latérale* de la vertèbre cervicale.

L'apophyse costiforme de la *septième vertèbre cervicale* a une tendance à disparaître. Quelquefois cependant elle devient non seulement plus volumineuse que celle des vertèbres cervicales sus-jacentes, mais encore indépendante de l'apophyse transverse, donnant ainsi naissance à une côte surnuméraire appelée *côte cervicale*. Cette côte cervicale peut avoir un développement variable. Le plus souvent, son extrémité antérieure est libre, quelquefois cependant elle peut s'étendre jusqu'au sternum, décrivant ainsi un arc osseux ventral identique à celui des véritables côtes dépendant de la colonne dorsale.

Nous avons vu qu'au niveau de la partie inférieure de la colonne dorsale, l'apophyse transverse des vertèbres dorsales tend à disparaître complètement. Sa place est occupée, sur la *vertèbre lombaire*, par une production nouvelle, l'homologue d'une côte dorsale, qui s'est fusionnée avec ce qui reste de l'apophyse transverse pour devenir l'*apophyse costiforme*. Quelquefois cependant ce travail de régression des *côtes lombaires* ne s'est pas effectué complètement au niveau de la première vertèbre lombaire. On peut rencontrer alors, sur la face latérale de cette vertèbre, une pièce osseuse distincte devenant une treizième côte.

Pour les *vertèbres sacrées* on admet généralement que les masses latérales du sacrum résultent non seulement de la fusion des apophyses transverses considérablement développées, mais encore de celle d'apophyses costiformes placées au devant des apophyses transverses.

Il résulte de là que des côtes existent en réalité sur toute la longueur de la colonne vertébrale, à l'exception des vertèbres coccygiennes. Ces côtes sont rudimentaires aux vertèbres cervicales, lombaires et sacrées. Elles atteignent leur développement complet seulement au niveau des vertèbres dorsales. Et ici encore les deux dernières côtes, libérées de toute connexion médiate ou immédiate avec le sternum, semblent être en voie de régression et tendent à disparaître.

Sternum. Le sternum est situé à la partie antérieure et médiane de la cage thoracique. C'est un os plat, médian, impair et symétrique.

Le sternum est primitivement formé d'une série de pièces super-posées appelées *sternèbres*. Ces pièces se fusionnent plus ou moins dans le cours du développement. Chez l'adulte le sternum n'est plus formé que de trois parties : une partie supérieure appelée *poignée* parce qu'on a comparé cet os à l'épée d'un gladiateur ; une partie moyenne appelée corps, et une partie inférieure, la pointe ou l'appen-dice xiphoïde.

Le sternum a une direction oblique en bas et en avant. Cette obliquité est plus accentuée chez l'homme que chez la femme.

On distingue au sternum deux faces, deux bords et deux extrémités.

La *face antérieure* ou cutanée est convexe. Elle est rugueuse parce qu'elle donne insertion aux muscles grands pectoraux.

Au point de réunion de la poignée avec le corps, on trouve une crête transversale, trace de la soudure des deux parties primitivement indépendantes. Ces deux parties en s'unissant forment un angle sail-lant en avant que l'on appelle *l'angle de Louis*. Cet angle correspond exactement à l'articulation de la deuxième côte avec le sternum.

A la partie inférieure de cette face on trouve un trou : la *fossette xiphoïdienne*.

La *face postérieure* est légèrement concave. Elle donne insertion, à plusieurs muscles. (En haut, aux muscles sterno-hyoidiens et sterno-thyroïdiens ; en bas, au muscle triangulaire du sternum et à la partie sternale du muscle diaphragme.)

Les *bords* présentent sept fosettes anguleuses et articulaires des-tinées à recevoir les cartilages des côtes.

L'*extrémité supérieure* forme la partie la plus large et la plus épaisse de l'os. Son bord supérieur présente une échancrure trans-versale, appelée *fourchette sternale* ou *échancrure semi-lunaire*, et, de chaque côté, une large surface articulaire, concave transversalement et convexe d'avant en arrière servant à l'articulation du sternum avec la clavicule : c'est la *facette* ou l'*échancrure claviculaire*.

L'*extrémité inférieure* constitue l'appendice xiphoïde ; elle est mince et allongée, toujours cartilagineuse, percée du trou xiphoïdien et donne attache, par sa base, à la ligne blanche.

Squelette du membre supérieur.

Le squelette du membre supérieur est formé de quatre segments : l'*épaule*, le *bras*, l'*avant-bras* et la *main*.

Os de l'épaule.

L'*épaule* ou *ceinture scapulaire* se compose de deux os : la *clavicule* en avant et l'*omoplate* en arrière.

Clavicule. La clavicule est un os long, pair et asymétrique situé à la partie supérieure et antérieure du thorax, entre le sternum et l'omoplate.

Elle a une direction horizontale, un peu oblique en haut et en dehors. En partant du sternum elle croise successivement la première et la deuxième côte, puis l'apophyse coracoïde de l'omoplate.

Sa forme est assez irrégulière : aplatie de haut en bas dans sa partie externe, elle s'arrondit et devient prismatique triangulaire dans sa partie interne. Elle est contournée en forme de S, de telle sorte que dans sa partie interne elle est convexe en avant, tandis que dans sa partie externe la convexité de l'os est dirigée en arrière.

On distingue à cet os une partie moyenne ou *corps* et deux *extrémités*.

Corps. Le corps présente à étudier deux faces et deux bords.

La *face supérieure* est recouverte par la peau, elle est sous-cutanée. Convexe et lisse dans ses deux tiers internes, elle est plane et rugueuse dans son tiers externe.

La *face inférieure* est creusée, dans sa partie moyenne, d'une gouttière longitudinale donnant attache au *muscle sous-clavier*. Près de son extrémité interne, cette face présente tantôt une tubérosité, tantôt une fossette pour l'insertion du *ligament costo-claviculaire*.

Près de son extrémité externe, elle présente, contre le bord postérieur, un *tubercule conoïde* d'où part une ligne rugueuse qui se dirige en avant et en dehors. Ce tubercule et cette ligne servent à l'insertion du *ligament conoïde* et du *ligament trapézoïde* reliant la clavicule à l'apophyse coracoïde de l'omoplate.

Le *bord antérieur* est mince et concave dans son tiers externe, où il donne insertion au muscle deltoïde. Il est large et convexe dans ses deux tiers internes, où il donne insertion à la portion claviculaire du muscle grand pectoral.

Le *bord postérieur* est divisé en deux parties inégales par la saillie du tubercule conoïde. La partie externe, mince et convexe, donne attache au muscle trapèze. A la partie moyenne s'insère l'aponévrose sus-claviculaire, tandis que la partie interne, épaisse et concave, donne attache au chef claviculaire du muscle sterno-cléïdo-mastoïdien.

Extrémités. L'*extrémité interne* ou *sternale* est la partie la plus volumineuse de l'os. Elle porte le nom de *tête* de la clavicule. Elle est reçue dans une concavité formée par l'échancrure claviculaire du sternum, complétée en bas par la face supérieure du premier cartilage costal. Cette tête est plus volumineuse que la surface articulaire correspondante du sternum, aussi déborde-t-elle cette dernière de tous côtés mais surtout en haut et en avant. Cette tête présente une face articulaire convexe de haut en bas et concave d'avant en arrière.

L'*extrémité externe* ou *acromiale* est aplatie de haut en bas. Elle présente une surface articulaire étroite et ovalaire, coupée en biseau au dépens de sa partie inférieure. Cette face repose sur une face correspondante du bord interne de l'acromion.

Omoplate. L'omoplate est un os plat, pair et insymétrique. Il est situé contre la partie postérieure et supérieure du thorax depuis la deuxième jusqu'à la septième ou huitième côte.

Il a une forme triangulaire et présente à étudier deux faces, trois bords et trois angles.

Face antérieure ou *costale.* Cette face est concave, surtout dans sa partie supéro-latérale, et porte le nom de *fosse sous-scapulaire.* Elle donne insertion, au niveau de ses deux tiers internes, au muscle sous-scapulaire. Elle est parcourue par trois ou quatre crêtes osseuses se rendant du bord interne vers l'angle supéro-externe de l'os. Ces crêtes donnent insertion à des lames aponévrotiques qui occupent l'épaisseur du muscle sous-scapulaire.

Aux deux extrémités du bord interne, ou bord spinal de l'omoplate, on trouve une surface triangulaire rugueuse. Ces deux surfaces sont reliées l'une à l'autre par un bord rugueux. Elles donnent insertion à des faisceaux charnus du muscle grand dentelé.

Face postérieure ou *dorsale.* Cette face est convexe. Elle est divisée en deux, à l'union du quart supérieur avec les trois quarts inférieurs, par une lame osseuse appelée *épine de l'omoplate.* Ce qui se trouve au-dessus de l'épine porte le nom de *fosse sus-épineuse* donnant insertion du muscle sus-épineux. Ce qui se trouve en dessous de l'épine porte le nom de *fosse sous-épineuse* donnant insertion au muscle sous-épineux. Près du bord externe de cette fosse se trouve une crête verticale, qui sépare de la fosse sous-épineuse une surface, étroite en haut, plus large en bas. Cette face est divisée en deux par une crête oblique délimitant deux champs : le supérieur donne insertion au muscle petit rond et l'inférieur, au muscle grand rond.

L'*épine de l'omoplate* est une éminence triangulaire, aplatie de haut en bas, implantée par sa *base* sur toute la largeur de l'os. Son sommet, épaissi, se tord sur son axe et se recourbe en s'élargissant au-dessus de la cavité glénoïde. Cette partie élargie forme l'*acromion* (ακρος : extrémité et ωμος : épaule), dont la face supérieure, convexe et rugueuse, répond à la peau ; tandis que la face inférieure, concave et lisse, surplombe l'articulation scapulo-humérale. Le bord externe de l'acromion donne attache aux faisceaux moyens du muscle deltoïde, le bord interne présente une petite surface articulaire, ovalaire, oblique en bas et en dedans, destinée à s'articuler avec l'extrémité externe de la clavicule.

La face supérieure de l'épine appartient à la fosse sus-épineuse ; sa face inférieure forme la voûte de la fosse sous-épineuse.

Le bord externe de l'épine, concave et arrondi, se continue avec la face inférieure de l'acromion.

Le bord postérieur, épais et sinueux, commence près du bord spinal de l'omoplate par une petite surface triangulaire, sur laquelle glisse une partie du tendon d'insertion du muscle trapèze. Au-delà de cette surface triangulaire, ce bord s'amincit puis se renfle brusquement en un tubercule rugueux : le *tubercule du trapèze*. Au-delà de ce tubercule, le bord postérieur de l'épine devient une crête donnant insertion en bas, au muscle deltoïde et, en haut, au muscle trapèze.

Bord supérieur. C'est le plus court des trois. Il est horizontal, mince, tranchant et présente, dans sa partie externe, une échancrure profonde : l'*échancrure sus-scapulaire* ou *coracoïdienne*, transformée en trou par le ligament coracoïdien. En dedans de cette échancrure s'insère, sur le bord supérieur, le muscle omo-hyoïdien.

Le *bord interne* ou *spinal* est le plus long, il donne attache au muscle angulaire et au muscle rhomboïde.

Le *bord externe* ou axillaire est le plus épais. Il présente à sa partie supérieure, immédiatement en dessous de la cavité glénoïde, une surface rugueuse pour l'insertion de la longue portion du muscle triceps brachial.

Angles. L'angle *supéro-interne* est droit, il donne insertion au muscle angulaire.

L'*angle inférieur* est aigu.

L'angle *supéro-externe*, épais et volumineux, présente la *cavité glénoïde*, cavité ovoïde à base inférieure destinée à l'articulation de l'omoplate avec la tête de l'humérus. Cette cavité glénoïde est reliée au reste de l'omoplate par une partie rétrécie qui forme le col. Elle est surmontée, en avant, par une éminence osseuse, en forme de doigt fléchi, appelée *apophyse coracoïde* (en forme de bec de corbeau). Sa face supérieure, convexe, est rugueuse en arrière pour donner insertion au ligament conoïde et au ligament trapézoïde qui la relient à la face inférieure de la clavicule. Sa face inférieure est lisse. Son bord interne donne attache au muscle petit pectoral. A son bord externe s'insère le ligament acromio-coracoïdien. Son sommet donne insertion à la courte portion du muscle biceps unie au tendon du muscle coraco-brachial.

Os du bras.

Humérus. L'humérus est un os long, pair et asymétrique, situé entre l'épaule et l'avant-bras.

Il a une direction presque verticale, un peu oblique en dedans et en arrière.

Il présente à considérer un corps et deux extrémités.

Corps. Le *corps* ou la *diaphyse* est cylindroïde dans sa partie supérieure, prismatique triangulaire dans sa partie inférieure. On lui distingue trois faces et trois bords.

La *face externe* regarde en dehors dans sa partie supérieure, elle est dirigée en avant dans sa partie inférieure. Au-dessous du tiers supérieur elle présente l'*empreinte deltoïdienne*, éminence rugueuse en forme de V ouvert en haut, destinée à l'insertion du muscle deltoïde. Parallèlement à la branche postérieure de ce V, il y a une gouttière oblique, la gouttière de torsion de l'humérus, puis une gouttière beaucoup plus étroite se continuant avec une gouttière semblable de la face postérieure et donnant passage au nerf radial.

La *face interne* regarde en dedans dans sa partie supérieure, en avant dans sa partie inférieure. Au niveau de son tiers moyen elle présente une petite surface rugueuse pour l'insertion inférieure du muscle coraco-brachial.

La *face postérieure* est lisse et convexe ; elle est étroite en haut et s'élargit en bas. Elle est traversée obliquement, dans son tiers moyen, par la gouttière du nerf radial.

Le *bord antérieur* est arrondi et mousse en bas. A sa partie moyenne il se confond avec la branche antérieure du V deltoïdien. A sa partie supérieure il devient saillant, se transforme en une véritable crête rugueuse qui forme la lèvre antérieure de la coulisse bicipitale et donne insertion au tendon du muscle grand pectoral.

Les *bords latéraux*, peu saillants en haut, proéminent en bas en s'écartant l'un de l'autre. L'externe est interrompu par la gouttière du nerf radial et se termine à l'*épicondyle* ; l'interne se poursuit jusqu'à l'*épitrochlée*.

Extrémités. L'extrémité supérieure présente :

1º) La *tête de l'humérus*, surface articulaire convexe encroûtée de cartilage formant environ le tiers d'une sphère. Elle regarde en haut et en dedans et s'articule avec la cavité glénoïde de l'omoplate. Elle est limitée, dans ses deux tiers supérieurs, par une rainure circulaire appelée *col anatomique*.

2º) Deux *tubérosités* séparées par la *coulisse bicipitale* ; l'une, antéro-interne ou *petite tubérosité*, donne attache au tendon du muscle sous-scapulaire ; l'autre, externe ou *grosse tubérosité*, présente trois facettes planes dont la supérieure donne insertion au muscle sus-épineux, la moyenne, au muscle sous-épineux ; l'inférieure, au muscle petit rond.

De chacune de ces tubérosités part en bas une crête saillante. Ces deux crêtes délimitent une gouttière longitudinale appelée *gouttière bicipitale*. Celle qui descend de la grosse tubérosité se continue avec le bord antérieur de l'os et forme la lèvre antérieure de la coulisse bicipitale : elle donne insertion au muscle grand pectoral. La crête qui descend de la petite tubérosité forme la lèvre postérieure de la coulisse bicipitale : elle donne insertion au muscle grand rond. Au fond de la coulisse s'insère le tendon du muscle grand dorsal.

On désigne sous le nom de *col chirurgical* la partie de l'os qui unit l'épiphyse à la diaphyse.

L'*extrémité inférieure* s'aplatit d'avant en arrière en même temps qu'elle s'élargit dans le sens transversal. Le bord antérieur du corps s'efface, tandis que les bords latéraux deviennent plus saillants, ils s'écartent de l'axe de l'os pour aboutir à deux tubercules : l'*épicondyle* en dehors et l'*épitrochlée* en dedans. Cette dernière est la plus saillante, elle est creusée en gouttière sur sa face postérieure par le passage du nerf cubital.

Les faces articulaires de l'extrémité inférieure de l'humérus sont convexes d'avant en arrière ; elles sont constituées, en allant de dehors en dedans, d'un *condyle* et d'une *trochlée* séparés par une rainure oblique.

Le *condyle huméral* est une éminence arrondie, sphéroïdale, comprimée latéralement, n'existant que sur la *face antérieure* de l'os ; elle est destinée à s'articuler avec la cupule de la tête du radius pendant la flexion de l'avant-bras sur le bras.

La *trochlée* ou *poulie humérale* est une surface articulaire, convexe d'avant en arrière et concave dans le sens transversal. Elle a une direction oblique en avant et en dedans. Elle s'articule avec la grande cavité sigmoïde du cubitus.

Entre le condyle et la trochlée se trouve une *rainure articulaire*, oblique en avant et en dedans, qui correspond au bord interne de la cupule du radius.

Au-dessus de la poulie se trouve, *en avant*, une petite cavité qui reçoit l'apophyse coronoïde du cubitus dans la flexion de l'avant-bras sur le bras : c'est la *fossette coronoïdienne ; en arrière*, on trouve une cavité plus grande, appelée *cavité olécranienne* parce qu'elle reçoit le bec de l'olécrâne pendant les mouvements d'extension de l'avant-bras sur le bras.

Au-dessus du condyle, sur la face antérieure de l'os, se trouve une petite dépression *(fossette sus-condylienne)* qui reçoit le bord antérieur de la cupule de radius pendant les mouvements de flexion.

Os de l'avant-bras.

Le squelette de l'avant-bras est formé de deux os placés parallèlement l'un à côté de l'autre : le *radius* en dehors et le *cubitus* en dedans. Ces deux os se touchent par leurs deux extrémités et laissent entre eux un intervalle appelé *espace interosseux*. Ces deux os sont dans une sorte d'antagonisme l'un par rapport à l'autre. Le cubitus a sa tête en bas, tandis que celle du radius est en haut. Le cubitus déborde le radius en haut, il est débordé par le radius en bas. Le cubitus intervient plus que le radius dans l'articulation de l'os du bras avec ceux de l'avant-bras, tandis que c'est le radius qui joue le rôle principal dans l'articulation de l'avant-bras avec les os du carpe.

Cubitus. C'est un os long, pair et asymétrique situé sur le côté interne de l'avant-bras entre l'humérus et le carpe, en dedans du radius.

Il est dirigé obliquement en bas et en dehors et est légèrement tordu sur son axe.

On lui distingue un *corps* et deux *extrémités*.

Corps. Le corps est prismatique triangulaire dans sa partie supérieure, il s'arrondit dans sa partie inférieure. Il présente trois faces et trois bords.

La *face antérieure* est plus large en haut qu'en bas. Elle est légèrement excavée et donne insertion au muscle fléchisseur commun profond des doigts. Dans sa partie inférieure elle présente une crête rugueuse donnant insertion au muscle carré pronateur.

La *face postérieure* est traversée, dans son tiers supérieur, par une ligne oblique en bas et en dedans délimitant, avec la partie correspondante du bord postérieur, une surface triangulaire donnant insertion au muscle *anconé*. Le reste de cette face est divisée en deux par une crête verticale : la partie interne donne insertion au muscle cubital postérieur ; la partie externe est subdivisée par des lignes obliques en quatre champs d'insertion pour les muscles long abducteur, court extenseur, long extenseur du pouce et le muscle extenseur propre de l'indicateur.

La *face interne*, convexe et lisse, donne attache, dans sa partie supérieure, au muscle fléchisseur commun profond des doigts. Elle est sous-cutanée dans son tiers inférieur et se termine par l'*apophyse styloïde*.

Le *bord antérieur* est arrondi.

Le *bord postérieur* prend naissance à l'olécrane par une extrémité bifurquée ; il devient très saillant dans sa partie moyenne où il forme la *crête du cubitus*, facile à sentir sous la peau. Il s'atténue et disparaît dans le tiers inférieur. Ce bord donne attache dans toute son étendue à l'aponévrose de la face postérieure de l'avant-bras.

Le *bord externe* est mince et tranchant dans sa partie moyenne. Il se bifurque en haut en deux branches, se rendant aux extrémités de la petite cavité sigmoïde et délimitant ainsi une surface triangulaire rugueuse donnant insertion au muscle court supinateur. Le reste du bord externe donne attache au ligament interosseux.

Extrémités. L'*extrémité supérieure*, la partie la plus épaisse de l'os, est fortement échancrée en avant. Cette échancrure, encroûtée de cartilage, s'articule avec la poulie humérale. On la nomme la *grande cavité sigmoïde* (en forme de *s* grec ou sigma) du cubitus ; elle est com-

posée d'une partie verticale, l'*olécrâne* (ωλενη = coude et κρανιον = tête),
et d'une partie horizontale, l'*apophyse coronoïde*.

La face antérieure de *l'olécrâne* est articulaire ; elle contribue à
former la cavité sigmoïde. Elle est parcourue par une crête verticale
en dos d'âne qui est reçue dans la gorge de la poulie humérale. La
face postérieure est triangulaire à base supérieure ; elle est délimitée
par les deux branches de bifurcation de la crête cubitale.

La base de l'olécrane se continue avec le corps de l'os.

Le sommet présente une véritable face ; celle-ci est rugueuse dans
sa partie postérieure à cause de l'insertion du muscle triceps brachial.
Sa partie antérieure prolongée en pointe forme le *bec de l'olécrâne*.

L'*apophyse coronoïde* a une forme de pyramide quadrangulaire à
sommet antérieur. Sa face inférieure, rugueuse, donne insertion au
muscle brachial antérieur. La face supérieure est articulaire, elle fait
partie de la grande cavité sigmoïde et présente un relief antéro-postérieur faisant suite à celui de la face antérieure de l'olécrâne.

La face interne se continue avec la face correspondante du corps
de l'os. On y trouve un gros tubercule qui donne insertion à une partie du ligament latéral interne de l'articulation du coude. Cette face
donne encore insertion au muscle rond pronateur et aux deux muscles
fléchisseurs.

Sur la face externe de l'apophyse coronoïde se trouve la *petite
cavité sigmoïde du cubitus*, cavité articulaire, oblongue d'avant en
arrière, destinée à s'articuler avec la tête du radius. Au-devant et
en arrière de cette cavité on trouve une crête plus ou moins saillante
donnant attache aux deux extrémités du ligament annulaire du radius.

En dessous de la cavité articulaire on voit une surface rugueuse
pour l'insertion du muscle court supinateur.

L'*extrémité inférieure*, effilée, se termine par un renflement arrondi
appelé *tête* du cubitus.

Cette tête présente une surface demi-circulaire qui s'articule, en
dehors, avec l'extrémité inférieure du radius ; elle se trouve séparée
de l'os pyramidal du carpe par le fibro-cartilage triangulaire de l'articulation radio-carpienne.

En dedans, cette tête se prolonge en une apophyse conoïde, appelée *apophyse styloïde du cubitus*, donnant attache au ligament latéral
interne de l'articulation du poignet. Cette apophyse styloïde est
séparée de la face articulaire inférieure par une rainure dans laquelle

s'insère le ligament triangulaire. En arrière elle est séparée de la tête du cubitus par une gouttière verticale dans laquelle passe le tendon du muscle cubital postérieur.

Radius. Le radius est un os long, pair et asymétrique situé sur le côté externe de l'avant-bras, entre l'humérus et le carpe.

Il a une direction verticale lorsque la main se trouve en pronation ; il est dirigé obliquement en bas et en dehors quand la main est en supination.

Il présente à étudier un *corps* et deux *extrémités*.

Corps. Le corps a une forme prismatique triangulaire, présentant trois faces et trois bords.

La *face antérieure*, rétrécie en haut, s'élargit en bas. Elle est légèrement excavée et donne insertion au muscle long fléchisseur propre du pouce en haut, au muscle carré pronateur en bas.

La *face postérieure* commence par une partie rétrécie en dessous de la tubérosité bicipitale. Dans sa partie moyenne, elle est excavée et subdivisée par une crête oblique en deux gouttières donnant insertion aux muscles long abducteur et court extenseur du pouce.

La *face externe,* convexe et lisse, donne attache, dans son tiers supérieur, au muscle court supinateur. Vers sa partie moyenne elle présente une petite empreinte rugueuse à laquelle s'attache le muscle rond pronateur.

Le *bord antérieur* commence à la tubérosité bicipitale, de là se dirige en bas et en dehors et se prolonge jusqu'à l'apophyse styloïde. Il est surtout accentué dans sa partie supérieure.

Le *bord postérieur* n'est bien prononcé que vers le milieu de l'os.

Le *bord interne*, mince et tranchant, donne insertion au ligament interrosseux d'où le nom de *crête interrosseuse.*

Extrémités. L'*extrémité supérieure* ou *humérale* présente la *tête du radius*. La face supérieure de ce renflement cylindrique est excavée en forme de cupule *(cupule du radius)* et s'articule avec le condyle de l'humérus. Le pourtour de la cupule est tapissé par une couche de cartilage correspondant, dans ses trois quarts externes, au ligament annulaire de l'articulation radio-cubitale supérieure. Au niveau du quart interne ce rebord cartilagineux s'élargit sensiblement et s'articule avec la petite cavité sigmoïde du cubitus.

En dessous de la tête se trouve une longue partie rétrécie qui forme le *col*, dirigée obliquement en bas et en dedans, formant avec le corps de l'os un angle obtus ouvert en dehors. Le sommet de cet angle est occupé par une saillie ovoïde, lisse en avant, rugueuse en arrière : c'est la *tubérosité bicipitale* du radius.

L'*extrémité inférieure* est renflée et quadrilatère.

Sa face *antérieure*, lisse et excavée, se continue avec la face antérieure du corps de l'os ; elle se termine par un rebord mousse qui donne insertion au ligament antérieur de l'articulation du poignet.

La *face interne* a une forme triangulaire à base inférieure. Elle est limitée par les deux branches de bifurcation de la crête interosseuse. Sa partie inférieure est occupée par une petite cavité sigmoïde s'articulant avec la face externe de la tête du cubitus.

La *face externe* présente deux gouttières séparées par une crête se continuant avec une apophyse saillante : l'*apophyse styloïde du radius*. Dans la gouttière antérieure glissent les tendons des deux muscles long abducteur et court extenseur du pouce ; la gouttière postérieure donne passage aux tendons des deux muscles radiaux.

La *face postérieure* est limitée en dehors par une crête saillante appartenant au bord postérieur.

Sur cette face se trouvent deux gouttières séparées par une petite crête : une gouttière externe, longue, étroite et oblique donnant passage au tendon du muscle long extenseur propre du pouce ; une gouttière interne, plus large, par où passent les tendons du muscle extenseur commun des doigts et du muscle extenseur propre de l'indicateur.

La *face inférieure* est occupée par une cavité articulaire, d'une forme irrégulièrement triangulaire dont le sommet, dirigé en dehors, aboutit à la pointe de l'apophyse styloïde. Son bord postérieur descend un peu plus bas que le bord antérieur. Cette face est recouverte d'une lame de cartilage subdivisée par un sillon en deux facettes plus ou moins distinctes : une facette externe s'articulant avec le scaphoïde et une facette interne s'articulant avec le semi-lunaire.

Os de la main.

Le squelette de la main a pour base un massif osseux formé par la réunion de huit petits osselets ; c'est le *carpe* ou squelette du poignet. A ce carpe fait suite le *métacarpe* formé par cinq os longs et parallèles appelés *métacarpiens*. Le métacarpe correspond à la paume de la main.

Chaque métacarpien est surmonté par une série de pièces osseuses, les *phalanges*, qui forment le squelette des doigts.

Carpe. Le carpe est formé par la réunion de huit petits osselets disposés en deux séries ou deux rangées transversales : une *rangée supérieure, proximale* ou *antibrachiale* formée, de dehors en dedans, par le *scaphoïde*, le *semi-lunaire*, le *pyramidal* et le *pisiforme* ; une *rangée inférieure, distale* ou *métacarpienne*, formée par le *trapèze*, le *trapézoïde*, le *grand os* et l'*os crochu*.

Tous les os qui entrent dans la constitution du carpe sont des os courts, plus ou moins cuboïdes, dont la description détaillée n'offre guère d'intérêt. On peut dire, d'une manière générale, que chacun de ces osselets présente une face antérieure et une face postérieure rugueuses donnant insertion à des ligaments, une face supérieure et une face inférieure, une face interne et une face externe lisses et articulaires.

La face externe du *scaphoïde* est rugueuse. A son point de réunion avec la face antérieure se trouve un gros tubercule, le *tubercule du scaphoïde*.

Le *pisiforme* est placé sur un plan antérieur à celui des autres os de la première rangée. C'est un petit nodule osseux, aplati de dehors en dedans, et qui s'articule avec le pyramidal. Il forme le tubercule qui limite, en dedans, la rangée proximale des os du carpe.

Le *trapèze* présente une face externe rugueuse. De plus, sur sa face antérieure se trouve une apophyse saillante recourbée quelque peu en dedans, c'est le *tubercule du trapèze*.

L'*os crochu* présente, sur sa face antérieure, une apophyse recourbée en dehors appelée *apophyse unciforme*.

La première rangée du carpe, considérée dans son ensemble, est donc limitée, du côté antérieur, par deux tubercules : l'externe appartenant au scaphoïde et l'interne représenté par l'os pisiforme. Sa face supérieure est convexe et s'articule avec les os de l'avant-bras. Sa face inférieure présente, en dehors, une partie convexe s'articulant avec le trapèze et le trapézoïde et, en dedans, une cavité articulaire destinée à recevoir la tête formée par le grand os et l'os crochu.

La seconde rangée du carpe, considérée dans son ensemble, est limitée, sur sa face antérieure, par un tubercule externe appartenant au trapèze et par un tubercule interne, l'apophyse unciforme de l'os crochu. Sa face supérieure est concave en dehors et convexe en dedans. Sa face inférieure est irrégulière et s'articule avec les métacarpiens : le trapèze, avec le premier métacarpien ; le trapézoïde, avec le deuxième ; le grand os avec le troisième et l'os crochu avec le quatrième et le cinquième.

Considéré dans son ensemble le carpe est concave en avant et convexe en arrière. Sa face antérieure concave forme une large gouttière donnant passage aux tendons des muscles fléchisseurs des doigts.

Entre le scaphoïde et la tête du grand os on rencontre parfois, du côté du dos de la main, un petit nodule osseux isolé. C'est l'*os central* existant d'une façon presque constante dans le carpe des autres mammifères. D'après les recherches de Leboucq, cet osselet, indépendant pendant le deuxième mois de la vie intra-utérine, se fusionne généralement avec le scaphoïde à partir du troisième mois. Il ne garde son indépendance complète que dans des cas excessivement rares.

Métacarpe. Le métacarpe forme le squelette de la paume de la main. Il est constitué de cinq os longs et parallèlement disposés, les *métacarpiens*, désignés sous les noms de premier, deuxième, etc. en allant de dehors en dedans. L'espace laissé libre en deux métacarpiens voisins porte le nom d'*espace interosseux*.

Les métacarpiens sont tous des os longs, pairs et asymétriques, présentant à étudier des caractères communs et des caractères différentiels.

Caractères communs.

A tout métacarpien on distingue un corps et deux extrémités.

Le *corps* est concave en avant et convexe en arrière. Il est prismatique triangulaire surtout dans sa moitié inférieure. On lui distingue trois faces et trois bords : une *face postérieure* triangulaire à sommet dirigé en haut, et deux *faces latérales*. Le *bord antérieur*, très saillant dans sa partie moyenne, s'élargit à ses deux extrémités. Les *bords latéraux*, saillants dans leur moitié inférieure, s'effacent plus ou moins en haut.

L'*extrémité supérieure* ou *base* présente une facette supérieure s'articulant avec les os de la deuxième rangée du carpe ; deux facettes latérales, en partie articulaires, pour l'articulation avec les métacarpiens voisins ; une facette antérieure et une facette postérieure rugueuses donnant insertion à des ligaments.

L'*extrémité inférieure* ou *tête* offre un condyle aplati dans le sens transversal, à grand diamètre antéro-postérieur, destiné à s'articuler avec la cavité glénoïde de la première phalange. Ce condyle empiète plus sur la face palmaire de l'os que sur la face dorsale. Il est séparé de la face dorsale par un petit sillon transversal. Les faces latérales de ce condyle présentent une petite surface rugueuse, limitée en haut par un tubercule saillant à laquelle s'insère le ligament latéral de l'articulation métacarpo-phalangienne.

Caractères différentiels.

Premier métacarpien. Il est plus court et plus volumineux que les autres. Il est, de plus, situé sur un plan antérieur aux autres et placé de telle façon que sa face dorsale est externe et que ses faces palmaires sont internes. L'extrémité supérieure s'articule avec le trapèze et présente une facette articulaire concave d'avant en arrière et convexe transversalement.

L'extrémité inférieure ou tête ne présente pas l'aplatissement latéral caractéristique des autres métacarpiens.

Deuxième métacarpien. Il est le plus long. Son extrémité supérieure est en quelque sorte bituberculeuse : sa face articulaire supérieure présente une dépression profonde dans laquelle est reçue la face inférieure du trapézoïde. Par sa base, ce métacarpien s'articule encore avec le trapèze et le grand os.

Troisième métacarpien. Ce qui le caractérise c'est que sa base présente, en arrière et en dehors, un tubercule saillant donnant insertion au tendon du muscle radial interne et appelé *apophyse styloïde*.

Quatrième métacarpien. Il diffère des autres par des caractères négatifs : absence de la dépression en forme de V qui caractérise le deuxième et de l'apophyse styloïde du troisième. Sa base s'articule avec le grand os.

Cinquième métacarpien. A son extrémité proximale on ne trouve qu'une seule facette articulaire latérale, la facette externe s'articulant avec la base du quatrième métacarpien. A sa partie interne on trouve un tubercule saillant donnant attache au tendon du muscle cubital postérieur.

Phalanges. Chaque doigt est formé de trois os superposés : les *phalanges* désignées sous les noms de première, deuxième et troisième en allant de haut en bas. La première s'appelle encore *phalange métacarpienne* ou *phalange* ; la deuxième, *phalange moyenne* ou *phalangine* ; et la troisième, *phalange unguéale* ou *phalangette*.

Le pouce n'a que deux phalanges.

Les phalanges sont des os longs, qui présentent un corps et deux extrémités.

Le *corps* est aplati d'avant en arrière ; il est convexe sur sa face dorsale et un peu concave sur la face palmaire. Les bords latéraux sont légèrement saillants.

L'*extrémité proximale de la première phalange* présente, sur sa face libre, une facette articulaire concave, à grand axe transversal. L'*extrémité inférieure* est aplatie d'avant en arrière, elle présente une face articulaire convexe parcourue par une gouttière antéro-postérieure ; c'est une véritable poulie ou trochlée. Sur les faces latérales se trouve un petit tubercule pour l'insertion de ligaments.

L'*extrémité supérieure de la deuxième phalange* présente une facette articulaire divisée en deux petites cavités par une crête antéro-postérieure. L'extrémité inférieure est une poulie tout à fait semblable à celle de la première phalange.

L'*extrémité supérieure de la troisième phalange* ressemble à celle de la deuxième. L'*extrémité inférieure* est constituée par un bourrelet osseux, rugueux sur sa face antérieure et lisse sur la face postérieure.

Squelette du membre inférieur.

Le squelette du membre inférieur est formé de quatre segments : la *hanche*, la *cuisse*, la *jambe* et le *pied*.

Os de la hanche.

La hanche n'est formée que d'un seul os : l'*os iliaque* ou *os coxal*. Cet os s'articule, en avant, avec l'os du côté opposé et, en arrière, avec le sacrum, concourant ainsi à délimiter l'excavation pelvienne ou le petit bassin.

Os iliaque. L'os iliaque est un os latéral, pair et asymétrique, situé entre la face latérale du sacrum et le fémur.

C'est un os plat, d'une forme excessivement irrégulière. Il est formé essentiellement de deux lames osseuses de forme triangulaire qui se touchent par leur sommet et qui sont placées dans deux plans perpendiculaires l'un à l'autre. Cet os est primitivement formé de quatre pièces distinctes qui se sont fusionnées au centre de la cavité cotyloïde : une pièce supérieure, large et triangulaire, appelée *ilion* ; un pièce inférieure et antérieure, le *pubis* ; une pièce inférieure et postérieure, l'*ischion*, et une pièce centrale interposée entre les trois autres, la *masse cotyloïdienne*. Chez l'adulte, cette subdivision de l'os n'existe plus, les pièces primitivement distinctes se sont fusionnées en un os unique sur lequel on retrouve encore, par ci par là, quelques traces de la constitution primitive. On distingue à cet os, pour le décrire, deux faces et quatre bords.

Face externe. La face externe présente, de haut en bas, la *fosse iliaque externe*, la *cavité cotyloïde* et le *trou obturateur* avec l'anneau osseux qui le circonscrit.

La partie supérieure de la face externe de l'os iliaque a une forme triangulaire à base supérieure. Elle est excavée dans sa partie moyenne, légèrement convexe en avant et en arrière. C'est la *fosse iliaque externe*. Elle est parcourue par deux lignes rugueuses et demi-circulaires. La *ligne demi-circulaire antérieure* commence à l'extrémité antérieure du bord supérieur, appelée encore épine iliaque antérieure et supérieure, elle longe quelque peu ce bord supérieur puis s'en détache pour se recourber en bas et se terminer vers le milieu de la grande échancrure sciatique.

La *ligne demi-circulaire postérieure* commence au bord supérieur, approximativement à l'union du quart postérieur avec les trois quarts antérieurs. Elle descend plus ou moins verticalement en bas et se termine à la partie postérieure de la grande échancrure.

Ces deux lignes délimitent, sur la face externe de l'os, trois surfaces osseuses donnant insertion à des muscles : une surface postérieure, petite et triangulaire, dont la partie supérieure seule donne attache au muscle grand fessier ; une surface moyenne comprise entre les deux lignes demi-circulaires et donnant insertion au muscle moyen fessier, une surface inférieure à laquelle s'insère le muscle petit fessier.

En dessous et quelque peu en avant de la fosse iliaque externe existe la *cavité cotyloïde* (κοτύλη, creux et εἶδος, aspect) profonde et arrondie, dirigée en bas, en dehors et un peu en avant et destinée à s'articuler avec la tête du fémur. Cette face articulaire est recouverte de cartilage, mais seulement dans sa partie périphérique. Cette surface cartilagineuse est disposée en fer-à-cheval ; ses deux extrémités délimitent une échancrure profonde appelée *échancrure ischio-pubienne*. La partie centrale de la cavité, non recouverte par du cartilage, porte le nom d'*arrière-fond* de la cavité cotyloïde. Le bord de la cavité, saillant et tranchant, a reçu le nom de *sourcil cotyloïdien*. Ce sourcil présente, en bas, une forte échancrure, appelée *ischio-pubienne*, et deux dépressions : l'une, antérieure ou *ilio-pubienne*, l'autre, postérieure, *ilio-ischiatique*. Ces dépressions et cette échancrure correspondent aux lieux de soudure des trois pièces osseuses primitivement distinctes.

Au-devant et en-dessous de la cavité cotyloïde existe le *trou sous-pubien*, encore appelé du nom étrange de trou *obturateur*, ovale chez l'homme et triangulaire chez la femme. Le pourtour de ce trou présente, à sa partie supérieure, une gouttière osseuse appelée *gouttière sous-pubienne*, convertie en canal par la membrane obturatrice fermant le trou obturateur. Ce trou est circonscrit par un anneau osseux présentant deux renflements : l'un, antérieur, le *pubis*, et l'autre, postérieure, l'*ischion*. Ces deux renflements sont unis l'un à l'autre par une lame osseuse aplatie, quelque peu déjetée en dehors : la *lame ischio-pubienne*.

L'ischion est uni à la masse cotyloïdienne par une branche courte et épaisse, la *branche ilio-ischiatique*. Le pubis est relié à la masse cotyloïdienne par la *branche horizontale du pubis* ou branche *pubio-cotyloïdienne*.

Face interne. La face interne est divisée en deux parties par une ligne saillante, oblique en bas et en avant, appelée *ligne innommée*. Cette ligne fait partie de l'orifice supérieur ou détroit supérieur du petit bassin.

La partie supérieure de l'os est inclinée en dehors ; elle présente, dans ces deux tiers antérieurs, une surface concave et lisse, appelée *fosse iliaque interne*, donnant insertion au muscle iliaque. Dans son tiers postérieur, nous trouvons une surface triangulaire, rugueuse en haut et articulaire en bas. La partie articulaire, d'une forme semi-lunaire, porte le nom de *surface auriculaire ;* elle est coupée obliquement en bas et en dedans et s'articule avec la surface correspondante du sacrum. Au-dessus de cette surface articulaire existe une surface rugueuse, la *tubérosité iliaque*, donnant insertion à des ligaments.

La partie inférieure de la face interne fait partie de l'excavation pelvienne. On y remarque : 1°) l'orifice interne du trou obturateur avec la gouttière sous-pubienne, 2°) la face interne du cadre osseux circonscrivant le trou obturateur, 3°) en arrière et au-dessus du trou, une surface osseuse quadrilatère obliquement inclinée en avant, en bas et en dedans, et correspondant au fond de la cavité cotyloïde.

Bord supérieur. Le bord supérieur, épais et recourbé en S dans le sens antéro-postérieur, a reçu le nom de *crête iliaque.*

L'épaisseur de ce bord n'est pas uniforme ; elle atteint son maximum au sommet des deux courbures. On y distingue une lèvre externe, une lèvre interne et un interstice.

Bord inférieur. Le bord inférieur commence en arrière à l'ischion où il est large et rugueux *(tubérosité ischiatique),* il s'amincit ensuite en se dirigeant en haut et en dedans pour concourir à former l'arcade pubienne. Il se prolonge alors en dedans des pubis, où il devient droit, et s'élargit de façon à former une face ovalaire, à grand axe vertical, taillée en biseau aux dépens de sa partie antérieure ; cette face est articulaire et concourt à former la symphyse pubienne.

Bord antérieur. Le bord antérieur commence à l'extrémité antérieure de la crête iliaque par l'*épine iliaque antérieure et supérieure ;* en dessous on rencontre successivement : 1°) une échancrure ; 2°) l'*épine iliaque antérieure et inférieure* à laquelle s'insère le tendon direct du muscle droit antérieur de la cuisse ; 3°) une gouttière par où passe le muscle psoas-iliaque ; 4°) l'*éminence ilio-pectinée,* saillie peu proéminente qui représente la trace de la soudure de l'ilion et du pubis avec la masse cotyloïdienne et qui forme la base d'une petite surface triangulaire, la *surface pectinéale,* à laquelle s'insère le muscle pectiné. Cette face est limitée en arrière par un bord saillant, appelé *crête pectinéale,* et terminée à son sommet par une petite saillie qui forme l'*épine du pubis.* En dedans de l'épine il y a une surface rugueuse donnant insertion au tendon du muscle grand droit de l'abdomen, puis le bord antérieur se continue avec le bord inférieur en formant l'*angle du pubis.*

Bord postérieur. Le bord postérieur, concave, est formé à la fois par l'ilion et par l'ischion. Il commence à la partie postérieure renflée de la crête iliaque, appelée *épine iliaque postérieure et supérieure.* Immédiatement en dessous de cette épine, on trouve une petite échancrure, puis une petite lamelle anguleuse appelée *épine iliaque postérieure et inférieure.* Plus bas, le bord postérieur présente une grande échancrure, la *grande échancrure ischiatique,* puis une lamelle anguleuse, l'*épine ischiatique,* puis une échancrure beaucoup moins profonde, la *petite échancrure ischiatique* limitée par la tubérosité de l'ischion. Celle-ci présente une surface rugueuse, large de 3 centimètres et longue de 5 centimètres, donnant insertion a des muscles (demi-tendineux, longue portion du biceps fémoral, demi-membraneux, grand adducteur et muscle carré de la cuisse).

Os de la cuisse.

Fémur. Le fémur est un os long, le plus long et le plus volumineux de tous les os du squelette, interposé entre l'os coxal et le tibia. Il forme à lui seul le squelette de la cuisse. Il est dirigé obliquement en bas et en dedans, de telle sorte que les deux fémurs convergent l'un vers l'autre par leur extrémité inférieure. Cette obliquité est plus marquée chez la femme à cause de l'écartement plus considérable des cavités cotyloïdes.

Comme à tout os long on distingue au fémur un corps et deux extrémités.

Corps. Le corps du fémur, légèrement arqué en avant, a sur une coupe transversale la forme d'un prisme triangulaire à bord postérieur très saillant. On lui distingue donc trois faces et trois bords.

La *face antérieure* est arrondie, elle s'élargit de haut en bas et donne insertion au muscle crural. Les *faces latérales* sont planes ou légèrement excavées ; l'externe donne insertion au muscle crural tandis que l'interne est libre.

Les *bords latéraux* sont arrondis. Le *bord postérieur*, au contraire, est large, très saillant et rugueux, il a reçu le nom de *ligne âpre* du fémur, divisée en deux lèvres et un interstice pour l'indication des insertions musculaires. Cette ligne âpre se bifurque à son extrémité inférieure délimitant ainsi une surface triangulaire à base inférieure ; de ces deux branches, l'externe se rend vers la tubérosité externe du fémur où elle se termine à une fosette donnant insertion au muscle jumeau externe ; l'interne se termine à un tubercule saillant destiné à l'insertion du tendon du grand adducteur. A son extrémité supérieure la ligne âpre se divise en trois branches divergentes : l'externe, très rugueuse, se rend vers le grand trochanter et donne insertion au muscle grand fessier, on l'appelle encore la *crête fessière* ; la branche moyenne se termine au petit trochanter et donne insertion au muscle pectiné ; la branche interne contourne la face interne du corps, en passant en dessous du petit trochanter, et gagne ainsi la face antérieure de l'os où elle se continue avec la ligne intertrochantérienne antérieure ; elle donne insertion au muscle vaste interne.

Extrémité supérieure. L'extrémité supérieure du fémur présente à étudier : une partie renflée ou *tête*, supportée par une partie rétrécie, le *col*. Au point de réunion de ce col avec le corps on trouve deux tubérosités : l'une, externe et volumineuse, appelée *grand trochanter* et l'autre, interne et plus petite, le *petit trochanter*.

La *tête du fémur* est une surface articulaire sphérique de cinq centimètres de diamètre et représentant environ les deux tiers d'une sphère ; elle regarde obliquement en haut, en dedans et en avant. Cette surface est encroutée d'un cartilage d'autant plus épais qu'on l'examine plus près du centre ; immédiatement au-dessous du centre cette face articulaire présente une dépression inégale qui donne attache au ligament rond.

Ce revêtement cartilagineux est limité par une ligne sinueuse.

Le *col du fémur* est un pédicule allongé reliant la tête au corps de l'os. Il est aplati d'avant en arrière de manière que le diamètre vertical est plus considérable que le diamètre antéro-postérieur. Ses deux faces et ses deux bords sont concaves transversalement et cela parce que le col, rétréci au milieu, s'élargit à ses deux extrémités pour se continuer avec la tête en dedans et avec la diaphyse en dehors. En se réunissant avec cette dernière il forme un angle plus ou moins obtus, ouvert en dedans, appelé *angle du fémur*.

Le *grand trochanter*, situé au sommet de l'angle du fémur, est une éminence quadrilatère, aplatie de dehors en dedans et faisant saillie sous la peau. Sa face externe, rugueuse et légèrement convexe, est séparée du corps du fémur par une ligne transversale donnant insertion au muscle vaste externe, c'est la *crête du vaste externe*. Elle est parcourue par une ligne oblique en bas et en avant donnant insertion au muscle moyen fessier. La face interne, confondue avec la base du col, n'est libre qu'en arrière. Cette partie libre est excavée et constitue la *fosse digitale* ou *fosse trochantérienne* dans laquelle s'insèrent les tendons des deux muscles obturateurs et du muscle pyramidal.

Le bord supérieur et le bord antérieur donnent attache au muscle petit fessier. Le bord postérieur donne insertion au muscle carré de la cuisse.

Le *petit trochanter* est une apophyse conoïde qui fait saillie à la partie supérieure de la face interne de l'os. Il donne attache au muscle psoas-iliaque.

Les deux trochanters sont réunis, en avant et en arrière, par une ligne oblique rugueuse appelée *ligne intertrochantérienne* ; la postérieure donne insertion au muscle carré de la cuisse, tandis que l'antérieure est destinée au muscle vaste interne et à la capsule fibreuse de l'articulation coxo-fémorale.

Extrémité inférieure. L'extrémité inférieure a la forme d'une pyramide quadrangulaire, dont le sommet se continue avec la diaphyse et dont la base, libre et articulaire, répond au plateau du tibia. La face antérieure et les faces latérales de cette pyramide se continuent avec les faces correspondantes de la diaphyse. La face postérieure est une face surajoutée et se trouve comprise entre les deux branches de la bifurcation inférieure de la ligne âpre.

La base articulaire présente, en avant et sur la ligne médiane, la *poulie* ou *trochlée fémorale*, en arrière, les *condyles* séparés l'un de l'autre par l'*échancrure intercondylienne*.

La *trochlée fémorale* est la partie de la face articulaire du fémur qui doit s'articuler avec la rotule. C'est une face articulaire convexe de haut en bas et parcourue par une gouttière médiane assez profonde. Cette face articulaire se prolonge sur les condyles dont elle est séparée par une crête transversale plus ou moins saillante.

Les *condyles* sont aplatis dans le sens transversal, leur face articulaire est convexe, à grand axe antéro-postérieur ; elle correspond à la cavité articulaire du plateau tibial. Ils sont réunis, en avant, par la poulie fémorale et séparés, en arrière, par l'échancrure intercondylienne. Quand on examine ces condyles sur un fémur isolé et placé verticalement, on voit que l'interne déborde en bas le condyle externe ; mais quand le fémur est dans sa position normale les deux condyles descendent également bas. Aussi pour savoir quelle est la direction normale du fémur, suffit-il de le placer sur un plan horizontal de façon à ce que les deux condyles touchent ce plan.

On distingue à chaque condyle une face inférieure ou articulaire, une face cutanée et une face intercondylienne.

La face intercondylienne est excavée et donne insertion à un des ligaments croisés de l'articulation du genou.

La face cutanée du condyle interne est divisée en deux par une saillie : la *tubérosité interne* du fémur. Derrière cette saillie se trouve une petite surface rugueuse donnant attache au ligament latéral interne de l'articulation du genou. Au dessus et en arrière de la tubérosité se trouve le *tubercule du troisième adducteur* où se termine la branche interne de bifurcation inférieure de la ligne âpre.

La face cutanée du condyle externe est également divisée en deux parties par la *tubérosité externe* du fémur. Derrière cette tubérosité se voit l'empreinte d'attache du ligament latéral externe séparant une facette inférieure où s'insère le muscle poplité d'une facette supérieure donnant attache au muscle jumeau externe.

Os de la jambe.

Le squelette de la jambe est formé de deux os placés parallèlement l'un à côté de l'autre et qui s'articulent par leurs deux extrémités, laissant entre eux un espace libre appelé *espace interosseux*. De ces deux os, l'interne, volumineux et fort, s'articule seul avec le fémur et supporte seul le poids du corps : c'est le *tibia* ; l'externe, mince et grêle, porte le nom de *péroné*.

Tibia. Le tibia est un os long et volumineux situé à la partie antéro-interne de la jambe, au-devant et en dedans du péroné, entre le fémur et l'astragale. Renflé à son extrémité supérieure, il prend la forme d'un prisme triangulaire à sa partie moyenne et devient nettement cylindroïde dans sa partie inférieure.

Il a sur le squelette une direction nettement verticale. Il forme donc avec le fémur, dirigé obliquement en bas et en dedans, un angle largement ouvert en dehors.

Comme à tout os long on distingue au tibia un corps et deux extrémités.

Corps. Le corps du tibia présente une double inflexion suivant son axe longitudinal, de telle sorte que l'extrémité supérieure est inclinée en dehors et l'extrémité inférieure inclinée en dedans. Ce corps a une forme prismatique triangulaire et présente à étudier trois faces et trois bords.

La *face externe* est légèrement excavée dans sa partie supérieure, donnant insertion au muscle tibial antérieur. Dans sa partie inférieure elle s'incline insensiblement en avant et devient ainsi nettement antérieure.

La *face interne*, lisse et un peu convexe, est sous-cutanée dans toute son étendue. Elle est large dans sa partie supérieure, où elle présente des rugosités donnant insertion au ligament latéral interne de l'articulation du genou et aux tendons des muscles qui forment la patte d'oie. Cette partie supérieure regarde en avant et en dedans. Cette face interne se rétrécit dans sa partie inférieure en même temps qu'elle devient nettement interne.

La *face postérieure*, convexe en haut, est parcourue dans son tiers supérieur par une ligne rugueuse, oblique de haut en bas et de dehors en dedans, donnant insertion au muscle soléaire et au muscle tibial postérieur. Cette ligne limite une surface triangulaire destinée à l'insertion du muscle poplité. Le reste de la face postérieure du tibia est divisé en deux par une crête longitudinale, séparant l'une de l'autre la surface d'insertion du muscle tibial postérieur qui est en dehors, de la surface d'insertion du muscle fléchisseur commun des orteils qui est en dedans.

Le *bord antérieur*, sous-cutané, est arrondi et mousse en bas ; il est saillant et tranchant dans ses deux tiers supérieurs où il porte le nom de *crête du tibia*. A sa partie tout à fait supérieure, il forme la limite externe d'une éminence ovalaire, appelée *tubérosité antérieure du tibia*, qui donne insertion au ligament rotulien.

Le *bord interne* est mousse et arrondi dans sa partie supérieure. Il devient plus saillant en bas où il donne insertion à l'aponévrose jambière.

Le *bord externe*, tranchant, donne attache au ligament interrosseux : c'est la *crête interosseuse*. A son extrémité inférieure il se bifurque et circonscrit une surface triangulaire par laquelle le tibia s'articule avec le péroné.

Extrémités. L'*extrémité supérieure* du tibia est la partie la plus volumineuse de l'os. Elle se présente sous la forme d'une pyramide plus ou moins quadrangulaire à base supérieure.

La *base* ou *plateau tibial* présente deux surfaces articulaires séparées par une bande rugueuse antéro-postérieure. Les surfaces articulaires, légèrement concaves, portent le nom de *cavités glénoïdes* et sont destinées à s'articuler avec les condyles du fémur. La cavité glénoïde interne, ovalaire, est plus profonde que l'externe qui est plus ou moins circulaire. Chacune de ces surfaces se relève en pointe vers la partie moyenne du plateau ; elle devient ainsi plus ou moins concave dans le sens transversal. Ces parties relevées forment par leur ensemble l'*épine du tibia*, petite éminence conoïde située au beau milieu du plateau tibial et séparant l'une de l'autre les cavités glénoïdes. Au-devant et en arrière de l'épine du tibia, ces deux surfaces articulaires sont séparées par des surfaces triangulaires rugueuses donnant insertion à des ligaments.

La *face antérieure* de l'extrémité supérieure du tibia présente une saillie triangulaire à base supérieure et à sommet inférieur : c'est la *tubérosité antérieure* du tibia. Cette tubérosité est lisse en haut et rugueuse en bas. A cette partie rugueuse s'insère le ligament de la rotule.

Les *faces latérales* portent le nom de *tubérosités latérales*. L'interne, la plus considérable, présente, à sa partie postérieure, une large surface rugueuse donnant insertion au tendon direct du muscle demi-membraneux.

Sa partie antérieure est parcourue par une gouttière horizontale destinée au tendon réfléchi de ce même muscle.

La tubérosité externe offre, en arrière, une facette plane, circulaire et articulaire, qui regarde en bas et en dehors ; elle s'articule avec la tête du péroné.

La *face postérieure*, excavée, donne insertion au muscle poplité.

L'*extrémité inférieure* ou *tarsienne*, moins volumineuse que la supérieure, se termine par une cavité articulaire, quadrilatère, oblongue transversalement, concave d'avant en arrière et divisée par une crête saillante antéro-postérieure. Cette extrémité inférieure est quadrangulaire et présente quatre faces :

La face antérieure, convexe et lisse, se continue avec la face externe du corps. La face postérieure présente deux gouttières séparées par une crête plus ou moins saillante : la gouttière interne empiète un peu sur le bord postérieur de la malléole interne et donne passage au tendon du muscle tibial postérieur ; par la gouttière externe passe le tendon du muscle fléchisseur propre du gros orteil.

La face externe est triangulaire, à base inférieure. Elle est limitée par les deux branches de bifurcation de la crête interosseuse et s'articule avec le péroné.

La face interne se prolonge en bas en une apophyse épaisse, aplatie de dehors en dedans et dépassant la face articulaire, c'est la malléole interne. Sa face interne est convexe et sous-cutanée. Sa face externe est articulaire et se continue avec la face inférieure du tibia. Cette face articulaire est triangulaire à base antérieure et correspond à une face analogue de l'astragale. Le bord antérieur est épais et arrondi. Le bord postérieur est creusé en gouttière donnant passage au tendon du tibial postérieur. Le sommet, échancré, donne insertion à des ligaments de l'articulation tibio-tarsienne.

Péroné. C'est un os long et grêle, situé en dehors et un peu en arrière du tibia avec lequel il s'articule par ses deux extrémités.

On lui distingue un corps et deux extrémités.

Corps. Le corps a une forme prismatique triangulaire. Il présente trois faces et trois bords.

La *face externe* est creusée légèrement en gouttière par l'insertion des muscles péroniers. Au niveau de son quart inférieur, elle est parcourue par une crête oblique très saillante qui la divise en deux parties : une partie antérieure, triangulaire, sous-cutanée et une partie postérieure, creusée en gouttière par où passent les tendons des muscles péroniers.

La *face interne* est divisée en deux parties inégales par une crête longitudinale, donnant insertion au ligament interosseux, c'est la *crête interosseuse.*

La *face postérieure* est convexe et rugueuse dans ses deux tiers supérieurs où elle donne attache à des muscles. Dans sa partie inférieure elle se fusionne avec la face interne ; là le péroné est aplati de dehors en dedans et ne présente plus qu'une face externe et une face interne.

Le *bord antérieur* est mince et tranchant dans sa partie moyenne ; il s'efface dans la partie supérieure de l'os et se prolonge en bas jusqu'à la malléole externe.

Le *bord externe* est très saillant dans ses deux tiers inférieurs, où il donne attache à la cloison intermusculaire externe. Dans sa partie tout-à-fait inférieure, là où le péroné s'aplatit de dehors en dedans par disparition de la face postérieure, le bord externe devient postérieur et se continue avec le bord postérieur de la malléole.

Le *bord interne* n'existe que vers la partie moyenne de l'os où il est mince et tranchant.

Extrémités. L'*extrémité supérieure* ou *tête* du péroné est supportée par une partie légèrement rétrécie appelée *col*. La tête du péroné est un renflement pyramidal à base supérieure. Cette base présente en dedans une facette articulaire, circulaire et plane, s'articulant avec une facette analogue existant sur la tubérosité externe du tibia. Le reste de la base est rugueux et se prolonge en arrière en une petite éminence conoïde, l'*apophyse styloïde* du péroné, donnant insertion au tendon du muscle biceps fémoral.

L'*extrémité inférieure* du péroné déborde en bas la face articulaire du tibia. Elle est aplatie de dehors en dedans et prend le nom de *malléole externe.* Celle-ci est plus longue et plus épaisse que la malléole interne. Sa face interne est articulaire dans sa partie inférieure.

On y trouve une face lisse, de forme triangulaire à base supérieure, destinée à s'articuler avec la face externe de l'astragale. Derrière cette facette articulaire il y a une fossette dans laquelle s'insère le ligament péronéo-astragalien postérieur. La partie supérieure de la face interne est rugueuse et s'articule avec le tibia.

La face externe de la malléole externe est convexe, rugueuse et sous-cutanée.

Le bord antérieur donne attache à des ligaments.

Le bord postérieur offre une gouttière longitudinale pour les tendons des muscles péroniers.

Le sommet est mousse et libre.

Os du pied.

Le pied est destiné à porter tout le poids du corps. Il est configuré en forme de voûte, large en avant et rétrécie en arrière, voûte qui repose sur le sol par le calcanéum en arrière, la tête du premier et du cinquième métatarsien en avant. On distingue au pied une face supérieure ou *dos* du pied, une face inférieure ou *plante* du pied, un bord interne ou *tibial*, un bord externe ou *péronéal*.

Comme le squelette de la main, le squelette du pied est formé de trois parties : une partie postérieure ou *tarse*, une partie moyenne ou *métatarse* et une partie antérieure formée par les *phalanges* des orteils.

Tarse. Le tarse est un massif osseux qui constitue la moitié postérieure du pied. Il a la forme d'une voûte convexe en haut et concave en bas et en dedans. Il est formé de sept os, disposés sur deux rangées : la rangée proximale ou tibiale se compose de deux os : l'*astragale* qui s'articule avec les os de la jambe et le *calcanéum*. Ces deux os sont placés l'un au-dessus de l'autre.

La rangée distale ou métatarsienne se compose de cinq os : le *cuboïde*, le *scaphoïde* et les trois *cunéiformes*. Cette rangée est simple en dehors (cuboïde), elle est double en dedans : le scaphoïde étant placé en arrière des trois cunéiformes.

Os de la première rangée.

Astragale. L'astragale est un os court, pair et asymétrique, intercalé entre le tibia et le calcanéum. Il a une forme cuboïde. On y distingue une partie postérieure, volumineuse, appelée *corps* ; une partie antérieure, renflée ou *tête* et une partie intermédiaire, rétrécie, appelée *col*.

La *face supérieure* présente, dans ses trois quarts postérieurs, une partie articulaire, convexe d'avant en arrière et légèrement concave dans le sens transversal ; c'est la *poulie* de l'astragale qui s'articule avec le tibia. Cette poulie est large en avant et se rétrécit quelque peu en arrière.

Au devant de cette face articulaire se trouve le col, quelque peu déjeté en dedans.

La *face inférieure* s'articule avec le calcanéum par deux facettes articulaires séparées par une gouttière oblique. La facette postérieure est concave ; la facette antérieure est plane, quelquefois subdivisée par une crête mousse en deux facettes secondaires. Elle appartient à la tête de l'astragale.

La *face interne* ou tibiale présente, dans la partie postéro-supérieure, une facette articulaire, allongée d'avant en arrière, de forme triangulaire à base antérieure, destinée à s'articuler avec la face correspondante de la malléole interne. Le reste de la face interne est irrégulier. On y trouve, tout à fait en arrière, une empreinte ovalaire qui donne attache à une partie du ligament interne de l'articulation tibio-tarsienne.

La *face externe* présente également une facette articulaire, beaucoup plus étendue que celle de la face interne. Cette facette est triangulaire à base supérieure et à sommet inférieur légèrement déjeté en dehors. Elle s'articule avec la face interne correspondante de la malléole externe.

La *face antérieure* ou *tête* est convexe à grand axe vertical. Cette face se continue en bas avec la face articulaire plane de la face inférieure. La tête de l'astragale s'articule avec la cavité glénoïde du scaphoïde, mais elle déborde cette dernière en bas et en dedans, de telle sorte que sur le squelette on voit une partie de la tête libre, le long du bord interne du pied. Cette partie entre en contact avec le ligament calcanéo-scaphoïdien interne. La tête de l'astragale s'articule donc, de haut en bas et de dehors en dedans, avec le scaphoïde, le ligament calcanéo-scaphoïdien et le calcanéum. Cette triple articulation se voit nettement sur l'os isolé, qui présente trois facettes articulaires séparées par deux crêtes mousses.

La *face postérieure*, très étroite, est réduite à un simple bord. Elle présente une coulisse oblique en bas et en dedans, par où passe le tendon du muscle long fléchisseur propre du gros orteil.

Calcanéum. Il est placé en dessous de l'astragale. C'est le plus volumineux de tous les os du tarse. Allongé d'avant en arrière et aplati transversalement, il a une forme plus ou moins cuboïde. On lui distingue six faces.

La *face supérieure* présente, dans sa partie antérieure, deux surfaces articulaires séparées par une gouttière oblique : la facette postérieure est convexe ; la facette antérieure est plane et quelquefois double. Cette facette est supportée par une partie saillante de l'os, nommée *petite apophyse* du calcanéum.

Entre les deux faces articulaires existe une gouttière oblique, étroite en arrière et en dedans, évasée en dehors et répondant à la gouttière oblique de la face inférieure de l'astragale. Par la superposition de ces deux os, ces deux gouttières délimitent un canal osseux, appelé *sinus du tarse*, qui s'ouvre en dehors par une large excavation, l'*excavation astragalo-calcanéenne*.

Derrière les facettes articulaires, la face supérieure du calcanéum déborde l'astragale ; cette partie, rétrécie transversalement et arquée d'avant en arrière, constitue le talon.

La *face inférieure* est inégale. Elle est large en arrière où elle présente deux tubérosités qui sont les points d'appui du calcanéum. Elle se rétrécit en avant et se termine par une partie saillante appelée *tubérosité antérieure*.

La *face interne* est concave ; c'est la voûte ou la gouttière calcanéenne. Elle est limitée, en avant, par la face inférieure de la petite apophyse du calcanéum, face qui est creusée en gouttière par le passage du tendon du muscle long fléchisseur propre du pouce.

La *face externe* est sous cutanée. Elle présente vers son milieu deux coulisses, séparées par un petit tubercule, dans lesquelles passent les tendons des muscles péroniers.

La *face antérieure* présente une surface articulaire, concave de haut en bas, un peu convexe transversalement, destinée à s'articuler avec le cuboïde. Toute la partie antérieure du calcanéum qui supporte cette face articulaire est appelée *grande apophyse du calcanéum*.

La *face postérieure* est triangulaire à base inférieure. Vers sa partie moyenne elle donne attache au tendon d'Achille. Sa partie supérieure est lisse et correspond à une bourse séreuse interposée entre ce tendon et l'os.

Os de la deuxième rangée.

Cette rangée est simple du côté externe où elle est formée par le cuboïde. Elle est double du côté interne où elle présente le scaphoïde en arrière et les trois cunéiformes en avant.

Cuboïde. C'est un os intercalé entre la grosse tubérosité du calcanéum et les deux derniers métatarsiens.

Il longe le bord externe du pied et répond, en dedans, au scaphoïde et au troisième cunéiforme. Il offre à étudier six faces.

La *face supérieure* ou dorsale, inclinée en dehors, est rugueuse.

La *face inférieure* ou plantaire est parcourue par une gouttière oblique limitée en arrière par un tubercule saillant. Dans la gouttière passe le tendon du muscle long péronier latéral. Au tubercule s'insère le ligament calcanéo-cuboïdien inférieur.

La *face interne* ou base s'articule avec le scaphoïde et le troisième cunéiforme.

La *face externe*, très réduite, est un véritable bord traversé par une légère dépression par où passe le tendon du muscle long péronier latéral.

La *face antérieure* présente une large facette articulaire, subdivisée en deux portions par une ligne saillante, elle s'articule avec les deux derniers métatarsiens.

La *face postérieure* s'articule avec le calcanéum ; elle est concave transversalement et convexe de haut en bas. Elle se prolonge en bas et en arrière en une petite éminence, appelée *bec* ou *apophyse pyramidale* du cuboïde.

Scaphoïde. Le scaphoïde ou *os naviculaire* est situé sur le côté interne du tarse, entre la tête de l'astragale et les trois cunéiformes. C'est un os aplati d'avant en arrière, à grand axe oblique en bas et en dedans.

La *face postérieure*, concave, s'articule avec la partie supérieure de la tête de l'astragale.

La *face antérieure*, convexe, est articulaire et divisée par deux crêtes mousses, convergeant quelque peu vers le bord inférieur, en trois facettes correspondant aux trois cunéiformes.

La *circonférence*, convexe en haut, est échancrée en bas. Elle présente, en dedans, un tubercule qui fait saillie sur le bord interne du pied, le *tubercule du scaphoïde*, auquel s'insère le tendon du muscle tibial postérieur. En dehors, on trouve une petite facette articulaire pour l'articulation avec le cuboïde.

Cunéiformes. Ces os sont situés sur le côté interne du pied, entre le scaphoïde et les trois premiers métatarsiens. On les désigne sous les noms de premier, deuxième et troisième cunéiforme en allant de dedans en dehors ; ou encore, d'après leur volume, en grand (le premier), moyen (troisième) et petit (deuxième) cunéiformes.

Ce sont des osselets en forme de coin, à base inférieure et à sommet supérieur pour le premier, à base supérieure et à sommet inférieur pour les deux autres. Leur face postérieure est articulaire et correspond à la face antérieure de l'astragale. Leur face antérieure est articulaire également et répond à la base des trois premiers métatarsiens. Les faces latérales sont articulaires, excepté la face interne du premier qui est rugueuse.

Métatarse. Il est formé de cinq os longs, appelés *métatarsiens*, placés parallèlement l'un à côté de l'autre en délimitant entre eux des espaces interosseux. On les désigne sous les noms de premier, deuxième, etc. en allant de dedans en dehors.

Ils ressemblent en tous points aux os du métacarpe. Ce qui distingue le métatarse du métacarpe, c'est que le premier métatarsien est situé sur le même plan que les autres.

Phalanges. Chaque orteil est formé de trois phalanges à l'exception du gros orteil qui n'en a que deux.

Les phalanges des orteils ressemblent à celles des doigts avec cette différence qu'elles sont plus courtes et plus minces. Il n'y a d'exception que pour les phalanges du gros orteil qui, tout en étant plus courtes, sont cependant plus épaisses que celles du pouce.

Squelette de la tête.

Le squelette de la tête comprend les os du crâne et les os de la face.

Os du crâne.

Le crâne se présente sous la forme d'une boîte ovoïde à grosse extrémité dirigée en arrière. Il occupe la partie supérieure et la partie postérieure de la tête.

Il est formé d'un grand nombre de pièces osseuses qui appartiennent pour la plupart au groupe des *os plats*. Elles sont formées de deux lames de tissu osseux compact, appelées *table interne* et *table externe*, séparées par une mince couche de tissu spongieux, connu sous le nom de *diploë*. On les divise en pièces osseuses paires et pièces osseuses impaires.

Les os impairs sont, d'avant en arrière, le *frontal*, l'*ethmoïde*, le *sphénoïde* et l'*os occipital*. Comme os pairs on trouve, de chaque côté, le *pariétal* et le *temporal*.

Frontal. *Situation*. Le frontal est un os médian, impair et symétrique, situé à la partie antérieure du crâne, au-devant de l'ethmoïde, au-devant des petites ailes du sphénoïde et des deux os pariétaux.

Forme. Il a une forme de coquille, convexe en avant et concave en arrière.

Division. Il est formé d'une partie verticale, appelée *portion frontale*, et d'une partie horizontale, ou *portion orbito-nasale*. Ces deux parties sont séparées en avant par une saillie mousse dont les parties latérales forment les *arcades orbitaires*.

Portion frontale. La portion frontale de l'os offre à étudier une face antérieure et une face postérieure.

La *face antérieure* présente, sur la ligne médiane et en bas, une saillie mousse, transversale, la *bosse nasale* ou *bosse frontale moyenne*, appelée encore *glabelle*, et qui résulte de la rencontre des deux arcades sourcilières, saillies oblongues situées au-dessus de la partie interne des arcades orbitaires, contribuant à former le relief des sourcils et dont le développement est en rapport avec celui des sinus frontaux. Au-dessus de la glabelle on rencontre quelquefois les traces de la *suture métopique* ou *médio-frontale* qui unit les deux pièces qui constituent primitivement l'os et qui persiste parfois chez l'adulte.

De chaque côté de la ligne médiane, au-dessus de l'arcade sour-cilière, existe la *bosse frontale latérale* et, plus en dehors, une crête à convexité antérieure partant de l'apophyse orbitaire externe pour se diriger obliquement en arrière et en haut. C'est la partie de la *crête temporale* délimitant une petite surface, triangulaire et aplatie, appar-tenant à la fosse temporale et donnant insertion au muscle temporal.

La *face postérieure* présente, sur la ligne médiane et dans ses deux tiers supérieurs, une portion de la gouttière longitudinale, gouttière qui se rétrécit d'arrière en avant et dont les deux bords réunis forment une crête médiane, la *crête frontale*, donnant attache à la faux du cer-veau. A sa partie inférieure cette crête se bifurque pour concourir à former, avec l'apophyse crista-galli de l'ethmoïde, le *trou borgne* du frontal.

De chaque côté de la ligne médiane on trouve la *fosse frontale* correspondant à la bosse frontale de la face antérieure.

Le *bord supérieur* de la portion frontale, dentelé et épais, s'articule avec le bord antérieur des os pariétaux en formant la *suture fronto-pariétale* ou *suture coronaire*. Sa partie externe quelque peu raboteuse s'articule avec l'extrémité supérieure de la grande aile du sphénoïde.

Portion orbito-nasale. Cette portion offre à étudier une face infé-rieure et une face supérieure.

La *face inférieure* présente, sur la ligne médiane, en dessous de la bosse nasale, l'*échancrure nasale*, échancrure rugueuse, comprise entre les deux apophyses orbitaires internes. Elle s'articule avec le bord supérieur des os propres du nez et avec l'extrémité supérieure de l'apophyse montante du maxillaire supérieur.

Du milieu de cette échancrure s'élève une apophyse saillante, l'*épine nasale* du frontal, dont la face antérieure s'articule avec la face postérieure des os propres du nez. Sa face postérieure présente une crête médiane s'articulant avec la lame perpendiculaire de l'ethmoïde et deux gouttières appartenant à la voûte des fosses nasales. En dehors de ces gouttières se voit l'orifice de communication avec les sinus frontaux.

En arrière de l'épine nasale se trouve l'*échancrure ethmoïdale* du frontal, dans laquelle est reçue la lame criblée de l'ethmoïde. Cette échancrure, en forme de U, présente deux bords latéraux, larges, creu-sés en gouttière antéro-postérieure et servant à l'articulation du frontal avec la face supérieure des masses latérales de l'ethmoïde. Ces gouttières aboutissent en avant à l'orifice des sinus frontaux. Elles sont interrompues par des lamelles osseuses transversales qui vont délimiter, avec des lamelles semblables de l'ethmoïde, les *cellules ethmoïdales supérieures*.

Entre ces cellules existent deux sillons obliques qui, avec des sillons semblables de l'ethmoïde, vont former les *canaux ethmoïdaux* ou *conduits orbitaires internes*.

Les *sinus frontaux*, de capacité variable, sont creusés dans l'épaisseur de l'os au niveau de la bosse nasale. Il y en a deux séparés l'un de l'autre par une cloison médiane souvent incomplète. Ils ont généralement une forme triangulaire présentant une paroi antérieure ou frontale, une paroi postérieure ou cranienne, et une paroi inférieure ou orbitaire. Chaque sinus s'ouvre, par un canal creusé dans les cellules ethmoïdales antérieures, dans l'infundibulum de l'ethmoïde et, par là, dans le méat moyen des fosses nasales.

En dehors de l'échancrure ethmoïdale, la face inférieure de la portion orbitaire présente une surface triangulaire, lisse et excavée, formant la plus grande partie de la voûte de l'orbite. Ce sont les *fosses orbitaires*. Elles présentent. en avant et en dehors, une fossette mal délimitée servant à loger la glande lacrymale, c'est la *fossette lacrymale*. En avant et en dedans se trouve une fossette plus petite, lieu d'attache de la poulie fibreuse sur laquelle se réfléchit le tendon du muscle grand oblique de l'œil.

Cette face présente trois bords : l'*antérieur*, saillant, est formé par l'arcade orbitaire ; l'*interne*, tranchant, s'articule avec l'os unguis en avant et la lame papyracée de l'ethmoïde en arrière ; le *bord externe* est épais en avant où il se confond avec l'extrémité inférieure de l'apophyse orbitaire externe, il devient plus large en arrière pour s'articuler avec la grande aile du sphénoïde.

La *face supérieure* de la portion orbito-nasale du frontal présente, de chaque côté de l'échancrure ethmoïdale, les *bosses orbitaires*, face supérieure de la lame osseuse délimitant les fosses orbitaires, parsemées d'éminences mamillaires et de dépressions digitales, ·traces laissées sur l'os par les circonvolutions orbitaires des lobes antérieurs du cerveau.

Le *bord postérieur* de la portion horizontale s'articule avec la petite aile et une partie de la grande aile du sphénoïde.

Au point de réunion de la partie verticale et de la partie horizon-

tale se trouve, en dessous de la bosse nasale et des arcades sourci-
liaires, une crête transversale, concave en bas, mousse et large dans
sa moitié interne, plus mince dans sa moitié externe. C'est l'*arcade
orbitaire*, limitée en dedans par une partie verticale, l'*apophyse orbitaire
interne*, et en dehors, par une apophyse prismatique et triangulaire,
l'*apophyse orbitaire externe* ou *apophyse malaire*, s'articulant avec l'angle
supérieur de l'os malaire. Cette arcade présente, vers son tiers interne,
une échancrure ou un trou, *échancrure* ou *trou sus-orbitaire*, donnant
passage aux vaisseaux et nerfs du même nom.

Ethmoïde. *Situation.* C'est un os médian, impair et symétrique situé
à la base du crâne, entre l'échancrure ethmoïdale du frontal et le corps
du sphénoïde, au-dessus des fosses nasales.

Forme. Il a une forme plus ou moins cuboïde.

Division. On peut le diviser en une partie médiane, appelée *lame
criblée*, et deux parties latérales, les *masses latérales*.

Lame criblée. Quadrilatère et allongée dans le sens antéro-postérieur, elle offre à étudier deux faces et quatre bords.

La *face supérieure* présente, sur la ligne médiane, l'apophyse crista-
galli, apophyse triangulaire à base inférieure donnant insertion à la faux
du cerveau. Cette apophyse présente en avant une petite échancrure,
aidant à délimiter avec le frontal le *trou borgne* du frontal. De chaque
côté de cette apophyse la lame est creusée en gouttière, *gouttière ethmoïdale* ou *gouttière olfactive*, servant à loger le bulbe olfactif. Cette lame est
percée de deux séries d'ouvertures donnant passage aux filets olfac-
tifs. A sa partie antérieure cette lame présente, de chaque côté de
l'apophyse, une petite fente, la *fente ethmoïdale*, et en dehors le *trou
ethmoïdal* donnant passage au rameau interne du nerf nasal.

La *face inférieure* offre, sur la ligne médiane, une lamelle osseuse
mince, plus ou moins quadrilatère : c'est la *lame perpendiculaire de
l'ethmoïde* formant la plus grande partie de la cloison osseuse des
fosses nasales. Son bord antérieur s'articule avec l'épine nasale du
frontal, son bord postérieur s'articule, en haut, avec la crête du sphénoïde et, en bas, avec le bord antérieur du vomer. Son bord inférieur,
oblique en bas et en arrière, se continue avec le cartilage de la cloison.

De chaque côté de cette lame se trouve la face inférieure de la
lame criblée, qui forme une partie de la voûte des fosses nasales.

Des quatre bords, l'antérieur s'articule avec le frontal, le postérieur avec le bord antérieur du corps du sphénoïde et les latéraux se continuent avec les masses latérales.

Masses latérales. Formées, pour la plus grande partie, de cellules osseuses communicantes, elles ont reçu le nom de *labyrinthes.* Elles ont une forme plus ou moins cuboïde et se trouvent interposées, de chaque côté, entre la cavité orbitaire et la partie supérieure des fosses nasales. On leur distingue six faces.

La *face supérieure* s'articule avec les bords de l'échancrure ethmoïdale du frontal ; elle présente des lamelles osseuses et deux sillons obliques qui, avec des lamelles et des sillons semblables du frontal, délimitent les *cellules ethmoïdales supérieures* et les *conduits orbitaires internes.*

La *face inférieure* présente le bord irrégulier du cornet moyen, la gouttière du méat moyen, puis une surface oblique pour s'articuler avec le maxillaire supérieur.

La *face externe* lisse est formée par une mince lamelle osseuse de forme rectangulaire, appelée *lame papyracée* ou *os planum,* et constituant la plus grande partie de la paroi interne de l'orbite. Cette lame s'articule, en haut avec le frontal, en bas avec le maxillaire supérieur, en avant avec l'os unguis, en arrière, avec le sphénoïde et l'apophyse orbitaire du palatin.

La *face interne* forme la partie supérieure de la paroi externe des fosses nasales. De cette face se détachent deux lamelles osseuses enroulées en forme de cornet à convexité interne : le *cornet supérieur* et le *cornet moyen.* L'espace compris entre ces deux cornets forme le *méat supérieur* dans lequel s'ouvrent quelques cellules ethmoïdales moyennes. Sous le cornet moyen existe le *méat moyen* où s'ouvrent les cellules ethmoïdales antérieures, le sinus frontal et le sinus maxillaire.

De l'extrémité antérieure de cette face se détache une lamelle osseuse qui s'articule, en haut, avec le bord postérieur de l'apophyse montante du maxillaire supérieur et avec l'os unguis ; en bas, elle recouvre l'orifice du sinus maxillaire pour s'articuler avec le cornet inférieur, c'est l'*apophyse unciforme.*

La *face antérieure* s'articule avec l'os unguis.

La *face postérieure* s'unit au corps du sphénoïde et au palatin.

Sphénoïde. *Situation.* Le sphénoïde est un os médian, impair et symétrique situé à la partie moyenne de la base du crâne, entre l'ethmoïde et le frontal en avant et l'os occipital en arrière.

Forme. Il a une forme très irrégulière que l'on a comparée assez grossièrement à une chauve-souris à ailes étendues.

Division. Pour le décrire on lui distingue une partie moyenne ou *corps*, et trois paires d'appendices : les *petites ailes*, les *grandes ailes* et les *apophyses ptérygoïdes*.

Corps. Le corps a une forme plus ou moins cuboïde et offre à étudier six faces.

La *face supérieure* est libre et répond à la boîte cranienne. Elle présente successivement en allant d'avant en arrière :

1° Une surface quadrilatère lisse se continuant, en dehors, avec les petites ailes et offrant, au milieu, une petite crête mousse séparant deux gouttières, les *gouttières olfactives*, sur lesquelles reposent les *bandelettes olfactives*.

2° La *gouttière optique*, rainure transversale aboutissant de chaque côté au trou optique.

3° La *fosse pituitaire, hypophysaire* ou *selle turcique*, excavation profonde dans laquelle se loge l'hypophyse.

4° Une lame quadrilatère oblique appelée *dos de la selle*. Sa face antérieure, lisse, appartient à la fosse pituitaire. Sa face postérieure, rugueuse, se continue avec la gouttière basilaire de l'os occipital. Le bord supérieur présente à chaque extrémité une apophyse saillante. appelée *apophyse clinoïde postérieure* (κλινη, lit ; ειδος, forme). Le bord latéral présente deux petites échancrures, la supérieure donne passage au nerf oculo-moteur externe, l'inférieure relie la gouttière du sinus pétreux inférieur à la gouttière caverneuse.

5° De chaque côté de la selle turcique existe une légère gouttière à direction antéro-postérieure, la *gouttière carotidienne* ou *caverneuse*, logeant le sinus caverneux et donnant passage à l'artère carotide interne. Elle est séparée de la selle turcique par un petit tubercule plus ou moins saillant, l'*apophyse clinoïde moyenne* (quelquefois unie à l'apophyse clinoïde antérieure par un petit pont osseux, délimitant ainsi un trou artériel donnant passage à l'artère carotide interne). L'extrémité postérieure de cette gouttière carotidienne est limitée, en dehors, par une petite lamelle osseuse appelée *lingula*.

La *face inférieure* ou face pharyngienne, parce qu'elle répond à une partie de la voûte du pharynx, présente sur la ligne médiane une crête antéro-postérieure, très saillante en avant où elle s'unit à une crête verticale de la face antérieure pour former le *bec du sphénoïde*. Cette crête est reçue dans une rainure que présente le corps du vomer.

De chaque côté de la ligne médiane existent deux petites gouttières à direction antéro-postérieure; dans l'interne vient s'appliquer le bord de la gouttière du vomer, l'externe, appelée *gouttière ptérygo-palatine*, est transformée en canal ptérygo-palatin par l'apophyse sphénoïdale de l'os palatin.

La *face antérieure* présente, sur la ligne médiane, une crête verticale s'articulant avec le bord postérieur de la lame perpendiculaire de l'ethmoïde. En dehors de cette crête se trouve une gouttière verticale formant une partie de la voûte des fosses nasales. Vers le milieu de cette gouttière il y a un orifice arrondi, orifice de communication avec le *sinus sphénoïdal*. Plus en dehors encore existe une bande rugueuse, creusée de demi-cellules osseuses, s'articulant avec la masse latérale de l'ethmoïde.

Les *sinus sphénoïdaux* sont deux cavités de grandeur variable, creusées dans le corps du sphénoïde, séparées l'une de l'autre par une cloison médiane et s'ouvrant à la partie supérieure et postérieure des fosses nasales.

La *face postérieure* n'est séparée de l'os occipital que pendant le jeune âge. Chez l'adulte elle se continue avec l'apophyse basilaire de l'os occipital.

De la *face latérale* partent, en haut et en avant, les *petites ailes* ; en bas et en arrière, les *grandes ailes* et les *apophyses ptérygoïdes*.

Petites ailes. Ce sont des lames osseuses horizontales, de forme triangulaire à base interne. La face supérieure, lisse, se continue avec la gouttière olfactive du corps du sphénoïde. La face inférieure forme la partie la plus reculée de la voûte de l'orbite en même temps qu'elle aide à délimiter la fente sphénoïdale.

Le bord antérieur, dentelé, s'articule avec le bord postérieur de la partie horizontale du frontal. Le bord postérieur est mousse, il fait saillie dans la boîte cranienne séparant l'étage supérieur de l'étage moyen de la base du crâne. Il s'épaissit en dedans et se termine par une saillie anguleuse, appelée *apophyse clinoïde antérieure*. Le sommet s'articule avec le frontal. La base s'unit au corps de l'os par deux racines délimitant un orifice arrondi : le *trou optique*.

Grandes ailes. Elles proviennent de la partie postérieure et inférieure des faces latérales du sphénoïde ; irrégulières et arquées elles présentent à étudier trois faces, deux bords et deux extrémités.

La *face supérieure* ou *endocrannienne*, concave, appartient à l'étage moyen de la base du crâne. Elle présente, près du corps de l'os, trois trous : un antérieur, le *trou grand rond* ou *trou maxillaire supérieur*, donnant passage au nerf maxillaire supérieur ; un moyen, le *trou ovale* ou *trou maxillaire inférieur*, par où sort du crâne le nerf maxillaire inférieur ; un postérieur beaucoup plus petit, le *trou petit rond* ou *trou sphéno-épineux*, par où passe l'artère méningée moyenne.

La *face antérieure* ou *orbitaire* forme la plus grande partie de la paroi externe de l'orbite, elle est lisse et plus ou moins quadrilatère. Le bord postérieur et supérieur est libre et limite en bas la fente sphénoïdale. Le bord postérieur et inférieur est libre également et limite en haut la fente sphéno-maxillaire. Le bord antérieur et supérieur s'articule avec le frontal, tandis que le bord antérieur et inférieur s'articule avec l'os malaire.

La *face externe* ou *exocranienne* est convexe. Elle est divisée en deux parties par une crête horizontale, la *crête temporale du sphénoïde*. La partie supérieure, verticale, appartient à la fosse temporale et donne insertion au muscle temporal ; la partie inférieure, plus ou moins horizontale, appartient à la fosse zygomatique et à la fosse ptérygo-maxillaire dont elle constitue la voûte ; elle donne insertion au muscle ptérygoïdien externe.

(L'extrémité antérieure de la crête temporale du sphénoïde se termine par une petite apophyse plus ou moins recourbée, le *tubercule sphénoïdal*, qui peut servir de point de repère lors de la recherche du nerf maxillaire supérieur dans la fosse ptérygo-maxillaire).

Le *bord interne* se continue, au milieu, avec le corps de l'os; une partie se dirige de là en arrière et en dehors s'articulant avec le bord antérieur du rocher du temporal et aidant à délimiter le *trou déchiré antérieur* ; une partie se dirige en avant, se confond avec le bord postérieur et supérieur de la portion orbitaire, délimitant en bas la fente sphénoïdale, et se termine par une large surface rugueuse s'articulant avec le frontal.

Le *bord externe*, concave, s'articule avec le bord antérieur de la portion squammeuse du temporal.

L'*extrémité antérieure*, mince, s'articule avec l'angle antérieur et inférieur du pariétal.

L'*extrémité postérieure* est reçue dans l'angle rentrant formé par la portion pierreuse et la portion squammeuse du temporal. Sur la face inférieure de cette extrémité se trouve l'*épine du sphénoïde*, donnant insertion au ligament sphéno-maxillaire ainsi qu'à des fibres du muscle interne du marteau.

*Apophyses ptérygoïdes.*Ce sont des apophyses pyramidales,quadrangulaires, à base supérieure et à sommet inférieur, qui se détachent en partie de la face latérale du corps de l'os, en partie de la base de la grande aile. Elles sont formées de deux lames osseuses verticales, fusionnées par leur bord antérieur et largement écartées en arrière de façon à délimiter une large cavité, appelée *fosse ptérygoïdienne*. On décrit à ces apophyses quatre faces, une base et un sommet.

La *face interne*, légèrement concave, forme la partie la plus reculée de la paroi externe des fosses nasales.

La *face externe* limite en dedans la fosse zygomatique et donne insertion au muscle ptérygoïdien externe.

La *face antérieure*, libre, forme la paroi postérieure de la fosse ptérygo-maxillaire.

La *face postérieure* présente la fosse ptérygoïdienne,comprise entre les deux lames, dans laquelle s'insère le muscle ptérygoïdien interne. Le bord postérieur de l'aile interne présente,en haut, une fossette fusiforme empiétant quelque peu sur la face externe, c'est la *fossette scaphoïde* donnant insertion au muscle péristaphylin externe. A son extrémité inférieure il se termine par un crochet recourbé en dehors que contourne le tendon du muscle péristaphylin externe. Le bord postérieur de l'aile externe présente, à sa partie moyenne, une petite saillie, l'*épine ptérygoïdienne postérieure*.

De cette épine part un ligament fibreux qui va s'insérer à l'épine du sphénoïde. Ce ligament s'ossifie quelquefois et délimite alors le *trou ptérygo-épineux* par où passent les nerfs et artères ptérygoïdiens internes et une veine temporale profonde).

Le sommet de l'apophyse ptérygoïde est bifurqué, il s'articule avec la face postérieure de l'apophyse pyramidale du palatin.

La base est traversée d'arrière en avant par le *canal vidien*.

Occipital. *Situation.* L'occipital est un os médian, impair et symétrique, situé à la partie postérieure de la base du crâne, en arrière du corps du sphénoïde, des deux temporaux et des deux pariétaux. Il s'articule en bas avec la colonne vertébrale.

Forme. L'os occipital se présente sous la forme d'une écaille plus ou moins losangique, convexe en arrière et en bas. On lui considère deux faces, quatre bords et quatre angles.

Face exocranienne ou *convexe.* Elle présente sur la ligne médiane et d'avant en arrière :

1º La *surface basilaire,* face inférieure de l'apophyse basilaire ou corps de l'occipital, quadrilatère, rugueuse et convexe transversalement, elle répond dans sa partie antérieure à la voûte du pharynx. Un peu au devant du trou occipital se trouve un petit tubercule médian, le *tubercule pharynrien,* donnant attache au ligament occipito-atloïdien antérieur. Un peu au devant et en dehors de ce tubercule existe une petite crête transversale, donnant insertion au muscle petit droit antérieur de la tête, puis une petite fossette dans laquelle s'insère le muscle grand droit.

2º L'orifice inférieur du trou occipital, faisant communiquer la cavité cranienne avec la cavité rachidienne.

3º Une crête médiane, *crête occipitale externe,* se terminant par la *protubérance occipitale externe,* saillie médiane plus ou moins marquée donnant attache au ligament de la nuque.

4º Une surface lisse et convexe.

De chaque côté de la ligne médiane on rencontre :

1º Au devant du trou occipital, le *condyle occipital,* surface articulaire oblongue à grand axe dirigé en arrière et en dehors, regardant obliquement en bas et en dehors, convexe dans le sens antéro-postérieur et convexe dans le sens transversal. Elle sert à l'articulation de l'os occipital avec les masses latérales de l'atlas.

2º Au devant du condyle se trouve la *fossette condylienne antérieure,* dans laquelle s'ouvre le *trou condylien antérieur,* orifice inférieur du canal condylien donnant passage au nerf hypoglosse.

3º Derrière le condyle existe la *fossette condylienne postérieure* percée quelquefois d'un trou donnant passage à une veine.

4º Le reste de l'écaille occipitale est divisé en deux par une crête rugueuse à direction transversale, concave en bas, partant de la protubérance occipitale externe pour aboutir à l'angle externe de l'os, c'est la *ligne demi-circulaire supérieure.* Elle donne insertion au muscle trapèze dans son tiers interne, au muscle sterno-cléido-mastoïdien et au muscle occipital dans sa partie externe. Cette ligne limite en haut les bosses occipitales externes. Celles-ci sont divisées en deux zones rugueuses par la *ligne demi-circulaire inférieure*, reliant la partie moyenne de la crête occipitale externe au milieu du bord inférieur de l'os. Les rugosités comprises entre les deux lignes demi-circulaires donnent insertion au muscle grand complexus, au muscle splenius et au muscle petit oblique. En dessous de la ligne inférieure s'insèrent les muscles grand et petit droits postérieurs de la tête.

Face endocranienne. Elle présente, sur la ligne médiane en allant d'avant en arrière :

1º La face supérieure de l'apophyse basilaire, largement creusée en gouttière, appelée *gouttière basilaire*, dont les bords latéraux sont creusés en demi-gouttière concourant à former avec le temporal les *gouttières pétreuses inférieures* logeant les sinus pétreux.

2º Le trou occipital.

3º La crête occipitale interne reliant le trou occipital à la protubérance occipitale interne. Cette crête se bifurque quelquefois dans sa partie voisine du trou occipital, délimitant une fossette médiane appelée improprement *fossette cérébelleuse moyenne* ou *fossette vermienne*.

4º La protubérance occipitale interne.

5º Une partie de la gouttière longitudinale.

De chaque côté de la ligne médiane on trouve :

1º Le *tubercule jugulaire*, saillie lisse et arrondie située en dehors et en avant du trou occipital et produite par le relief du canal condylien antérieur. L'orifice interne de ce canal se trouve dans l'évasement du trou occipital, tandis que l'orifice externe s'ouvre dans la fossette condylienne antérieure.

2º En dehors et quelque peu en arrière de ce tubercule, tout près du bord de l'os, on voit une gouttière contournant l'éminence jugulaire, c'est une partie de la gouttière latérale venant aboutir à l'échancrure jugulaire et aidant à former le trou déchiré postérieur.

3º Les *fosses occipitales*, une supérieure ou cérébrale, répondant au lobe postérieur du cerveau, et une inférieure ou cérébelleuse logeant l'hémisphère cérébelleux. Ces fosses sont séparées l'une de l'autre par une saillie transversale correspondant à la ligne demi-circulaire supérieure de la face externe et creusée d'une gouttière transversale, la *gouttière latérale*, logeant les sinus latéraux.

Bords. Des quatre bords, les deux *supérieurs,* dentelés, s'articulent avec les bords postérieurs des os pariétaux en formant la *suture lambdoïde.*

Le *bord inférieur* est divisé en deux par une apophyse saillante, l'*éminence jugulaire*, se terminant par une large surface rugueuse destinée à s'articuler avec une surface semblable de la portion pierreuse du temporal. La partie du bord située en dehors de cette éminence est rugueuse et dentelée, elle s'articule avec la portion mastoïdienne du temporal. En dedans de l'éminence existe une large échancrure, appelée échancrure jugulaire, contribuant à former le trou déchiré postérieur.

Cette échancrure est souvent subdivisée en trois par deux petites épines reliées à des épines semblables du bord postérieur du rocher du temporal par des brides fibreuses assez souvent ossifiées. Il en résulte trois trous : l'antérieur répond au sinus pétreux inférieur, le moyen donne passage aux nerfs glosso-pharyngien, pneumogastrique et spinal, le postérieur forme la fosse jugulaire.

Le reste du bord s'articule avec la portion pierreuse du temporal.

L'*angle inférieur*, épais, appartenant à l'apophyse basilaire, se soude avec le corps du sphénoïde. L'*angle supérieur* de l'os occipital est reçu dans l'angle rentrant formé par les bords postérieurs des deux pariétaux. Il est quelquefois remplacé par un os distinct, plus ou moins volumineux, appelé *os wormien*, *os interpariétal* ou *os épactal* (improprement aussi *os des Incas*).

L'*angle latéral*, obtus, est reçu dans l'angle rentrant que forme le pariétal avec la circonférence de la portion mastoïdienne du temporal.

Pariétal. *Situation*. C'est un os plat, latéral, pair et asymétrique, situé sur la partie latérale du crâne, de chaque côté de la ligne médiane, au dessus de l'écaille du temporal, entre le frontal qui est en avant et l'os occipital en arrière.

Forme. C'est un os quadrilatère, fortement bombé du côté externe et qui offre à étudier deux faces, quatre bords et quatre angles.

La *face externe* ou *sous-cutanée* est convexe. Le sommet de cette convexité forme la *bosse pariétale*. En dessous de cette bosse on trouve une large bande osseuse, lisse, à direction antéro-postérieure, convexe en haut et concave en bas. Elle limite en haut la fosse temporale. Son bord inférieur forme la limite supérieure de la surface d'insertion du muscle temporal, son bord supérieur donne insertion à l'aponévrose temporale. Dans le voisinage du bord supérieur de l'os, près de son tiers postérieur, se trouve le *trou pariétal* donnant passage à une veine.

La *face interne* ou *endocranienne* est concave. Sa partie centrale forme la *fosse pariétale*. Cette face est parcourue par de nombreuses gouttières ramifiées partant de son angle inférieur et postérieur. Elles correspondent aux ramifications de l'artère méningée moyenne. Près du bord supérieur de l'os cette face présente une série de fossettes plus ou moins profondes, correspondant aux granulations du Pacchioni de l'arachnoïde.

Le *bord supérieur*, dentelé, s'articule avec celui du côté opposé en formant la *suture sagittale*.

Le *bord inférieur*, mince et tranchant, concave en bas, taillé en biseau aux dépens de la face externe, s'articule avec la partie postérieure et supérieure de l'écaille du temporal.

Le *bord antérieur* s'articule avec le frontal, tandis que le *bord postérieur* s'articule avec le bord supérieur de l'os occipital.

L'*angle antérieur et supérieur* est droit ; son point de rencontre avec celui du côté opposé et avec le bord postérieur du frontal forme le *bregma*.

L'*angle postérieur et supérieur* est droit.

L'*angle antérieur et inférieur* s'articule avec l'extrémité de la grande aile du sphénoïde.

L'*angle postérieur et inférieur*, parcouru par une partie de la gouttière latérale, s'articule avec la portion mastoïdienne du temporal.

Temporal. *Situation*. C'est un os latéral, pair et asymétrique, occupant la partie latérale et inférieure du crâne, en dessous du pariétal, entre l'occipital en arrière et la grande aile du sphénoïde en avant.

Forme. C'est un os très irrégulier, formé primitivement de plusieurs parties distinctes (l'écaille, le rocher et l'os tympanal) plus ou moins complètement fusionnées chez l'adulte. On le divise, chez l'adulte, en trois parties qui ne correspondent pas du tout aux parties primitives.

1°) Une partie supérieure, mince et aplatie, formant une grande partie de la fosse temporale : c'est la *portion écailleuse* ou *écaille*.

2°) Une partie postérieure et inférieure, épaisse, appelée *portion mastoïdienne*.

3°) Une partie interne, volumineuse et pyramidale : la *portion pierreuse* ou le *rocher*.

A. *Portion écailleuse*. Elle se présente sous la forme d'une lame osseuse demi-circulaire présentant deux faces et un bord.

La *face externe*, convexe, fait partie de la fosse temporale et donne insertion au muscle temporal. De la partie inférieure de cette face se détache une apophyse volumineuse à direction antéro-postérieure, l'*apophyse zygomatique*, formant avec l'os malaire l'*arcade zygomatique*. A sa base, cette apophyse, aplatie de haut en bas, est creusée en gouttière sur sa face supérieure, gouttière dans laquelle glissent les fibres inférieures du muscle temporal. Cette base est unie à l'os par deux racines : l'une, antérieure, à direction transversale, convexe d'avant en arrière et recouverte de cartilage, c'est le *condyle* du temporal ; l'autre, antéro-postérieure, va se perdre sur la face externe de l'apophyse mastoïde.

A l'union de ces deux racines se trouve une petite saillie, le *tubercule zygomatique*. Entre ces deux racines existe une cavité volumineuse, la *cavité glénoïde*, divisée en deux par la *fissure de Glaser ;* la partie antérieure seule appartient à l'articulation temporo-maxillaire, la partie postérieure fait partie de la loge parotidienne.

La *face interne*, concave, présente les empreintes des sillons et des circonvolutions du lobe temporal.

La *circonférence*, taillée en biseau aux dépens de la face interne, s'articule, en avant, avec la grande aile du sphénoïde et, en haut, avec le bord inférieur du pariétal.

B. *Portion mastoïdienne.* Elle est épaisse, située en arrière du conduit auditif externe ; elle présente à étudier deux faces et une circonférence.

La *face externe* se termine en bas par une saillie mamelonnée, à sommet arrondi inférieur, l'*apophyse mastoïde*. Cette face est rugueuse et donne insertion au muscle sterno-cléido-mastoïdien, au muscle splenius et au petit complexus. Près de son bord postérieur se trouve le *trou mastoïdien*, donnant passage à la veine mastoïdienne allant s'ouvrir dans la gouttière latérale.

Cette apophyse mastoïde n'existe pas chez le nouveau-né, elle apparaît vers l'âge de deux ans et présente un développement lent et continu. Chez l'adulte, elle est creusée de cellules osseuses communiquant les unes avec les autres, *cellules mastoïdiennes*, qui s'ouvrent dans la caisse du tympan.

En dedans de l'apophyse mastoïde se trouve la *rainure digastrique*, donnant insertion au ventre postérieur du muscle digastrique, puis une autre rainure donnant passage à l'artère occipitale.

La *face interne* présente une partie de la *gouttière latérale* dans laquelle s'ouvre le canal mastoïdien. Cette face interne appartient à l'étage inférieur de la base du crâne.

La *circonférence* s'articule, en haut, avec l'angle inférieur et postérieur du pariétal, en bas, avec l'occipital.

C. *Rocher ou portion pierreuse.* Elle a la forme d'une pyramide triangulaire à base dirigée en dehors et en arrière, faisant partie de la face externe du crâne, et à sommet dirigé en dedans et en avant. On lui distingue trois faces, trois bords, une base et un sommet.

Face antérieure et supérieure. Elle est endocranienne et forme une partie de l'étage moyen de la base du crâne. Elle regarde en haut, en avant et en dehors.

On y remarque : 1º) à l'union du tiers externe avec les deux tiers internes, une éminence oblongue, l'*éminence arquée*, produite par le relief du canal demi-circulaire supérieur du labyrinthe osseux.

2º) En avant et en dehors de cette éminence, la paroi du rocher, amincie et quelque peu transparente, forme la voûte de la caisse du tympan : *legmen tympani.*

3º) En avant et en dedans de l'éminence arquée, on voit un orifice irrégulier, l'*hiatus de Fallope*, s'ouvrant dans le canal de Fallope. De cet orifice part un sillon étroit aboutissant au sommet du rocher et logeant le nerf grand pétreux superficiel.

4º) En avant de l'hiatus existe encore un orifice arrondi, le *canalicule tympanique*, d'où part également une gouttière logeant le nerf petit pétreux.

5º) Tout près du sommet il y a une dépression peu profonde répondant au ganglion de Gasser du trijumeau.

Face postérieure et supérieure. Elle est endocranienne et appartient à l'étage inférieur de la base du crâne. On y remarque :

1º) A l'union du tiers interne avec les deux tiers externes, plus près du bord supérieur que du bord inférieur, un orifice large et ovalaire, le *trou auditif interne*, auquel fait suite le conduit auditif interne d'une longueur d'environ 8 mm. et donnant passage au nerf acoustique, au nerf de Wrisberg et au nerf facial. Le fond de ce conduit est fermé par une mince lamelle osseuse, divisée en deux par une crête transversale. La lamelle supérieure est subdivisée par une crête verticale en deux fossettes : l'antérieure est l'orifice interne du canal de Fallope, la postérieure présente de nombreux orifices donnant passage aux rameaux de la branche supérieure du nerf vestibulaire : c'est la *fossette cribriforme*. La lamelle inférieure présente, en avant, une large excavation, la *fossette cochléaire*, au fond de laquelle se trouve la *lame criblée spiroïde du limaçon* ; en arrière se trouve une fossette plus petite, la *fossette vestibulaire inférieure*, percée de trous donnant passage aux rameaux du nerf sacculaire.

2°) En dehors du conduit auditif, se trouve une fente étroite recouverte par une mince lamelle osseuse : c'est là que vient s'ouvrir l'*aqueduc du vestibule* par où passe le canal endolymphatique du labyrinthe membraneux, se terminant sur la face libre du rocher par le sac endolymphatique.

Face inférieure. Elle est exocranienne, très irrégulière, et forme une partie de la face inférieure de la base du crâne, comprise entre l'occipital et la grande aile du sphénoïde. Elle présente de dehors en dedans :

1°) L'*apophyse styloïde*, grêle et cylindrique, de longueur variable, dont la base est entourée d'une lamelle osseuse, lui formant une gaîne plus ou moins complète : l'*apophyse vaginale*.

2°) Entre l'apophyse styloïde et le sommet de l'apophyse mastoïde on voit un orifice arrondi, le *trou stylo-mastoïdien* ou orifice inférieur du canal de Fallope.

3°) Plus en dedans, empiétant un peu sur le bord postérieur, il y a une fosse profonde, lisse et arrondie, la *fosse jugulaire*, répondant au golfe de la veine jugulaire interne. Dans la partie externe de ce golfe se trouve un petit orifice, *ostium introïtus* du canal donnant passage au rameau auriculaire du nerf vague. L'orifice de sortie de ce canal, *ostium exitus*, se trouve plus en dehors, un peu au-devant du trou stylo-mastoïdien.

4°) En avant et en dedans, se trouve un orifice arrondi et volumineux, *orifice inférieur du canal carotidien*, donnant passage à la carotide interne et au plexus carotidien sympathique. Ce canal, d'abord vertical, devient bientôt horizontal pour s'ouvrir sur le sommet du rocher.

5°) Sur la crête qui sépare la fosse jugulaire de l'orifice du canal carotidien, existe une petite fossette, la *fossette pétreuse*, dans laquelle se loge le ganglion pétreux du nerf glosso-pharyngien.

Au fond de cette fossette se trouve un petit orifice, l'orifice inférieur du *canal tympanique*, qui conduit dans la caisse du tympan et donne passage au nerf de Jacobson.

Bords. Des trois bords, le *supérieur* fait saillie dans la cavité cranienne séparant l'étage moyen de l'étage inférieur de la base du crâne. Il est creusé en gouttière, *gouttière pétreuse supérieure*, dans laquelle se loge le sinus pétreux supérieur. Près de son extrémité interne, ce bord présente une petite dépression pour le passage des deux racines du nerf trijumeau ; vers son milieu existe une partie de l'éminence arquée.

Le *bord antérieur* est le plus court : il forme, avec la portion squammeuse du temporal, un angle rentrant dans lequel vient se placer l'extrémité postérieure de la grande aile du sphénoïde. Au fond de cet angle s'ouvrent deux petits canaux superposés communiquant avec la caisse du tympan. Le supérieur loge le muscle interne du marteau, l'inférieur représente la portion osseuse du canal d'Eustache. Ils sont séparés l'un de l'autre par une mince lamelle osseuse.

Le *bord postérieur* correspond au bord inférieur de l'os occipital. Il présente, vers son tiers externe, une échancrure correspondant à l'échancrure jugulaire de l'os occipital et concourant à délimiter le *trou déchiré postérieur*. En dehors de cette échancrure se trouve une surface plane, *la facette jugulaire*, s'articulant avec l'éminence jugulaire de l'os occipital. En dedans de l'échancrure se trouve une fossette triangulaire au fond de laquelle vient s'ouvrir l'*orifice inférieur de l'aqueduc du limaçon*. Plus en dedans le rocher s'articule avec la partie correspondante du bord inférieur de l'os occipital.

Le *sommet*, tronqué, présente l'orifice interne du canal carotidien. Il est reçu dans l'angle rentrant formé par l'apophyse basilaire de l'os occipital, le corps et la grande aile du sphénoïde.

La *base*, dirigée en dehors, présente l'orifice du conduit auditif externe. Pour bien comprendre cette base, il faut l'étudier sur un temporal de nouveau-né. On y voit que le conduit auditif externe fait presque complètement défaut et se trouve constitué par un anneau osseux incomplet, appelé *os tympanal*. Cet anneau est complété en haut par une partie de la portion écailleuse du temporal. A travers cet anneau on voit la paroi interne de la caisse du tympan. Cette caisse est une cavité osseuse creusée dans l'épaisseur même du rocher et qui communique, en avant, avec la portion osseuse du canal d'Eustache ; en arrière elle présente, vers sa partie supérieure, un orifice arrondi *(aditus ad antrum)* conduisant dans l'antre mastoïdien, cavité irrégulière creusée dans l'épaisseur du rocher et communiquant avec les cellules mastoïdiennes.

La paroi interne de la caisse du tympan présente :

1º) une saillie centrale, appelée *promontoire*, parcourue par des gouttières ramifiées dans lesquelles se logent les filets nerveux du rameau de JACOBSON ;

2º) au-dessus et un peu en arrière, un orifice ovalaire, la *fenêtre ovale*, surmonté par une saillie cylindrique : le relief du canal de Fallope ;

3º) un peu en arrière du promontoire un orifice circulaire : la *fenêtre ronde* ;

4º) entre la fenêtre ovale et la fenêtre ronde, la partie voisine de la paroi postérieure de la caisse présente une petite saillie osseuse en forme de pyramide, la *pyramide*, logeant le muscle de l'étrier. Le sommet de cette pyramide est perforé, pour donner passage au tendon du muscle allant s'insérer sur l'étrier.

5º) Au-dessus et un peu en avant du promontoire vient s'ouvrir le canal du muscle interne du marteau.

Ces détails anatomiques de la caisse du tympan persistent chez l'adulte, mais deviennent invisibles sur un temporal intact à cause de la formation de la portion osseuse du conduit auditif externe. Cette portion se forme essentiellement aux dépens de l'anneau tympanal qui, en s'agrandissant de dedans en dehors, devient bientôt une véritable gouttière tympanale formant les parois antérieure, inférieure et postérieure du conduit auditif externe, la paroi supérieure étant formée par la portion écailleuse du temporal.

Cette gouttière tympanale présente deux faces : une supérieure, concave, délimitant la plus grande partie du conduit auditif externe ; une inférieure, convexe, formant une grande partie de la cavité glénoïde. Sa lèvre antérieure se soude à l'écaille du temporal en formant la *fissure de Glaser*. La lèvre postérieure se perd sur la portion écailleuse du temporal.

Dans l'intérieur de la portion pierreuse du temporal, en dedans de la caisse du tympan, existent encore de nombreux canaux osseux et différentes cavités appartenant au labyrinthe osseux de l'*oreille interne*, sur lesquels nous reviendrons plus tard. A côté de ces canaux de l'oreille interne, le rocher du temporal est traversé par le *canal de Fallope*. Son orifice interne se trouve, avons-nous vu, au fond du conduit auditif interne, tandis que son orifice externe s'ouvre à la base du crâne, par le trou stylo-mastoïdien. A partir du conduit auditif, le canal de Fallope se dirige en dehors jusqu'au niveau de l'hiatus de Fallope, où s'ouvre le canal du nerf grand pétreux superficiel ; là, il se coude en arrière, en faisant relief sur la paroi interne de la caisse du tympan, au-dessus de la fenêtre ovale. Derrière celle-ci, il se recourbe en bas vers le trou stylo-mastoïdien. Dans cette partie descendante, il est traversé par le petit conduit osseux donnant passage au rameau auriculaire du vague, puis présente, un peu au-dessus du trou stylo-mastoïdien, l'orifice par lequel passe la corde du tympan, branche du nerf facial.

Os de la face.

Les os de la face, au nombre de quatorze, se réunissent pour constituer deux massifs osseux : un supérieur formé de la réunion de treize os, la *mâchoire supérieure*, et un inférieur, formé par un seul os, la *mâchoire inférieure*.

Des treize os qui entrent dans la constitution du massif supérieur, un seul, le *vomer*, est impair et médian ; les autres, pairs et latéraux, sont au nombre de six de chaque côté : le *maxillaire supérieur*, le *palatin*, l'os *malaire*, l'os *propre du nez*, l'os *unguis* et le *cornet inférieur*.

Maxillaire supérieur. *Situation.* C'est l'os principal de la mâchoire supérieure. Latéral, pair et asymétrique, cet os est situé de chaque côté de la ligne médiane, à la partie moyenne de la face, au-dessous et en dehors des fosses nasales, au-dessous et en dedans de la cavité orbitaire.

Forme. Il a une forme pyramidale à la base interne, répondant aux fosses nasales, et à sommet tronqué externe s'articulant avec l'os malaire. De la partie inférieure de la base part une apophyse horizontale, appelée *apophyse palatine*, formant avec celle du côté opposé la *voûte palatine*.

Division. On distingue au maxillaire supérieur, pour le décrire, trois faces et trois bords.

La *face externe*, convexe d'avant en arrière, est divisée en deux parties par une crête verticale, saillante en haut, correspondant à la première grosse molaire. La partie placée en arrière de cette crête est convexe dans le sens transversal et dans le sens vertical, elle porte le nom de *tubérosité maxillaire*. Cette tubérosité, lisse dans sa partie supérieure, y présente une gouttière oblique donnant passage au nerf maxillaire supérieur. La partie inférieure, rugueuse, présente un certain nombre d'orifices, appartenant aux *conduits dentaires postérieurs et supérieurs*, par où passent les nerfs et les vaisseaux dentaires.

La partie de la face externe située au-devant de la crête présente, au milieu, une large excavation, la *fosse canine* ou *fosse sous-orbitaire*, répondant aux deux premières molaires. A la partie supérieure de cette fosse on voit le *trou sous-orbitaire*, orifice externe du canal sous-orbitaire situé de 6 à 8 mm. en dessous du bord orbitaire ; à la partie inférieure de la fosse il y a des rugosités, traces d'insertion du muscle canin. En dedans de la fosse canine et au-dessus des alvéoles des dents incisives existe la *fossette myrtiforme*.

De la partie antérieure et supérieure de cette face s'élève l'*apophyse montante* ou *nasale* de l'os, apophyse verticale s'articulant, en haut, avec la partie externe de l'échancrure nasale du frontal ; en avant, avec l'os propre du nez et, en arrière, avec l'os unguis. La face externe, légèrement excavée, présente une saillie verticale, la *crête lacrymale antérieure*, se continuant en bas avec le rebord orbitaire. Derrière cette crête la face externe est creusée en gouttière longitudinale formant, avec la partie antérieure de la face externe de l'os unguis, la *fosse lacrymale* servant à loger le sac lacrymal. La face interne, concave, forme une partie de la paroi externe des fosses nasales.

La *face supérieure* ou *orbitaire* est triangulaire. Elle est légèrement inclinée en dehors et en avant et forme la plus grande partie du plancher de l'orbite. Elle présente, en arrière, la *gouttière sous-orbitaire* se continuant avec le *canal sous-orbitaire*. Ce canal se bifurque en avant en deux conduits : l'un s'ouvre à la partie supérieure de la fosse canine, il donne passage au nerf sous-orbitaire ; l'autre descend le long de la paroi osseuse pour se rendre aux alvéoles des dents incisives et canine, c'est le *canal dentaire supérieur et antérieur*.

Cette face est limitée par trois bords. Le postérieur limite en bas la fente sphéno-maxillaire, il est légèrement échancré au niveau du passage du nerf maxillaire supérieur.

Le bord interne, mince, s'articule avec l'os unguis et avec la lame papyracée de l'ethmoïde ; en arrière il s'élargit en une petite surface rugueuse s'articulant avec l'apophyse orbitaire du palatin ; en avant il est échancré et concourt à délimiter le conduit lacrymo-nasal.

Le bord antérieur appartient au rebord orbitaire. Il se continue en dedans avec la crête lacrymale antérieure de l'apophyse montante.

En dehors il devient rugueux, se termine par l'*apophyse malaire*, éminence rugueuse qui s'articule avec l'os malaire.

La *face interne* ou *naso-palatine* est divisée en deux par l'*apophyse palatine*, lame horizontale s'articulant, sur la ligne médiane, avec l'apophyse palatine du côté opposé et formant ainsi la partie antérieure de la voûte palatine. Immédiatement en arrière des incisives médianes, cette voûte palatine est traversée par le *canal palatin antérieur*, simple en bas et bifide en haut, où il s'ouvre de chaque côté de la cloison des fosses nasales. La face supérieure, concave, forme une partie du plancher des fosses nasales. La face inférieure, rugueuse, appartient à la voûte de la cavité buccale. Le bord postérieur, tranchant, s'articule avec la lame horizontale du palatin.

La partie de la face interne du maxillaire située en dessous de l'apophyse palatine forme la partie latérale de la voûte palatine, elle présente un sillon antéro-postérieur logeant les vaisseaux et les nerfs palatins.

La partie située au-dessus de l'apophyse palatine forme une grande partie de la paroi externe des fosses nasales. Elle présente, à sa partie moyenne, un large orifice qui conduit dans le *sinus maxillaire* ou *antre d'Hygmore*, vaste cavité occupant toute l'épaisseur de l'os et qui se montre largement ouvert sur un maxillaire isolé. Sur le squelette, cet orifice est considérablement rétréci par les différents os qui s'articulent avec la face interne du maxillaire : l'os unguis, l'ethmoïde, le palatin et le cornet inférieur.

Au-dessus de l'orifice du sinus existe une surface rugueuse étroite s'articulant avec l'ethmoïde. Derrière le sinus il y a une surface rugueuse s'articulant avec le palatin. On y trouve une large gouttière qui forme, avec le palatin, le *canal palatin postérieur*. Au-devant du sinus existe une surface lisse formant une partie de la paroi externe du méat inférieur. Cette surface est limitée, en haut et en avant, par une crête horizontale à laquelle s'insère le cornet inférieur. En haut et en arrière elle se continue avec une gouttière profonde, la *gouttière lacrymale*, transformée en canal par l'os unguis et le cornet inférieur, le *canal lacrymo-nasal*.

Bords. Le *bord antérieur* présente d'abord une partie verticale surmontée d'une demi-épine, elle s'articule avec la partie correspondante de l'os du côté opposé en formant l'*épine nasale antérieure* ; plus haut, le bord circonscrit l'orifice antérieur des fosses nasales pour se confondre ensuite avec le bord antérieur de l'apophyse montante.

Le *bord postérieur*, épais et vertical, forme la limite antérieure de la fente ptérygo-maxillaire. Il s'articule en bas avec l'apophyse pyramidale du palatin.

Le *bord inférieur*, épais, est creusé d'alvéoles pour les racines des dents. Il forme, avec celui du maxillaire du côté opposé, l'arcade alvéolaire supérieure.

Palatin. *Situation.* C'est un os latéral, pair et asymétrique situé à la partie postérieure des fosses nasales, entre l'apophyse ptérygoïde du sphénoïde et la tubérosité du maxillaire supérieur.

Forme. D'une forme assez irrégulière, il est formé essentiellement de deux lames osseuses réunies à angle droit, une lame horizontale et une lame verticale.

A. *Lame horizontale* ou *palatine.* Elle a une forme quadrilatère et prolonge en arrière l'apophyse palatine du maxillaire supérieur. Sa face supérieure, concave, forme la partie postérieure du plancher des fosses nasales. La face inférieure forme le tiers postérieur de la voûte palatine ; elle présente une crête transversale donnant insertion à l'aponévrose du voile du palais. En avant et en dehors de cette crête, se trouve l'orifice inférieur du canal palatin postérieur. Le bord antérieur s'articule avec l'apophyse palatine du maxillaire supérieur. Le bord postérieur, libre, aide à circonscrire l'orifice postérieur des fosses nasales. Il forme sur la ligne médiane, avec celui du côté opposé, une épine saillante : *l'épine nasale postérieure.* Le bord interne s'articule avec celui du côté opposé. Le bord externe se continue avec la lame verticale.

B. *Lame verticale.* Elle a une forme plus ou moins rectangulaire et présente à éudier deux faces et quatre bords.

La *face externe*, rugueuse en avant, s'articule avec la face interne du maxillaire supérieur en même temps qu'elle rétrécit l'orifice du sinus du maxillaire. En arrière de ces rugosités, la face est lisse et triangulaire, elle forme le fond de la fosse ptérygo-maxillaire. L'extrémité inférieure de cette face lisse se continue en gouttière qui concourt à former, avec une gouttière semblable de la tubérosité maxillaire, le canal palatin postérieur. Plus en arrière encore la face externe est rugueuse et s'articule avec la face interne de l'apophyse ptérygoïde.

La *face interne* appartient à la paroi externe des fosses nasales. Elle présente deux crêtes antéro-postérieures : la supérieure donne attache à l'extrémité postérieure du cornet moyen, l'inférieure s'articule avec la partie postérieure du cornet inférieur. La crête inférieure sépare deux légers enfoncements appartenant au méat moyen et au méat inférieur.

Le *bord antérieur* recouvre une partie du sinus du maxillaire. Le *bord postérieur* se perd sur la face interne de l'apophyse ptérygoïde. A son union avec le bord postérieur de la lame horizontale existe une apophyse volumineuse, appelée *apophyse pyramidale*, enchâssée entre le sommet de l'apophyse ptérygoïde et la tubérosité du maxillaire. Cette apophyse présente quatre faces : l'antérieure, rugueuse, s'articule avec le maxillaire supérieur ; la postérieure présente trois gouttières verticales dont la moyenne, lisse, forme le fond de la fosse ptérygoïde, tandis que les deux latérales sont destinées à recevoir les bords de l'échancrure que présente le sommet de l'apophyse ptérygoïde ; la face inférieure est percée de trous, orifices inférieurs des canaux palatins accessoires ; la face externe appartient à la fosse zygomatique.

Le *bord inférieur* se continue avec la lame horizontale.

Le *bord supérieur* présente, au milieu, l'*échancrure sphéno-palatine* formant, avec le corps dusphénoïde, le *trou sphéno-palatin*. Cette échancrure sépare deux apophyses : une antérieure ou *orbitaire* et une postérieure ou *sphénoïdale*. L'*apophyse sphénoïdale* se présente sous la forme d'une lamelle quadrangulaire, inclinée presque horizontalement en dedans pour s'appliquer contre la face inférieure du corps du sphénoïde ; elle transforme la gouttière ptérygo-palatine en canal ptérygo-palatin.

L'*apophyse orbitaire*, beaucoup plus volumineuse, est inclinée en dehors. Elle a une forme pyramidale et se trouve creusée d'une petite cavité communiquant avec les cellules ethmoïdales postérieures. On lui distingue cinq facettes dont deux sont lisses et libres et trois rugueuses et articulaires : une facette supérieure ou orbitaire formant la partie la plus reculée du plancher de l'orbite; une facette externe libre, concourant à délimiter la fosse ptérygo-maxillaire ; des trois facettes rugueuses, l'une s'articule avec la partie postérieure de la face orbitaire du maxillaire supérieur, l'autre avec le sphénoïde et la troisième avec la partie postérieure et inférieure des masses latérales de l'ethmoïde.

Os malaire. *Situation*. C'est un os latéral, pair et asymétrique situé à la partie supérieure et externe de la face, entre le maxillaire supérieur, la partie latérale du frontal et l'apophyse zygomatique du temporal.

Forme. C'est un os irrégulièrement quadrilatère auquel on distingue deux faces, quatre bords et quatre angles.

La *face externe* est sous-cutanée et convexe, elle donne insertion aux muscles zygomatiques et présente le *trou malaire*, orifice externe du canal malaire s'ouvrant dans l'orbite.

La *face interne* est concave. De sa partie supérieure et antérieure se détache une lame osseuse, incurvée sur elle-même, l'*apophyse orbitaire*, dont la face supérieure concave fait partie de la paroi externe et du plancher de l'orbite et présente l'orifice interne du canal malaire. La face inférieure convexe de cette apophyse limite en avant la fosse temporale. Le bord irrégulier s'articule, en haut, avec le frontal, en arrière, avec la grande aile du sphénoïde et, en bas, avec le maxillaire supérieur. La partie libre de la face interne de l'os malaire limite la fosse temporale et donne insertion aux fibres les plus antérieures du muscle temporal. Dans sa partie antérieure cette face devient rugueuse pour s'articuler avec l'apophyse malaire du maxillaire supérieur.

Bords. On distingue à cet os deux bords supérieurs et deux bords inférieurs. Le *bord antérieur et supérieur*, concave, lisse et libre, forme le tiers externe de la base de l'orbite ; le *bord postérieur et supérieur*, mince, libre et contourné en S, donne attache à l'aponévrose temporale. Le *bord antérieur et inférieur* s'articule avec le maxillaire supérieur. Le *bord postérieur et inférieur*, horizontal et rugueux, donne insertion au muscle masséter.

Angles. Le *supérieur*, épais, s'articule avec l'apophyse orbitaire externe du frontal ; l'*inférieur* s'articule avec la partie inférieure de l'apophyse malaire du maxillaire supérieur ; l'*antérieur* s'articule avec le maxillaire supérieur, le *postérieur*, dentelé, s'articule avec le sommet de l'apophyse zygomatique du temporal.

Os nasal. *Situation.* C'est un os latéral, pair et asymétrique, situé de chaque côté de la ligne médiane, en dedans de l'apophyse montante du maxillaire supérieur.

Forme. Il se présente sous la forme d'une lame osseuse, rectangulaire, rétrécie et épaisse en haut, mince et large en bas.

On lui distingue deux faces et quatre bords.

La *face externe* ou *antérieure* est sous-cutanée, concave en haut et convexe en bas, elle est recouverte par le muscle pyramidal.

La *face interne* ou *postérieure*, concave, appartient à la voûte des fosses nasales.

Le *bord supérieur*, épais, s'articule avec l'échancrure nasale du frontal ; le *bord inférieur*, libre, aide à circonscrire l'orifice externe des fosses nasales ; le *bord externe* s'articule avec le bord antérieur de l'apophyse montante du maxillaire ; le *bord interne*, épais, s'articule avec celui du côté opposé en formant, du côté des fosses nasales, une crête qui s'articule avec l'épine nasale du frontal.

Os unguis ou os lacrymal. *Situation.* C'est un os latéral, pair et asymétrique, situé à la partie antérieure de la paroi interne de l'orbite.

Forme. Il se présente sous la forme d'une mince lamelle osseuse plus ou moins quadrilatère, à laquelle on distingue deux faces et quatre bords.

La *face externe* ou *orbitaire* présente une crête verticale, la *crête lacrymale postérieure*, au-devant de laquelle se trouve une gouttière verticale formant, avec la branche montante du maxillaire supérieur, la *gouttière* ou la *fosse lacrymale* ; plus bas elle aide à circonscrire, avec la face interne du maxillaire supérieur, le *canal lacrymal*. L'extrémité inférieure de cette crête se recourbe en avant pour se terminer par un crochet, qui va rejoindre le bord postérieur de l'échancrure lacrymale du maxillaire supérieur en même temps que l'apophyse unguéale du cornet inférieur.

La *face interne* ou *ethmoïdale* est rugueuse dans sa partie supérieure où elle s'articule avec l'ethmoïde ; elle est libre dans sa partie inférieure où elle forme une partie de la paroi externe des fosses nasales.

Le *bord supérieur* s'articule avec l'apophyse orbitaire interne du frontal, le *bord inférieur* s'articule avec les bords de l'échancrure lacrymale du maxillaire supérieur et avec l'apophyse unguéale du cornet inférieur, le *bord antérieur* s'articule avec l'apophyse montante du maxillaire et le *bord postérieur*, avec la lame papyracée de l'ethmoïde.

Cornet inférieur. *Situation.* Os pair, latéral, asymétrique, le cornet inférieur est situé sur la paroi externe des fosses nasales, en dessous de l'ethmoïde.

Forme. Il se présente sous la forme d'une lamelle osseuse, allongée, recourbée sur elle-même, présentant deux faces, deux bords et deux extrémités.

La *face interne*, convexe, regarde la cloison des fosses nasales.

La *face externe*, concave, forme la limite interne du méat inférieur.

Le *bord inférieur* épais, libre et convexe, regarde le plancher des fosses nasales.

Le *bord supérieur* présente une partie antérieure mince, s'insérant sur la crête qui existe sur la face interne du maxillaire ; une partie postérieure mince, unie à la crête inférieure du palatin, et une partie moyenne présentant trois apophyses : l'antérieure, *apophyse unguéale ou lacrymale*, est recourbée en haut et s'articule avec le bord inférieur de l'os unguis en complétant la paroi du canal lacrymal. L'apophyse moyenne est recourbée en bas, *apophyse auriculaire*, recouvrant une grande partie de l'orifice du sinus du maxillaire. L'apophyse postérieure, relevée en haut, *apophyse ethmoïdale*, recouvre également le sinus pour s'articuler avec l'ethmoïde.

L'extrémité antérieure est plus volumineuse que la postérieure.

Vomer. *Situation.* Os impair et médian, le vomer forme une partie de la cloison osseuse des fosses nasales.

Forme. Il se présente sous la forme d'une lame osseuse, très mince, plus ou moins quadrilatère, présentant deux faces et quatre bords.

Les *faces* sont planes et font partie de la paroi interne des fosses nasales.

Le *bord supérieur* épais et court est un peu oblique en arrière et en bas. Il forme le *corps du vomer*. Il est creusé en gouttière, dans laquelle s'engage la crête du sphénoïde, tandis que les bords de la gouttière, ou *ailes du vomer*, s'appliquent sur la face inférieure du corps du sphénoïde dans une petite gouttière antéro-postérieure.

Le *bord inférieur*, horizontal, s'articule avec la crête médiane que forment en se réunissant les apophyses palatines des deux maxillaires et les lames horizontales des deux palatins.

Le *bord antérieur*, oblique en bas et en avant, s'articule avec la lame perpendiculaire de l'ethmoïde et avec le cartilage de la cloison.

Le *bord postérieur*, mince et tranchant, est libre. Il forme le bord postérieur de la cloison des fosses nasales et sépare l'une de l'autre les ouvertures postérieures de ces fosses.

Maxillaire inférieur. *Situation.* Os médian, impair et symétrique, le maxillaire inférieur occupe la partie inférieure de la face, formant à lui seul la machoire inférieure.

Forme. Le maxillaire inférieur a, dans son ensemble, une forme de fer à cheval à convexité antérieure. On lui distingue une partie horizontale, appelée *corps*, et des parties verticales, appelées *branches*.

Corps. Le corps, convexe en avant, présente à étudier deux faces et deux bords.

La *face antérieure* ou *externe* présente, sur la ligne médiane, une saillie verticale plus ou moins marquée, la *symphyse du menton*, trace de l'union des deux pièces osseuses qui forment primitivement l'os. Elle se termine en bas par une éminence triangulaire à base inférieure, l'*éminence mentonnière*. De chaque côté de la ligne médiane vers le milieu du corps de l'os, au niveau de la première petite molaire, se voit le *trou mentonnier*, orifice inférieur du canal dentaire inférieur creusé dans l'épaisseur même de l'os. Au-dessous de ce trou passe la *ligne oblique externe*, qui commence à l'éminence mentonnière, croise obliquement la face externe de l'os en devenant de plus en plus saillante, pour se continuer avec le bord antérieur de la branche ascendante. Elle donne insertion aux muscles peaucier, carré du menton et triangulaire des lèvres.

La *face postérieure* ou *interne* présente sur la ligne médiane, près du bord inférieur, quatre petits tubercules, deux supérieurs et deux inférieurs, appelés *apophyses géni* : les inférieurs donnent insertion aux muscles génio-hyoïdiens, les supérieurs souvent fusionnés donnent insertion au tendon des muscles génio-glosses. Tout près de la ligne médiane, empiétant sur le bord inférieur, se trouve une petite fossette, la *fossette digastrique*, dans laquelle s'insère le ventre antérieur du muscle digastrique. Plus en dehors on voit la *ligne oblique interne*, appelée encore *ligne mylo-hyoïdienne* parce qu'elle donne insertion au muscle mylo-hyoïdien. Elle commence dans le voisinage des apophyses géni et se perd sur la face interne de la branche montante. Elle divise la face interne du corps en deux parties : une supérieure, buccale ou linguale, présentant en avant une légère dépression correspondant à la glande sublinguale ; l'autre inférieure, sus-hyoïdienne, présentant une large fossette pour la glande sous-maxillaire.

Le *bord inférieur*, épais, appartient à une courbe plus grande que le bord supérieur, il est sous-cutané.

Le *bord supérieur* forme l'*arcade alvéolaire inférieure* ; il est creusé d'alvéoles coniques dans lesquelles s'enfoncent les racines des dents.

Branches. Les branches montantes sont des lames osseuses, rectangulaires, presque verticales, un peu obliques en haut et en arrière, présentant à étudier deux faces et quatre bords.

La *face externe*, lisse en haut, est rugueuse en bas. A ces rugosités s'insère le muscle masséter.

La *face interne* est rugueuse en bas et donne attache au muscle ptérygoïdien interne. Vers sa partie moyenne elle présente l'orifice postérieur du canal dentaire inférieur, recouvert en partie par une mince lamelle osseuse triangulaire, l'*épine de Spix*, à laquelle s'attache le ligament sphéno-maxillaire. De cet orifice part le sillon mylo-hyoïdien qui se porte en bas et se perd sur la face interne de l'os.

Le *bord antérieur*, mince, se continue avec celui de l'apophyse coronoïde. Le *bord postérieur* épais, arrondi, forme, avec le bord inférieur, l'*angle* de la machoire inférieure ; à cet angle vient s'insérer le ligament stylo-maxillaire.

Le *bord inférieur* se continue avec celui du corps de l'os.

Le *bord supérieur* présente deux saillies séparées par une large échancrure : l'*apophyse coronoïde* en avant, le *condyle* du maxillaire en arrière et l'*échancrure sigmoïde* au milieu.

L'*apophyse coronoïde*, triangulaire à base inférieure, est engaînée par l'insertion du muscle temporal.

Le *condyle* est une éminence oblongue à grand axe transversal, un peu oblique en arrière et en dedans, faisant fortement saillie du côté interne de l'os. Il s'articule avec la cavité glenoïde du temporal. Il est supporté par une partie rétrécie appelée *col* ; sur la face antérieure et interne de ce col existe une petite fosette pour l'insertion du muscle ptérygoïdien externe.

Le crâne en général.

Le crâne se présente, chez l'adulte, comme une boîte osseuse, d'une forme ovoïde, à grosse extrémité dirigée en arrière et en bas, aplati sur ses faces latérales et à sa base.

Il n'est presque jamais parfaitement symétrique, l'un côté étant souvent plus développé que l'autre. Il présente de nombreuses différences dans sa forme et dans ses dimensions, d'après l'âge, le sexe et la race.

Le diamètre antéro-postérieur, depuis la bosse frontale moyenne jusqu'à la protubérance occipitale externe, est d'environ 180 mm. Le plus grand diamètre transversal, bitemporal, est d'environ 140 mm. Pour exprimer la forme du crâne vu d'en haut, on calcule ce qu'on appelle son *indice céphalique*. Pour l'établir on multiplie la longueur du diamètre transversal du crâne par 100 et on divise le produit par la longueur du diamètre antéro-postérieur. Le quotient obtenu exprimera l'indice céphalique. D'après la valeur de cet indice on divise les crânes en *dolichocéphales*, *mésaticéphales* et *brachycéphales*. Sont *dolichocéphales* tous les crânes dont l'indice céphalique est inférieur à 77,77. Sont *mésaticéphales* les crânes dont l'indice céphalique est compris entre 77,78 et 80, tandis que les crânes *brachycéphales* ont un indice céphalique de 80,01 et au-delà.

Le crâne offre à étudier une *surface externe* et une *surface interne*.

Surface externe du crâne.

La surface externe du crâne peut être divisée en deux régions par une ligne conventionnelle passant, en avant, par la bosse frontale moyenne ; latéralement, par l'arcade orbitaire supérieure, l'apophyse orbitaire externe, l'arcade zygomatique et la ligne demi-circulaire supérieure de l'os occipital, pour aboutir en arrièr e àla protubérance occipitale externe. La région supérieure forme la *calotte* ou la *voûte* ; la région inférieure, forme la *base*.

Voûte du crâne. Elle est formée par la partie verticale du frontal, les deux pariétaux, une partie des grandes ailes du sphénoïde, l'écaille du temporal et la partie supérieure de l'os occipital.

On y remarque, sur la ligne médiane et d'avant en arrière :

la bosse frontale moyenne ou *glabelle*,

la face antérieure de la partie verticale du frontal présentant quelquefois la *suture médio-frontale* ou *suture métopique*,

le *bregma*, point d'intersection de la suture fronto-pariétale ou coronale et de la suture interpariétale ou sagittale,

la suture sagittale,

le *lambda* ou point de réunion de la suture sagittale avec la suture lambdoïde,

une partie de l'os occipital.

De chaque côté de la ligne médiane :

la bosse frontale,

la suture coronale, suture transversale aboutissant au sommet de la grande aile du sphénoïde,

la bosse pariétale avec le trou pariétal,

la suture pariéto-occipitale.

Plus en dehors encore, limitée supérieurement par la ligne courbe temporale, existe une partie aplatie portant le nom de *fosse temporale*. Cette fosse est formée par l'os malaire, une partie du frontal, du pariétal, de la grande aile du sphénoïde et par l'écaille du temporal. Ces différents os en se réunissant donnent naissance à une suture compliquée en forme de H qu'on appelle le *ptérion*. La suture coronale se divise en suture sphéno-frontale et suture sphéno-pariétale ; celle-ci représente la branche transversale de l'H. La suture sphéno-frontale se bifurque en suture sphéno-jugale et suture fronto-jugale, tandis que la suture sphéno-pariétale se divise en sphéno-temporale et pariéto-temporale.

Base du crâne. Elle est très inégale et présente de nombreuses ouvertures. Sa partie antérieure, recouverte par les os de la face, est formée par la partie orbitaire de l'os frontal, la face inférieure de l'ethmoïde, la face inférieure de la petite aile du sphénoïde ainsi que la face orbitaire de la grande aile. Elle présente :

1º) Sur la ligne médiane, l'échancrure et l'épine nasales du frontal, la lame perpendiculaire de l'ethmoïde avec la lame criblée, le bec du sphénoïde avec l'orifice des sinus sphénoïdaux.

2º) Latéralement, la face inférieure de la portion orbitaire du frontal, ainsi que la face inférieure de la petite aile et la face antérieure de la grande aile du sphénoïde.

La partie postérieure de la base du crâne est libre, elle est formée par la face inférieure du corps du sphénoïde, la face inférieure des grandes ailes, la face inférieure du rocher du temporal et la face convexe de l'os occipital.

Outre les détails que nous avons décrits antérieurement sur chacun de ces os, la base du crâne présente, entre le condyle de l'occipital et le bord antérieur de l'apophyse mastoïde, la *suture pétro-occipitale* résultant de la juxtaposition incomplète du rocher du temporal et du bord inférieur de l'os occipital. Cette suture est interrompue en dehors par le *trou déchiré postérieur* ; elle aboutit en dedans à un orifice irrégulier limité, en avant, par le bord interne de la grande aile du sphénoïde ; en arrière, par le sommet du rocher ; en dedans, par le corps du sphénoïde uni à l'apophyse basilaire de l'os occipital, c'est le *trou déchiré antérieur*. De l'angle externe de ce trou part la *suture pétro-sphénoïdale*, à l'extrémité de laquelle s'ouvre la portion osseuse du canal d'Eustache.

Surface interne du crâne.

Voûte. La face interne de la voûte présente, sur la ligne médiane, la *crête frontale* à laquelle s'attache la faux du cerveau, puis la *gouttière longitudinale* qui loge le sinus longitudinal supérieur et qui s'étend, en arrière, jusqu'à la protubérance occipitale interne. De chaque côté de cette gouttière se trouvent des fossettes irrégulières, qui sont les traces laissées sur l'os par les granulations de Pacchioni de l'arachnoïde.

Latéralement la voûte présente : la fosse frontale, la suture coronale, la fosse pariétale, la suture lambdoïde et la fosse occipitale supérieure. On y trouve des gouttières arborisées produites par les ramifications des artères méningées.

Base. La base du crâne, obliquement dirigée en arrière et en bas, est subdivisée de chaque côté en trois étages ou fosses, séparés les uns des autres par le bord postérieur des petites ailes du sphénoïde et le bord supérieur du rocher.

L'*étage supérieur* s'étend depuis la face postérieure de la portion verticale du frontal jusqu'au bord postérieur des petites ailes et la gouttière optique du sphénoïde. Concave sur la ligne médiane, où il présente la *fosse ethmoïdale* de chaque côté de l'apophyse cristo-galli, il est convexe en dehors, où il forme les *bosses orbitaires*. Il est formé par la portion horizontale du frontal, la lame criblée de l'ethmoïde, la partie antérieure de la face supérieure du corps et la face supérieure des petites ailes du sphénoïde.

L'*étage moyen* s'étend depuis la limite postérieure de l'étage antérieur jusqu'au bord supérieur du rocher et le bord supérieur du dos de la selle. Etroit sur la ligne médiane, où il est formé par la selle turcique appartenant à la face supérieure du corps du sphénoïde, il va en s'élargissant en dehors, où il est formé par la face supérieure de la grande aile du sphénoïde, la face antérieure et supérieure du rocher et la face interne de la portion écailleuse du temporal. Outre les trous grand rond, ovale et petit rond creusés dans la base de la grande aile du sphénoïde, l'étage moyen présente encore la *fente sphénoïdale* qui la fait communiquer avec la cavité orbitaire, le *trou optique* se trouvant à l'extrémité de la gouttière optique, le *trou déchiré antérieur* fermé à l'état frais par une lamelle fibro-cartilagineuse.

L'*étage inférieur* commence au bord supérieur du rocher et s'étend jusqu'à la protubérance occipitale interne et la partie voisine de la gouttière lattérale. Il est formé par la gouttière basilaire, la face postérieure et supérieure du rocher, la face interne de la portion mastoïdienne du temporal et la plus grande partie de la face interne de l'occipital. Outre les détails que nous avons décrits avec ces différents os, l'étage inférieur présente le *trou déchiré postérieur* auquel aboutit, en dedans, la *gouttière pétreuse inférieure*, creusée le long de la suture pétro-occipitale ; en dehors, la gouttière latérale. Celle-ci contourne l'éminence jugulaire de l'occipital, longe la face interne de la portion mastoïdienne du temporal, empiète quelque peu sur l'angle postérieur et inférieur du pariétal, pour devenir horizontale et se rendre vers la protubérance occipitale interne.

Les os de la voûte du crâne sont tous des os plats, formés d'une lame externe et d'une lame interne de tissu osseux compact appelées *table interne* et *table externe*, séparées par une couche de tissu osseux spongieux appelé *diploë*. Dans ce diploë sont creusés des canaux veineux, dont le développement varie d'un individu à l'autre, renfermant des *veines diploïques*.

Chez le nouveau-né les bords des différents os ne s'engrênent pas comme chez l'adulte : ils sont rectilignes et contigus, réunis les uns aux autres par des sutures membraneuses. Aux angles des diverses pièces osseuses, l'ossification n'est pas complète et il persiste des parties plus ou moins étendues du squelette membraneux primitif qui portent le nom de *fontanelles*. Normalement ces fontanelles sont au nombre de six : deux médianes et, de chaque côté, deux latérales.

La *fontanelle médiane antérieure* est la plus volumineuse, elle occupe le point de réunion du frontal et des deux pariétaux, c'est-à-dire le bregma, aussi l'appelle-t-on *fontanelle bregmatique* ou *grande fontanelle*. Elle est quadrilatère, entourée de quatre bords osseux auxquels aboutissent quatre sutures.

La *fontanelle médiane postérieure* ou *petite fontanelle* se trouve au niveau du lambda ; elle est triangulaire, délimitée par trois bords osseux auxquels aboutissent trois sutures.

La *fontanelle latérale antérieure* correspond au point de réunion du frontal, du pariétal, du temporal et de la grande aile du sphénoïde. Elle occupe le *ptérion* et porte le nom de *fontanelle sphénoïdale*.

La *fontanelle latérale postérieure* ou *mastoïdienne* est située entre l'angle postérieur et inférieur du pariétal et la portion mastoïdienne du temporal.

Les progrès de l'ossification rétrécissent lentement les fontanelles pendant les premiers mois de la vie extra-utérine, d'abord les latérales, puis les médianes. La grande fontanelle bregmatique disparaît la dernière. Elle persiste généralement jusqu'à la fin de la deuxième année.

Après la troisième année le crâne continue à se développer, pour atteindre son développement complet approximativement vers l'âge de 30 ans. Ce développement se fait principalement aux dépens de la mince lame de tissu fibreux qui persiste au niveau des sutures. A partir de l'âge de 30 ans ce tissu fibreux est lentement envahi par le processus d'ossification, qui peut aller jusqu'à faire disparaître toute trace de suture et produire des *synostoses craniennes* dont l'existence caractérise généralement le crâne sénile.

La face en général.

Le squelette de la face est très irrégulier. Les quatorze os qui le constituent se réunissent ensemble pour former les deux mâchoires. Il présente cependant de nombreuses dépressions ou excavations servant à loger des organes importants. Parmi ces excavations les plus importantes sont : les fosses nasales, les cavités orbitaires, la fosse zygomatique et la fosse ptérygo-maxillaire.

Fosses nasales. Les fosses nasales sont deux cavités anfractueuses situées à la partie supérieure et médiane de la face, au-dessus de la cavité buccale dont elles sont séparées par la voûte palatine, en dedans des cavités orbitaires, en dessous de la partie moyenne de l'étage supérieur de la base du crâne. Elles sont séparées l'une de l'autre par une cloison médiane à la fois osseuse et cartilagineuse. Elles communiquent en arrière avec le naso-pharynx et s'ouvrent au-dehors par un orifice médian, l'orifice nasal antérieur. Les fosses nasales envoient de nombreux prolongements dans les os voisins. Ces *sinus* constituent des cavités annexes communiquant avec les fosses nasales par des orifices rétrécis dont le siège est important à connaître.

On distingue à chacune des fosses nasales quatre parois et deux orifices.

La *paroi inférieure* ou *plancher des fosses nasales*, concave transversalement, est formée par la face supérieure de l'apophyse palatine du maxillaire supérieur et la face supérieure de la lame horizontale du palatin unies par une suture transversale. En avant et tout près de la cloison se voit l'orifice supérieur du canal palatin antérieur.

La *paroi supérieure* ou *voûte* se présente sous la forme d'une longue gouttière antéro-postérieure, étroite surtout à sa partie moyenne ou ethmoïdale. On peut y distinguer quatre portions : une première, oblique en haut et en arrière, formée par l'os propre du nez et l'épine nasale du frontal ; une deuxième, horizontale, formée par la face inférieure de la lame criblée de l'ethmoïde ; une troisième, presque verticale, formée par la face antérieure du corps du sphénoïde présentant l'orifice rétréci du sinus sphénoïdal ; une quatrième, presque horizontale, formée par la face inférieure du corps du sphénoïde, en partie recouverte par l'aile du vomer, et par l'apophyse sphénoïdale du palatin ; elle renferme dans son épaisseur le canal ptérygo-palatin.

La *paroi externe* est formée par la masse latérale de l'ethmoïde, la face interne de l'apophyse ptérygoïde, la lame verticale du palatin, la face interne du maxillaire supérieur, l'os unguis et le cornet inférieur. Elle est oblique de haut en bas et de dedans en dehors et présente trois saillies osseuses, appelées *cornets*, séparées par des excavations antéro-postérieures qui sont les *méats*.

Les *cornets* sont des lames osseuses, enroulées sur elles-mêmes, qui se détachent de la paroi externe. On les désigne sous les noms de *cornet supérieur*, *moyen* et *inférieur*. Ils augmentent de longueur de haut en bas : leurs extrémités postérieures se trouvent sur une même ligne verticale, tandis que leurs extrémités antérieures sont sur une ligne oblique en bas et en avant.

Les *méats* sont compris entre les cornets et la partie correspondante de la paroi externe. Le *méat supérieur* est très petit. Quand on soulève le cornet supérieur on trouve, sur la paroi externe, un ou plusieurs orifices conduisant dans les cellules ethmoïdales postérieures. De plus, sous l'extrémité postérieure du cornet supérieur existe le trou sphéno-palatin et plus en arrière l'orifice du sinus sphénoïdal. Le *méat moyen* présente en arrière l'orifice étroit du sinus du maxillaire. En haut et en avant se trouve un large orifice, appelé *infundibulum de l'ethmoïde*, auquel fait suite un canal, le *canal fronto-nasal*, allant s'ouvrir dans le sinus frontal. Au-dessus de cet infundibulum on voit une saillie arrondie, la *bulle ethmoïdale*, puis un orifice conduisant dans les cellules ethmoïdales moyennes.

Le *méat inférieur* se trouve entre le cornet inférieur et le plancher des fosses nasales. On y trouve, sous l'extrémité antérieure du cornet, l'*orifice inférieur du canal lacrymo-nasal*.

La *paroi interne* ou *cloison* est formée par la lame perpendiculaire de l'ethmoïde et par le vomer.

L'*orifice antérieur*, triangulaire, à angles arrondis, est circonscrit par le bord inférieur des os propres du nez, le bord antérieur du maxillaire supérieur et l'épine nasale antérieure.

Les *orifices postérieurs*, au nombre de deux, ont une forme rectangulaire à grand axe oblique en bas et en avant. Ils sont circonscrits, en haut, par le corps du sphénoïde ; latéralement, par l'aile interne de l'apophyse ptérygoïde ; en bas, par la lame horizontale du palatin ; en dedans, par le bord postérieur libre du vomer.

Cavités orbitaires. Les orbites sont placées de chaque côté de la racine du nez. Chacune d'elles se présente sous la forme d'une pyramide quadrangulaire à base dirigée en avant et en dehors, à sommet dirigé en arrière et en dedans de telle sorte que l'axe de l'orbite, oblique en arrière et en dedans, prolongé en arrière rencontrerait celui du côté opposé au niveau de la selle turcique.

On distingue à chaque orbite quatre parois ou faces, une base et un sommet.

La *face supérieure* ou *voûte* est formée par la portion orbitaire du frontal et la petite aile du sphénoïde. Elle est concave transversalement et présente, dans le voisinage de la base, en dehors, la *fosse lacrymale* ; en dedans, une petite fossette où s'insère la poulie de renvoi du tendon du muscle grand oblique de l'œil. Cette voûte est mince et sépare l'orbite de la cavité cranienne.

La *paroi inférieure* ou *plancher* est formée par une partie de l'apophyse orbitaire de l'os malaire, la face supérieure du maxillaire supérieur et la face supérieure de l'apophyse orbitaire du palatin. Sur ce plancher existe, en arrière, la gouttière sous-orbitaire bientôt transformée en canal sous-orbitaire. Ce plancher est mince et sépare l'orbite du sinus du maxillaire supérieur.

La *paroi externe* est formée par la face orbitaire de la grande aile du sphénoïde, une partie de l'apophyse orbitaire de l'os malaire et en partie par l'apophyse orbitaire externe du frontal. Cette paroi est épaisse, elle répond à la fosse temporale en avant, à l'étage moyen de la base du crâne en arrière.

La *paroi interne* est très mince. Elle est constituée par la branche montante du maxillaire supérieur, l'os unguis, la lame papyracée de l'ethmoïde et une partie du corps du sphénoïde. Cette paroi est excessivement mince. Elle sépare l'orbite des sinus ethmoïdaux. A la partie antérieure de cette paroi existe la *gouttière* ou *fossette lacrymale*, formée par une partie de l'os unguis et une partie de l'apophyse montante du maxillaire supérieur. Cette gouttière se continue en bas avec le *canal lacrymo-nasal* allant s'ouvrir dans le méat inférieur. A la partie supérieure de la paroi interne se trouvent les orifices des deux conduits orbitaires.

Base. La base, quadrilatère, est constituée par un rebord osseux, le *rebord orbitaire*, dont la partie externe et l'angle inféro-externe sont refoulés en bas et en arrière. Ce rebord est constitué : en haut, par l'arcade orbitaire du frontal, présentant l'échancrure sus-orbitaire ; en dehors, par le bord concave de l'os malaire ; en bas par le maxillaire supérieur et, en dedans, par l'apophyse montante du maxillaire.

Sommet. Le sommet est occupé par le *trou optique*, orifice circulaire creusé dans la base de la petite aile du sphénoïde. En dehors de ce trou existe la *fente sphénoïdale* à direction transversale, large en dedans et rétrécie en dehors, résultant de l'écartement des deux ailes du sphénoïde. Elle fait communiquer la cavité orbitaire avec l'étage moyen de la base du crâne. Plus en avant et plus en bas, on voit la *fente sphéno-maxillaire*, fermée à l'état frais par une membrane fibreuse. Elle est limitée par la grande aile du sphénoïde, l'apophyse orbitaire de l'os malaire et le maxillaire supérieur. Elle fait communiquer la cavité orbitaire avec la fosse zygomatique.

Fosse zygomatique. On donne le nom de fosse zygomatique à l'excavation située en dessous et en dehors de l'orbite et qui est comprise entre la face inférieure de la grande aile du sphénoïde, l'aile externe de l'apophyse ptérygoïde et la tubérosité maxillaire d'une part, l'arcade zygomatique et la branche montante du maxillaire inférieur d'autre part.

En dedans et en avant de cette fosse, entre la tubérosité maxillaire et l'aile externe de l'apophyse ptérygoïde, existe la *fente ptérygo-maxillaire*, de forme triangulaire à base supérieure, conduisant dans la *fosse ptérygo-maxillaire* limitée : en dedans, par la lame verticale du palatin ; en avant, par la tubérosité maxillaire et, en arrière, par l'apophyse ptérygoïde du sphénoïde. Dans cette fosse s'ouvrent de nombreux trous : sur la paroi interne, le *trou sphéno-palatin* ; sur la paroi postérieure : le *trou grand rond*, le *canal vidien* et le *canal ptérygo-palatin ;* en bas le *canal palatin postérieur*.

Syndesmologie.

La syndesmologie comprend non seulement l'étude des *articulations* (arthrologie), mais encore l'étude de tous les *appareils ligamenteux* qui relient entre elles les différentes pièces osseuses du squelette artificiel.

Les plus importants des appareils ligamenteux interviennent comme ligaments passifs dans la constitution des articulations. Un certain nombre cependant de ligaments sont indépendants des articulations, tels les ligaments interosseux, les ligaments sacro-sciatiques, le ligament coracoïdien, acromio-claviculaire, stylo-maxillaire, sphéno-maxillaire, etc.

On désigne sous le nom d'*articulations* les diverses régions du squelette artificiel où deux ou plusieurs os se rencontrent.

Considérées au point de vue de leur constitution anatomique, les articulations se laissent subdiviser en trois groupes : les *diarthroses*, les *amphiarthroses* et les *synarthroses*.

Les *diarthroses* sont les plus parfaites de toutes les articulations. Ce qui les caractérise avant tout, c'est l'existence d'une *cavité articulaire*, cavité qui leur donne un grand degré de mobilité.

Les *synarthroses* sont les moins parfaites de toutes les articulations. Non seulement elles sont dépourvues de cavité articulaire, ce qui diminue considérablement leur degré de mobilité, mais les pièces osseuses qui les constituent présentent des bords irréguliers qui s'engrènent l'un dans l'autre, de telle sorte que l'articulation devient complètement *immobile*.

Les *amphiarthroses* établissent la transition entre les synarthroses et les diarthroses. Elles sont généralement dépourvues de cavité articulaire, ce qui les rapproche des synarthroses; mais les surfaces osseuses qui doivent se mettre en contact, tout en restant à une certaine distance l'une de l'autre, sont reliées entre elles par un tissu étranger, ce qui leur donne un certain degré de mobilité qui les rapproche des diarthroses. Quand ce tissu étranger est de nature conjonctive, l'amphiarthrose devient une *syndesmose*. Elle s'appelle *synchondrose*, quand le tissu interposé entre les surfaces osseuses est du cartilage. Elle prend le nom de *symphyse*, lorsque l'union se fait au moyen de fibro-cartilage.

Certains auteurs n'admettent que deux groupes d'articulations : les *diarthroses* ou articulations pourvues d'une cavité articulaire et les *synarthroses* ou articulations dépourvues de cavité articulaire. Ces synarthroses comprennent alors les synostoses ou sutures, les synchondroses, les syndesmoses et les symphyses.

Dans l'étude de toute *diarthrose* il faut examiner quatre points :

1) Les faces articulaires des pièces osseuses qui entrent dans sa constitution.

2) Les moyens par lesquels ces pièces restent en contact.

3) La disposition de la membrane synoviale.

4) Les mouvements dont l'articulation peut être le siège.

Les *os* sont les éléments les plus importants de toute articulation. C'est, en effet, de la forme et de la disposition des surfaces osseuses qui arrivent en contact que dépendent en grande partie les mouvements dont l'articulation peut être le siège.

Dans les diarthroses, les faces articulaires qui entrent en contact sont recouvertes d'une lame de cartilage, le *cartilage articulaire* ou *cartilage d'encroûtement*, appelé encore *cartilage diarthrodial*.

Toute diarthrose possède une cavité parfaitement close, cavité délimitée par une membrane conjonctive ou manchon fibreux reliant les faces articulaires l'une à l'autre. Ce manchon fibreux porte le nom de *capsule fibreuse* ; son épaisseur varie non seulement d'une articulation à l'autre, mais encore à différents endroits d'une même articulation. A cette capsule sont souvent annexés des *ligaments* conjonctifs destinés à la renforcer en certains points : ce sont les *ligaments passifs*. Cette capsule est environnée par des muscles dont la tonicité normale maintient les faces articulaires en contact ; ce sont les *ligaments actifs*.

Les *ligaments passifs* sont ou bien de simples épaississements de la capsule elle-même, ou bien des lames ou des bandes conjonctives indépendantes de la capsule et ayant une existence propre.

La *membrane synoviale* est une membrane séreuse qui tapisse la face profonde de la capsule fibreuse, et qui recouvre en même temps la partie des surfaces osseuses qui pénètre dans la cavité articulaire et qui n'est pas recouverte par le cartilage articulaire. Au niveau du cartilage cette membrane fait défaut. Elle commence donc au point précis où finit le cartilage articulaire, tapisse une partie plus ou moins grande de l'os, puis se réfléchit sur la face profonde de la capsule en formant des culs de sac plus ou moins profonds.

La membrane synoviale ne présente jamais d'ouvertures. Elle ferme complètement la cavité articulaire. Aux endroits où la capsule fibreuse fait défaut, la membrane synoviale fait souvent hernie en dehors du sac fibreux, en constituant une *bourse séreuse* plus ou moins volumineuse dont la cavité communique avec la cavité articulaire.

La membrane synoviale secrète un liquide spécial, clair, transparent, mais épais qui sert à lubrifier les faces articulaires. Il porte le nom de *synovie*.

Dans les *amphiarthroses* il n'y a pas de cartilage articulaire. Les surfaces osseuses sont reliées l'une à l'autre par un tissu intermédiaire : fibreux (syndesmose), cartilagineux (synchondrose) ou fibrocartilagineux (symphyse). Il n'y a pas de cavité articulaire et par conséquent pas de capsule fibreuse et pas de membrane synoviale. Il y a généralement des ligaments périphériques.

Dans les *synarthroses*, les os arrivent directement en contact ; les surfaces osseuses, généralement irrégulières, s'engrènent l'une dans l'autre. Il n'y a ni cartilage articulaire, ni capsule fibreuse, ni membrane synoviale, ni ligaments.

Articulations de la colonne vertébrale.

Les vertèbres sont unies entre elles par des articulations qui se répètent entre les différentes pièces de la colonne vertébrale en conservant partout les mêmes caractères ; ce sont les *articulations communes* à toutes les vertèbres ou *articulations vertébro-vertébrales*. Aux deux extrémités de la colonne vertébrale se trouvent des vertèbres profondément modifiées : l'atlas et l'axis d'une part, le sacrum et le coccyx d'autre part. En s'articulant entre elles, ces vertèbres modifiées donnent naissance à des *articulations propres* : articulation sacrovertébrale, articulation sacro-coccygienne et articulations coccygiennes d'une part ; articulation atloïdo-axoïdienne et articulations occipito-atloïdiennes d'autre part. Ces articulations demandent une description spéciale.

Articulations communes vertébro-vertébrales.

Deux vertèbres voisines s'articulent entre elles :

1°) par leur *corps*,

2°) par leurs *apophyses articulaires*,

3°) par leurs *lames* et

4°) par leur *apophyse épineuse*.

Articulation des corps des vertèbres, Elles forment des articulations mobiles à surfaces fixes et par conséquent des amphiarthroses.

Surfaces articulaires. Ce sont les faces supérieure et inférieure de chaque corps vertébral, faces légèrement concaves limitées par un rebord compact et saillant. Par la superposition des vertèbres ces faces délimitent des espaces lenticulaires occupés par le *ménisque interarticulaire*. Au niveau des vertèbres cervicales, plus mobiles les unes sur les autres que les vertèbres dorsales et lombaires, les faces articulaires sont légèrement concaves et convexes en sens contraire de sorte qu'il se produit là un léger emboîtement réciproque.

Moyens d'union. Les corps de deux vertèbres sont maintenus en contact par le *disque* ou *fibro-cartilage intervertébral* et par des ligaments périphériques formant les *ligaments vertébraux communs antérieur et postérieur*.

a) Disques intervertébraux. Ce sont les lames biconvexes de fibro-cartilage interposées entre les corps de deux vertèbres voisines et occupant tout l'espace laissé libre par ces derniers. Ces disques varient considérablement d'épaisseur dans les différentes régions de la colonne vertébrale. Les plus minces se trouvent entre les vertèbres dorsales supérieures, depuis la troisième jusqu'à la septième, où leur épaisseur est inférieure à 4 millimètres. Ils s'épaississent de là vers la région cervicale, où ils ont une épaisseur moyenne de 5 à 6 millim., ils s'épaississent beaucoup plus fort vers la colonne lombaire où ils peuvent atteindre une épaisseur de 15 à 20 millim. Ces disques n'ont pas une épaisseur uniforme dans toute leur étendue. Ils sont plus épais en avant qu'en arrière dans la région cervicale et la région lombaire, concourant ainsi à former, avec les vertèbres correspondantes, la courbure antérieure de la colonne cervicale et de la colonne lombaire. Ils sont, au contraire, plus épais dans leur partie postérieure au niveau des vertèbres dorsales, produisant avec ces dernières la concavité antérieure de la colonne dorsale.

Les disques sont formés par du tissu fibro-cartilagineux. La partie périphérique est constituée de lames fibreuses concentriques, formées de fibres conjonctives et de fibres élastiques dont la direction oblique est la même pour toutes les fibres d'une lame donnée ; cette direction varie d'une lame à l'autre. L'ensemble de ces couches concentriques forme l'*anneau fibreux du disque*. Au centre de chaque disque, plus près du bord postérieur que du bord antérieur, se trouve une masse molle et blanchâtre. Très développée chez l'enfant elle devient plus dure et jaunâtre chez le vieillard. Elle fait hernie sur la surface de section, horizontale ou verticale, du disque. Ce *noyau du disque*, reste de la corde dorsale, est formé de fibres conjonctives et de fibres élastiques entremêlées de cellules cartilagineuses.

b) *Ligaments périphériques*. Ces ligaments sont communs aux corps de toutes les vertèbres dont ils recouvrent la face antérieure et la face postérieure.

Le *ligament vertébral commun antérieur* ou *grand surtout ligamenteux antérieur* est une longue membrane nacrée, rétrécie en haut et élargie en bas, qui s'étend depuis le tubercule antérieur de l'atlas jusqu'à la face antérieure du sacrum. Dans la partie cervicale, il recouvre la face antérieure des corps vertébraux et s'y présente sous la forme d'un cordon assez mince compris entre les muscles longs du cou. Ce ligament s'élargit considérablement dans la région dorsale et dans la région lombaire, où il est généralement divisé par des vaisseaux sanguins et une partie médiane et deux parties latérales. Au niveau des corps des premières vertèbres lombaires, il est renforcé par les parties tendineuses des piliers du muscle diaphragme. Les fibres constituantes de cette lame fibreuse ne s'étendent pas d'une manière continue depuis l'atlas jusqu'au sacrum. Elles sont beaucoup plus courtes, chacune d'elles dépasse rarement la longueur de trois vertèbres. Il résulte de là qu'à chaque corps vertébral se terminent un certain nombre de ces fibres en même temps que d'autres y prennent naissance.

Le *ligament vertébral commun postérieur* ou *grand surtout ligamenteux postérieur* est situé dans le canal rachidien, le long de la face postérieure des corps des vertèbres et des ménisques intervertébraux. Il s'étend depuis l'apophyse basilaire de l'os occipital jusqu'au sacrum. Contrairement au ligament antérieur, qui s'insère aux ménisques interarticulaires et à toute l'étendue de la face antérieure des corps vertébraux, le ligament postérieur s'insère uniquement aux ménisques interarticulaires et aux bords voisins des deux vertèbres, tandis qu'il passe comme un pont au niveau du corps, laissant là un intervalle libre occupé par des plexus veineux. Ce ligament s'élargit d'ailleurs au niveau des ménisques et se rétrécit au niveau des corps des vertèbres de telle sorte que ses bords latéraux sont festonnés.

Articulation des apophyses articulaires. Ce sont des articulations mobiles à surfaces libres, par conséquent des diarthroses.

Surfaces articulaires. Planes pour les vertèbres cervicales et dorsales, les faces articulaires des vertèbres lombaires sont concaves pour les apophyses supérieures et convexes pour les apophyses inférieures. Ces faces sont concordantes et recouvertes de cartilage.

Moyens d'union. Les faces articulaires sont maintenues en contact par une *capsule fibreuse.* Celle-ci s'insère sur le pourtour des faces articulaires. La face profonde est tapissée par une *membrane synoviale.* Cette capsule est assez lâche au niveau des vertèbres cervicales, elle est plus serrée aux vertèbres dorsales et lombaires où elle est renforcée du côté interne par le ligament jaune voisin.

Mouvements. Les mouvements de glissement sont peu étendus et limités par la capsule fibreuse.

Articulation des lames. Ce sont des articulations mobiles à surfaces fixes, par conséquent des amphiarthroses.

L'union entre deux lames voisines se fait par deux *ligaments jaunes* formés de fibres élastiques. Ces ligaments sont placés de chaque côté de la ligne médiane et viennent combler l'espace laissé libre entre les lames de deux vertèbres voisines. Chacun de ces ligaments s'insère sur la partie moyenne de la face antérieure de la lame supérieure et se termine au bord supérieur de la lame de la vertèbre sous-jacente. Il s'étend, *en dehors,* jusqu'à l'articulation des apophyses articulaires correspondantes, dont il renforce la capsule fibreuse. Il s'étend, *en dedans,* jusqu'à la base de l'apophyse épineuse où il est séparé du ligament jaune du côté opposé par une petite fente verticale donnant passage à des vaisseaux.

Articulation des apophyses épineuses. Ce sont des articulations mobiles à surfaces fixes, par conséquent des amphiarthroses.

Comme *moyens d'union* entre deux apophyses épineuses voisines on trouve le *ligament interépineux* et le *ligament surépineux.*

Le *ligament interépineux* se présente comme une cloison fibreuse, occupant l'espace laissé libre entre deux apophyses voisines ; il s'insère au bord inférieur de l'apophyse épineuse supérieure et au bord supérieur de l'apophyse épineuse inférieure, en arrière il se continue avec le ligament surépineux et s'étend, en avant, jusqu'à l'angle de réunion des deux ligaments jaunes.

Le *ligament surépineux*, bord postérieur épaissi du ligament interépineux, se trouve tendu entre le sommet des apophyses épineuses des vertèbres dorsales et lombaires. Dans la région cervicale il se présente comme une lame fibreuse, triangulaire, à base supérieure, étendue comme une cloison entre les muscles de la nuque. C'est le *ligament de la nuque*. Il s'insère, en haut, à la protubérance occipitale externe et à la crête occipitale voisine, de là il se dirige en bas pour aller s'insérer au sommet bifurqué des apophyses épineuses des vertèbres cervicales, depuis la deuxième jusqu'à la septième.

Articulations propres à quelques vertèbres.

Articulation sacro-vertébrale. C'est l'articulation qui se passe entre la face inférieure du corps de la cinquième vertèbre lombaire et la base du sacrum. Elle ressemble en tous points à une articulation vertébrovertébrale. Elle présente :

1°) un *ménisque intervertebral*, plus épais en avant qu'en arrière de manière à accentuer encore l'angle sacro-vertébral,

2°) une partie du *grand surtout ligamenteux antérieur* et *postérieur*.

3°) l'articulation des *apophyses articulaires*,

4°) les *ligaments jaunes* unissant les lames de la cinquième vertèbre lombaire au pourtour postérieur de l'orifice supérieur du canal sacré.

5°) le *ligament interépineux* avec le *ligament surépineux* correspondants.

Cette articulation est renforcée par un ligament latéral que l'on décrit communément avec l'articulation sacro-iliaque : le *ligament ilio-lombaire* tendu entre l'apophyse transverse de la cinquième vertèbre lombaire et la crête de l'os coxal.

Articulation sacro-coccygienne. Elle se passe entre le sommet du sacrum et la base du coccyx. C'est une amphiarthrose.

Surfaces articulaires. Le sommet du sacrum présente la face inférieure du corps de la cinquième vertèbre sacrée. Elle affecte la forme d'une petite surface articulaire, oblongue transversalement et légèrement convexe. La base du coccyx présente la face articulaire supérieure du corps de la première vertèbre coccygienne, face oblongue, transversalement et légèrement concave.

Moyens d'union. Comme moyen d'union nous trouvons un *ligament interosseux*, l'homologue d'un ménisque interarticulaire, qui permet au coccyx de se mouvoir sur le sacrum dans le sens antéro-postérieur, mais qui peut être envahi plus ou moins rapidement (vers l'âge de 40 à 50 ans) par un travail d'ossification l'unissant intimement au sacrum.

Sur la face antérieure de l'articulation on trouve le *ligament sacro-coccygien antérieur*, l'homologue du grand surtout ligamenteux antérieur. La face postérieure présente un ligament profond et un ligament superficiel. Le *ligament sacro-coccygien postérieur et profond* passe de la face postérieure du corps de la cinquième vertèbre sacrée sur la face postérieure du corps de la première vertèbre coccygienne ; c'est l'homologue du grand surtout ligamenteux postérieur.

Le *ligament sacro-coccygien postérieur superficiel* se présente sous la forme d'une large membrane fibreuse tendue entre l'extrémité inférieure de la crête sacrée et le pourtour postérieur de l'orifice inférieur du canal sacré jusque sur la face postérieure du coccyx, en fermant l'orifice inférieur du canal sacré. Il représente à ce niveau le ligament interépineux, le ligament surépineux et les ligaments jaunes des autres vertèbres.

Articulation médio-coccygienne. Les différentes pièces du coccyx, indépendantes dans le jeune âge, s'unissent bientôt les unes aux autres par un travail d'ossification précoce qui envahit les disques intervertébraux rudimentaires. Il n'en est pas de même du ménisque intervertébral unissant la première vertèbre coccygienne à la deuxième. Ce ménisque résiste plus longtemps à l'ossification que celui des vertèbres voisines, même que celui de l'articulation sacro-coccygienne, de telle sorte que la pointe du coccyx reste plus longtemps mobile sur la première vertèbre coccygienne que sur le sommet du sacrum en constituant l'*articulation médio-coccygienne*.

Articulations de la tête avec la colonne vertébrale.

L'extrémité supérieure de la colonne vertébrale présente deux vertèbres profondément modifiées : l'*atlas* et l'*axis*. Ces vertèbres s'articulent entre elle en même temps qu'avec l'os occipital en donnant naissance à trois groupes d'articulations :

1º) les articulations occipito-atloïdiennes,

2º) les articulations atloïdo-axoïdiennes et

3º) les articulations occipito-axoïdiennes.

Articulations occipito-atloïdiennes. L'atlas s'articule avec l'os occipital :
1º) par ses *masses latérales*, 2º) par son *arc antérieur* et 3º par son *arc postérieur*.

Les masses latérales de l'atlas s'articulent avec les condyles
occipitaux en formant l'*articulation occipito-atloïdienne proprement dite* ;
c'est une articulation mobile à surfaces libres ou une diarthrose.

Surfaces articulaires. Du côté de l'occipital on trouve deux condyles ou surfaces convexes, à grand axe antéro-postérieur un peu
oblique en arrière et en dehors. L'atlas présente deux cavités glénoïdes
à grand axe parallèle à celui des condyles. Ces faces articulaires sont
recouvertes de cartilage *(Condylarthrose).*

Moyens d'union. Ces faces sont maintenues en contact par une
capsule fibreuse, lâche en avant et en arrière, plus serrée en dedans et
en dehors et renforcée, sur sa face externe, par quelques faisceaux
fibreux. La face profonde de cette capsule est tapissée par une *membrane synoviale.*

Mouvements. C'est dans l'articulation occipito-atloïdienne que se
passent les mouvements de flexion et d'extension de la tête, mouvements pendant lesquels l'atlas semble faire corps commun avec le
reste de la colonne cervicale.

Ligaments occipito-atloïdiens. Le bord supérieur de l'arc antérieur
de l'atlas est uni au pourtour antérieur du trou occipital par une membrane fibreuse, mince latéralement et épaisse sur la ligne médiane : la
membrane obturatrice antérieure ou *ligament occipito-atloïdien antérieur
profond.* Au-devant de ce ligament on trouve, sur la ligne médiane, un
cordon fibreux tendu entre le tubercule antérieur de l'atlas et le pourtour antérieur du trou occipital ; c'est le *ligament occipito-atloïdien antérieur superficiel* que l'on peut considérer comme l'extrémité supérieure
du grand surtout ligamenteux antérieur de la colonne vertébrale.

Le bord supérieur de l'arc postérieur de l'atlas est uni au pourtour postérieur du trou occipital par une mince lamelle fibreuse,
appelée *membrane obturatrice postérieure* ou *membrane occipito-atloïdienne.* Elle se confond, en dehors, avec la capsule fibreuse de l'articulation occipito-atloïdienne proprement dite et présente, à ce niveau, un

7 (I)

orifice donnant passage à l'artère vertébrale et au premier nerf cervical.

Articulations atloïdo-axoïdiennes. L'atlas est uni à l'axis par son apophyse odontoïde, *articulation atloïdo-odontoïdienne* ; par ses faces articulaires, *articulation atloïdo-axoïdienne proprement dite* et par des *ligaments atloïdo-axoïdiens.*

1°) *Articulation atloïdo-odontoïdienne.* C'est l'articulation qui se passe entre l'apophyse odontoïde de l'axis et l'arc antérieur de l'atlas.

Surfaces articulaires. L'apophyse odontoïde présente, sur sa face antérieure, une petite facette articulaire convexe qui est reçue dans une petite facette concave que présente la face postérieure de l'arc antérieur de l'atlas. Ces faces sont recouvertes de cartilage. Elles sont réunies par une mince *capsule fibreuse* tapissée par une *membrane synoviale.*

La face postérieure de l'apophyse odontoïde présente encore une petite surface articulaire convexe, qui répond à une surface concave existant sur la face antérieure du ligament transverse.

Moyens d'union. Le principal moyen d'union est représenté par le *ligament transverse*, ligament très fort, aplati d'avant en arrière, tendu entre les deux masses latérales de l'atlas et qui, en passant derrière l'apophyse odontoïde, forme avec l'arc antérieur de l'atlas un anneau ostéo-fibreux dans lequel est reçue et dans lequel pivote l'apophyse odontoïde. Ce ligament transverse s'insère, de chaque côté, à un tubercule saillant de la face interne de la masse latérale.

En passant derrière l'apophyse odontoïde il présente, sur sa face antérieure, une petite surface articulaire concave recouverte de cartilage, destinée à s'articuler avec une surface convexe de l'apophyse odontoïde. Ces deux surfaces articulaires sont unies par une capsule fibreuse dont la face profonde est tapissée par une membrane synoviale.

Du bord supérieur de ce ligament transverse part une languette fibreuse, qui va s'insérer sur la face supérieure de l'apophyse basilaire dans le voisinage du trou occipital. Le bord inférieur du ligament transverse, plus rétréci que le bord supérieur et exerçant ainsi un léger étranglement sur le col de l'apophyse odontoïde, présente vers son milieu une petite languette fibreuse qui va s'insérer sur la face postérieure du corps de l'axis. Le ligament transverse se trouve ainsi transformé en *ligament cruciforme*.

2° *Articulation atloïdo-axoïdienne proprement dite*. Elle se passe, de chaque côté, entre la face inférieure de la masse latérale de l'atlas et l'apophyse articulaire supérieure correspondante de l'axis. Ces faces sont planes et recouvertes de cartilage. Elles sont unies l'une à l'autre par une *capsule fibreuse* assez lâche, dont la face profonde se trouve tapissée par une *membrane synoviale*.

Ligament atloïdo-axoïdien antérieur. C'est une lame fibreuse tendue entre le bord inférieur de l'arc antérieur de l'atlas et la face antérieure du corps de l'axis.

Le *ligament atloïdo-axoïdieu postérieur* est une lame fibreuse tendue entre le bord inférieur de l'arc postérieur de l'atlas et le bord supérieur des lames de l'axis.

Mouvements. Nous avons vu que les mouvements de flexion et d'extension de la tête se passent dans les articulations occipito-atloïdiennes proprement dites, l'atlas faisant alors corps commun avec le reste de la colonne vertébrale. Les mouvements de rotation de la tête sur la colonne vertébrale se passent essentiellement dans les articulations atloïdo-axoïdiennes. Pendant ces mouvements l'atlas se détache en quelque sorte de la colonne vertébrale pour faire corps commun avec la tête. La tête unie à l'atlas pivote autour de l'apophyse odontoïde de l'axis, en même temps que les faces articulaires inférieures de l'atlas glissent sur les faces articulaires supérieures de l'axis. Ces mouvements sont limités, ainsi que nous le verrons tantôt, par les *ligaments occipito-odontoïdiens latéraux*. Outre ces mouvements de flexion et d'extension et les mouvements de rotation, la tête peut encore s'incliner latéralement sur la colonne vertébrale. Ces mouvements se passent en majeure partie dans la colonne cervicale.

3° *Articulations occipito-axoïdiennes*. L'os occipital est uni à l'apophyse odontoïde de l'axis par des *ligaments occipito-odontoïdiens ;* il est encore uni à la face postérieure du corps de l'axis par une *membrane occipito-axoïdienne*.

Les *ligaments occipito-odontoïdiens* sont au nombre de trois : un médian et deux latéranx. Le ligament médian, très grêle, part du sommet de l'apophyse odontoïde pour se terminer à la face antérieure de l'apophyse basilaire, immédiatement au-devant du trou occipital.

C'est une espèce de ligament suspenseur de l'apophyse odontoïde.

Le *ligament occipito-axoïdien latéral*, court, fort et cylindroïde, part du versant latéral que présente le sommet de l'apophyse odontoïde ; de là il se dirige en dehors et un peu en haut pour aller s'insérer sur la face interne du condyle occipital. Ce sont ces ligaments latéraux qui limitent le mouvement de rotation de la tête autour de l'apophyse odontoïde de l'axis.

La *membrane occipito-axoïdienne* est une membrane épaisse, recouvrant le ligament cruciforme et les ligaments occipito-odontoïdiens. Elle s'étend depuis la face supérieure de l'apophyse basilaire de l'os occipital jusqu'au bord inférieur du corps de l'axis. Cette membrane est recouverte à son tour par la partie supérieure du grand surtout ligamenteux postérieur.

La colonne vertébrale en général.

La colonne vertébrale se présente comme une longue colonne osseuse, formée par la superposition des 24 vertèbres, du sacrum, du coccyx, ainsi que de tous les ménisques intervertébraux correspondants. Cette colonne présente sa plus grande largeur au niveau de la base du sacrum, où elle mesure environ 11 centimètres, de là elle se rétrécit rapidement jusqu'à la pointe du coccyx. Au-dessus du sacrum la colonne se rétrécit également, suivant son diamètre transversal, sur toute la hauteur de la région lombaire et la plus grande partie de la région dorsale. A partir de la région dorsale moyenne le diamètre transversal (corps et apophyses transverses) augmente jusqu'à la première vertèbre dorsale, pour diminuer de nouveau lentement jusqu'au niveau de l'axis.

Mesurée depuis le bord supérieur de l'atlas jusqu'à la pointe du coccyx, par deux lignes horizontales passant à ces niveaux, elle atteint, en moyenne, une hauteur de 70 à 72 centimètres chez l'homme et 60 centimètres chez la femme. Si on la mesure suivant les courbures antéro-postérieures de la colonne, sa longueur atteint environ 77 à 78 centimètres chez l'homme et 66 à 68 centimètres chez la femme.

Direction. La colonne vertébrale n'est pas une tige rectiligne et elle ne pourrait pas l'être ; si elle l'était, tout choc transmis jusqu'à elle retentirait péniblement sur les organes nerveux délicats qu'elle abrite.

Examinée chez l'adulte elle présente quatre courbures dans le plan sagittal : une courbure convexe en avant dans la région cervicale ou *courbure cerviale*, une courbure concave en avant dans la région dorsale ou *courbure thoracique*, une convexité antérieure plus forte dans la région lombaire, la *courbure lombaire* plus prononcée chez la femme, se terminant brusquement par l'*angle sacro-vertébral* auquel fait suite la *courbure pelvienne*. Ces courbures de la colonne vertébrale rendent la colonne plus élastique et amortissent les chocs.

Les courbures de la colonne subissent de légères modifications dans le cours de la vie. Elles existent toutes au moment de la naissance. Elles s'accentuent chez l'enfant pendant les premières années de la vie, d'abord la courbure cervicale par suite du redressement de la tête, ensuite la courbure lombaire, lorsque l'enfant commence à marcher, par suite du redressement du tronc.

Chez le vieillard la colonne vertébrale diminue quelque peu de longueur par suite de l'affaissement des disques intervertébraux.,

Outre ces courbures dans le plan sagittal, la colonne vertébrale présente encore, chez l'adulte, dans sa portion thoracique, une *courbure latérale* à convexité tournée à droite. Cette courbure latérale serait due, d'après les uns, à la prédominance d'action du membre supérieur droit ; d'après les autres, à l'existence de la crosse de l'aorte sur la face latérale gauche de la colonne dorsale.

Conformation extérieure. Vue dans son ensemble la colonne vertébrale offre à étudier quatre faces.

La *face antérieure* est constituée, dans sa portion pelvienne, par la face antérieure du sacrum et du coccyx présentant les trous sacrés antérieurs, les crêtes sacrées, traces d'union des vertèbres primitives, et l'articulation sacro-coccygienne ; dans la portion lombaire et dorsale elle présente la série des corps vertébraux avec les disques intervertébraux correspondants, limités en arrière par les trous intervertébraux. Sur cette partie de sa longueur, la colonne est large au niveau des disques tandis qu'elle se rétrécit légèrement au niveau des corps vertébraux. Dans la portion cervicale, la colonne paraît s'élargir par suite des apophyses transverses qui se trouvent sur la face latérale des corps vertébraux. A ce niveau la face antérieure présente donc la série des corps vertébraux et des disques correspondants, en dehors de ces corps se trouve une gouttière longitudinale limitée par la série des tubercules antérieurs des apophyses transverses. Ces tubercules s'arrêtent brusquement à la sixième vertèbre cervicale, parce que l'apophyse transverse de la septième vertèbre est quelque peu atrophiée et déjetée en dehors. Le tubercule antérieur de la sixième vertèbre, plus saillant déjà par lui-même que celui des vertèbres sus-jacentes, proémine donc sensiblement à ce niveau. Il porte le nom de *tubercule carotidien* ou *tubercule de Chassaignac.*

La *face postérieure* de la colonne vertébrale présente, sur la ligne médiane, la série des apophyses épineuses longée, de chaque côté, par une gouttière longitudinale, la *gouttière vertébrale.* Celle-ci est limitée, en dedans, par la face latérale des apophyses épineuses et des ligaments interépineux ; en avant, par la face postérieure des lames unies l'une à l'autre par les ligaments jaunes ; en dehors, par les apophyses transverses dans la région cervicale et dorsale, par les apophyses costiformes dans la région lombaire et les tubercules sacrés externes le long du sacrum. Dans ces deux dernières régions, la gouttière vertébrale est divisée en deux par la série des apophyses articulaires se continuant en bas avec les tubercules homologues des vertèbres sacrées.

Le *canal rachidien,* formé par la superposition des trous vertébraux, occupe toute l'étendue de la colonne vertébrale, en arrière des corps des vertèbres et des ménisques intervertébraux. Il est fermé, en arrière, par les lames des vertèbres et les ligaments jaunes correspondants. Ces lames sont imbriquées les unes sur les autres à la région cervicale et à la région dorsale. Elles laissent entre elles un espace assez notable, fermé par le ligament jaune, entre les vertèbres lombaires, espace à travers lequel on peut pénétrer dans la cavité rachidienne et que l'on utilise pour la ponction lombaire.

Latéralement le canal rachidien présente les orifices des trous de conjugaison. En haut il communique, par le trou occipital, avec la cavité cranienne. En bas il se rétrécit dans l'épaisseur du sacrum, pour se transformer en gouttière au niveau des vertèbres sacrées inférieures, gouttière fermée par le ligament sacro-coccygien postérieur superficiel.

Mouvements de la colonne vertébrale. Il résulte de la description que nous venons de faire des différentes articulations qui se passent entre deux vertèbres voisines, que, abstraction faite des articulations entre la colonne vertébrale et le crâne, les mouvements doivent être excessivement limités dans chacune des articulations vertébro-vertébrales.

Mais toutes les pièces vertébrales superposées — unies les unes aux autres par les ménisques intervertébraux, les ligaments jaunes élastiques, les ligaments interépineux, surépineux et vertébraux communs ainsi que par les capsules fibreuses des articulations unissant les apophyses articulaires — donnent naissance à une colonne continue qui présente, dans son ensemble, des mouvements étendus de flexion, d'extension, d'inclinaison latérale, de rotation et de circumduction, mouvements qui ne sont que la résultante des mouvements excessivement limités pouvant se passer entre deux vertèbres voisines.

Flexion. Dans la *flexion* de la colonne vertébrale, les bords antérieurs des corps vertébraux tendent à se rapprocher par compression des ménisques, en même temps les apophyses articulaires et les lames s'écartent les unes des autres pendant que les apophyses articulaires glissent l'une sur l'autre. Ce mouvement est limité par la résistance des ligaments. Ce qui le favorise, c'est l'épaisseur des disques et la laxité de l'appareil ligamenteux.

Extension. Dans l'*extension*, la compression du ménisque se fait dans sa partie voisine du canal rachidien ; ce mouvement est limité par la résistance du grand surtout ligamenteux antérieur et par la rencontre des apophyses épineuses et des lames.

Ces mouvements de flexion et d'extension sont les plus étendus dans la région cervicale inférieure et dans la région lombaire inférieure. Ils sont presque nuls dans la région thoracique.

La flexion de la colonne est essentiellement un mouvement actif, dans lequel la contraction des muscles a à vaincre la résistance qu'opposent les disques intervertébraux à la compression et la résistance des ligaments jaunes à l'écartement. Une fois le mouvement de flexion produit, le redressement de la colonne est en grande partie passif, vu l'élasticité des ligaments jaunes et des disques.

Inclinaison latérale. Elle est le plus prononcée aux vertèbres cervicales, elle est très faible entre les vertèbres dorsales supérieures, pour augmenter de nouveau au niveau des vertèbres lombaires.

Torsion de la colonne sur son axe. Ce mouvement est encore le plus proncée le long des vertèbres cervicales. Il est nul au niveau des vertèbres dorsales supérieures, se montre assez fort au niveau des vertèbres dorsales inférieures, pour disparaître complètement le long de la colonne lombaire où la disposition des apophyses articulaires s'oppose à tout mouvement dans ce sens.

Articulations du thorax.

Les côtes s'articulent : 1° avec les vertèbres dorsales en formant les *articulations costo-vertébrales* ;

2°) avec le bord latéral du sternum en formant les articulations *costo-sternales*.

Articulations costo-vertébrales.

L'extrémité postérieure de la côte présente une *tête*, un *col* et une *tubérosité*. La tête s'articule avec la face latérale des corps des vertèbres : *articulation costo-vertébrale proprement dite*. Le col et la tubérosité s'articulent avec l'apophyse transverse en formant les *articulations costo-transversaires*.

Articulations costo-vertébrales proprement dites. Ces articulations se passent entre les têtes des côtes et les faces latérales des vertèbres dorsales. Ce sont des articulations mobiles à surfaces libres ou des diarthroses.

Surfaces articulaires. La tête de chaque côte présente deux facettes articulaires planes, séparées par une crête antéro-postérieure. La face latérale de chaque vertèbre dorsale présente, au niveau de son bord supérieur et de son bord inférieur, une demi-facette oblique. Par la superposition des vertèbres, les facettes de deux vertèbres voisines délimitent une dépression anguleuse dont le fond est occupé par le ménisque interarticulaire. Ces facettes sont recouvertes de cartilage. Il n'y a d'exception que pour la première, la onzième et la douzième côtes, dont la tête présente une facette articulaire plane correspondant à une facette plane des vertèbres correspondantes.

Moyens d'union. La tête de chaque côte est maintenue en contact avec les faces articulaires des vertèbres par une *capsule fibreuse* mince, renforcée par le *ligament rayonné antérieur* et par un *ligament interosseux*.

Le *ligament rayonné antérieur* part de la tête de la côte pour s'étaler sur la face latérale des deux vertèbres et le disque intervertébral correspondant.

Le *ligament interosseux* part de la crête osseuse de la tête pour se continuer avec le disque intervertébral. Il divise la cavité articulaire en deux cavités distinctes, excepté pour les articulations de la première, de la onzième et de la douzième côte où le ligament interosseux fait défaut.

Synoviale. La face profonde de la capsule fibreuse est tapissée par une membrane synoviale.

Articulations costo-transversaires. Elles comprennent l'articulation de la tubérosité avec le sommet de l'apophyse transverse et l'articulation du col de la côte avec la face antérieure de la même apophyse.

L'articulation de la tubérosité de la côte avec le sommet de l'apophyse transverse est une articulation mobile, à surfaces libres.

Surfaces articulaires. La tubérosité de la côte est formée de deux parties : une facette inférieure et interne articulaire, légèrement convexe, et une facette supérieure et externe, rugueuse, donnant insertion à un ligament. Le sommet de l'apophyse transverse présente. sur sa face antérieure, une petite facette articulaire concave.

Moyens d'union. Une capsule fibreuse, mince, dont la face profonde est tapissée par une membrane synoviale, réunit l'une à l'autre les deux facettes articulaires.

Cette capsule est renforcée, en arrière et en dehors, par un ligament très fort, oblique en haut et en dehors, partant du sommet de l'apophyse pour aller s'insérer sur la partie supéro-externe rugueuse de la tubérosité : c'est le *ligament costo-transversaire postérieur.*

Le col de la côte s'articule avec la face antérieure de l'apophyse transverse (*articulation cervico-transversaire*) en formant une articulation mobile à surfaces fixes, c'est-à-dire une amphiarthrose. Plusieurs ligaments interviennent dans cette articulation :

1°) Un *ligament interosseux* (ligament costo-transversaire interosseux ou cervico-transversaire interosseux) occupant l'espace laissé libre entre la face antérieure de l'apophyse transverse et la face postérieure du col.

2°) Le *ligament du col de la côte supérieur et anterieur*, ligament de forme losangique s'insérant sur le bord supérieur du col de la côte, pour aller se terminer au bord inférieur de l'apophyse transverse susjacente. Le bord interne de ce ligament limite, avec le corps de la vertèbre, un orifice par où passe la branche antérieure du nerf spinal au sortir du trou de conjugaison.

3°) Le *ligament du col de la côte supérieur et postérieur*, ligament grêle qui part de la partie supérieure de la face postérieure du col vers le bord inférieur de l'apophyse transverse et la partie voisine de la lame de la vertèbre placée au-dessus.

4°) Le *ligament costo-tranversaire inférieur* reliant le bord inférieur du col au bord inférieur de l'apophyse transverse correspondante.

Ces articulations du col et de la tubérosité font complètement défaut aux deux dernières côtes.

Articulations costo-sternales.

Chaque côte est formée d'une partie postérieure osseuse et d'une partie antérieure cartilagineuse. On décrit quelquefois des articulations *costo-chondrales* se passant au point de réunion de la partie osseuse avec la partie cartilagineuse. Mais ces articulations n'existent pas. La côte a été primitivement cartilagineuse dans toute son étendue. L'ossification qui est survenue ensuite n'a envahi qu'une partie de la côte cartilagineuse, mais cela n'empêche que chaque côte reste, chez l'adulte, une pièce unique formée de deux parties se continuant directement l'une avec l'autre. Il ne nous reste donc à décrire que les articulations de ces côtes ainsi comprises avec le bord latéral du sternum : *articulations sterno-costales* (appelées quelquefois aussi *chondro-sternales*).

Ces articulations n'existent qu'aux côtes sternales ou vraies côtes à l'exception toutefois de la première. Elles se passent entre le sommet libre du cartilage costal et le bord latéral du sternum.

Surfaces articulaires. Le bord latéral du sternum présente six dépressions anguleuses séparées par les échancrures intercostales. L'extrémité libre de la côte présente deux petites facettes articulaires séparées par une crête saillante.

Moyens d'union. Il y a une capsule fibreuse, un ligament interosseux et des ligaments périphériques.

La *capsule fibreuse* est mince et tapissée par une membrane synoviale.

Le *ligament interosseux* s'étend de la crête de la côte au fond de la dépression sternale en divisant en deux la cavité articulaire.

Le *ligament rayonné antérieur* s'insère sur la face antérieure du cartilage costal, de là ses fibres vont en divergeant s'insérer sur la face antérieure du sternum.

Le *ligament rayonné postérieur*, beaucoup plus grêle, relie la face postérieure du cartilage costal à la face postérieure du sternum.

Du cartilage de la sixième et de la septième côtes partent des fibres tendineuses qui se rendent sur la face antérieure de l'appendice xiphoïde où elles s'entrecroisent avec celles du côté opposé ; elles forment le *ligament chondro-xiphoïdien*.

La première côte ne s'articule pas avec le sternum, mais le cartilage de cette côte, souvent ossifié, se continue directement avec le sternum, sans cavité articulaire.

Articulations des cartilages costaux entre eux.

Le cartilage costal de la huitième, de la neuvième et de la dixième côtes n'arrive pas jusqu'au bord latéral du sternum ; ce sont des côtes asternales. L'extrémité antérieure de chacun de ces cartilages va se réunir avec le bord inférieur du cartilage sus-jacent, en formant ainsi le rebord cartilagineux du thorax En arrivant dans le voisinage l'un de l'autre, ces cartilages s'élargissent quelque peu et s'articulent entre eux par leurs bords, en formant des articulations mobiles à surfaces libres ; l'une existe entre le bord supérieur de la septième et le bord inférieur de la sixième côte ; une deuxième et une troisième se passent entre la septième et la huitième et entre la huitième et la neuvième côtes. Quelquefois même on en observe une quatrième entre la neuvième et la dixième côtes. Ces bords articulaires sont maintenus en contact par une capsule fibreuse dont la face profonde est tapissée par une membrane synoviale.

Mouvement des côtes.

Les côtes forment, avec la colonne vertébrale et avec les bords latéraux du sternum, des *articulations combinées*, c'est-à-dire des articulations qui interviennent toutes jusqu'à un certain degré dans tous les mouvements de déplacement des côtes. Ces mouvements des côtes sont intimement liés à la fonction de respiration; leur but unique est, en effet, de dilater et de resserrer alternativement la cage thoracique. Ces mouvements de dilatation et de resserrement de la cage thoracique retentissent sur les poumons qui, par leur face externe, se trouvent appliqués sur la face interne des côtes dont ils suivent tous les mouvements, grâce au vide qui existe dans les deux sacs pleuraux.

Lors de la dilatation de la *cage thoracique* les côtes exécutent deux mouvements : un mouvement d'élévation dans le plan sagittal qui agrandit le diamètre antéro-postérieur du thorax, et un mouvement d'élévation suivant le plan transversal qui agrandit le diamètre transversal. Ces deux mouvements s'exécutent l'un à la suite de l'autre.

Normalement et au repos les côtes sont inclinées par rapport à l'axe de la colonne vertébrale. Cette inclinaison existe dans le plan antéro-postérieur de telle sorte que chaque côte forme, dans ce plan et avec la colonne vertébrale, un angle aigu ouvert en bas. Lors du mouvement d'inspiration, les muscles inspirateurs soulèvent les côtes.

Ils les écartent donc de la colonne vertébrale en agrandissant l'angle inférieur. Ce mouvement s'exécute suivant une ligne fictive passant par les deux articulations costo-vertébrales et costo-transversaires. Cette ligne est oblique en avant et en dedans. Lorsque la côte se soulève suivant cet axe, son extrémité antérieure s'écarte donc non seulement de la colonne vertébrale suivant un plan antéro-postérieur, mais elle tend encore à s'écarter de la ligne médiane. Son extrémité antérieure étant reliée au sternum, celui-ci est entraîné dans le mouvement d'ascension qu'il limite bientôt.

Lorsque le mouvement d'ascension du sternum a atteint sa limite, l'extrémité antérieure de la côte devient point fixe comme son extrémité postérieure. Les muscles inspirateurs qui prennent leur point mobile sur les côtes continuant à se contracter, les côtes vont présenter un mouvement de bascule suivant une ligne antéro-postérieure unissant leurs deux extrémités. Suivant le plan sagittal les côtes sont, en effet, également inclinées en bas. Si la partie moyenne des côtes se soulève, elle tend à s'écarter de la ligne médiane et, en le faisant, agrandit donc le diamètre transversal de la cage thoracique.

Le thorax en général.

Le thorax, véritable cage ostéo-cartilagineuse, est formé par la partie dorsale de la colonne vertébrale en arrière, par les côtes latéralement, par les cartilages costaux et le sternum en avant.

Les corps des vertèbres dorsales font saillie dans la cavité thoracique produisant, de chaque côté, une gouttière large et profonde, la *gouttière costo-vertébrale*, occupée par le bord postérieur des poumons.

Le thorax se présente sous la forme d'un cône aplati d'avant en arrière, à base antérieure et inférieure et à sommet supérieur. La base est coupée obliquement d'avant en arrière et de haut en bas. Elle est limitée en arrière par la douzième vertèbre dorsale ; en avant, par l'appendice xiphoïde, et sur les côtés, par le bord inférieur de la douzième côte, la pointe de la onzième et le bord inférieur des cartilages de la dixième, neuvième, huitième et septième côtes.

Le sommet du thorax est coupé obliquement d'arrière en avant et de haut en bas. Il présente l'orifice supérieur du thorax, limité : en arrière, par le corps de la première vertèbre dorsale ; en avant, par la fourchette du sternum et latéralement par le bord interne de la première côte.

Articulations du membre supérieur.

Articulations des os de la ceinture scapulaire.

La clavicule s'articule, par son extrémité interne, avec le sternum en formant l'*articulation sterno-claviculaire* ; elle s'articule par son extrémité externe avec l'acromion : *articulation acromio-claviculaire* ; elle s'articule encore avec l'apophyse coracoïde de l'omoplate en formant l'*articulation coraco-claviculaire*.

Articulation sterno-claviculaire. C'est une articulation mobile à surfaces libres et par conséquent une diarthrose.

Surfaces articulaires. L'extrémité interne de la clavicule, ou tête de la clavicule, présente une face articulaire triangulaire, empiétant un peu sur la face inférieure de l'os, face articulaire qui est convexe de haut en bas et légèrement concave d'avant en arrière.

La face articulaire du sternum, allongée de haut en bas, est concave dans ce sens et légèrement convexe d'avant en arrière.

Ces deux faces articulaires, recouvertes de cartilage, n'ont pas les mêmes dimensions : la face claviculaire dépasse en tous sens la face sternale, surtout en haut et en avant. Une diarthrose ainsi constituée, c'est-à-dire dont les faces articulaires sont concaves et convexes en sens contraire, porte le nom d'*articulation par emboîtement réciproque*.

Les faces n'arrivent cependant pas directement au contact l'une avec l'autre. Elles sont séparées complètement par une *lame de fibro-cartilage*, mince au centre et épaisse à la périphérie.

D'après certains auteurs, ce fibro-cartilage aurait pour but d'établir une concordauce parfaite entre les deux surfaces articulaires. D'autres estiment cependant, et avec raison me semble-t-il, que cette concordance existe et que le ménisque interarticulaire représente ici un organe rudimentaire, l'os proclaviculaire ou l'épisternum des animaux inférieurs.

Ce fibro-cartilage interarticulaire adhère, par sa périphérie, à la face profonde de la capsule fibreuse, divisant ainsi la cavité articulaire en deux parties complètement indépendantes. Il est de plus fixé, en bas, au cartilage de la première côte ; en haut, à l'extrémité claviculaire.

Moyens d'union. Cette articulation est pourvue d'une *capsule fibreuse* et de deux ligaments périphériques : le *ligament interclaviculaire* et le *ligament costo-claviculaire*.

La *capsule fibreuse* s'insère sur le pourtour de la face articulaire de la clavicule et se termine sur le pourtour de la face articulaire du sternum. Elle adhère également à la périphérie du fibro-cartilage interarticulaire. Elle est lâche et résistante en avant, plus serrée et plus mince en arrière. Cette capsule peut être décomposée en ligament antérieur, ligament supérieur et ligament postérieur.

Le *ligament interclaviculaire* est un faisceau de tissu conjonctif aplati, tendu transversalement entre les têtes des deux clavicules en adhérant à la fourchette du sternum.

Le *ligament costo-claviculaire* est un faisceau fibreux très fort, conoïde ou plus ou moins rhomboïdal, s'insérant par son extrémité inférieure sur le cartilage de la première côte. De là, les fibres se rendent en haut et en dehors pour aller s'insérer à l'empreinte rugueuse qui se trouve sur la face inférieure de la clavicule, dans le voisinage immédiat de sa face articulaire.

Synoviale. Cette articulation présente deux synoviales : l'une comprise entre la clavicule et le fibro-cartilage ; l'autre étendue entre le fibro-cartilage et le sternum.

Mouvements. Les mouvements qui peuvent se produire dans cette articulation sont de simples mouvements de glissement. Ceux-ci se passent suivant un axe antéro-postérieur passant par l'extrémité inférieure du ligament costo-claviculaire. Ces mouvements sont limités par ce ligament et surtout par le ligament interclaviculaire et par la capsule fibreuse.

Articulation acromio-claviculaire. C'est l'articulation qui se passe entre l'extrémité externe de la clavicule et le bord interne de l'acromion. C'est une articulation mobile à surfaces libres ou une diarthrose. Les faces articulaires étant planes, cette diarthrose prend le nom d'*arthrodie*.

Surfaces articulaires. Du côté de la clavicule, il existe une facette articulaire plane, à grand axe antéro-postérieur, légèrement taillé en biseau aux dépens de la partie inférieure.

Du côté de l'acromion on trouve une facette articulaire semblable, taillée en biseau aux dépens de la partie supérieure de l'acromion. Il résulte d'une telle disposition des faces articulaires que c'est la clavicule qui repose sur l'acromion.

Les deux faces articulaires sont revêtues de cartilage.

En venant en contact l'une avec l'autre ces deux faces ne se touchent que par leur partie inférieure et s'écartent quelque peu par leur partie supérieure. La concordance des faces articulaires n'est donc pas parfaite. Cette concordance est rétablie par un *fibro-cartilage interarticulaire* qui s'enfonce en forme de coin entre les deux os.

Moyens d'union. Les deux faces articulaires sont maintenues en contact par une *capsule fibreuse.* Celle-ci est épaissie dans sa partie supérieure.

Synoviale. La synoviale tapisse la face profonde du manchon fibreux.

Mouvements. Il ne se passe dans cette articulation que des mouvements de glissement de peu d'étendue.

Articulation coraco-claviculaire. C'est l'articulation qui se passe entre la face inférieure de la clavicule et la face supérieure de l'apophyse coracoïde de l'omoplate. C'est une articulation mobile à surfaces fixes et par conséquent une amphiarthrose. Le tissu étranger qui établit l'union étant du tissu fibreux, cette amphiarthrose prend le nom de *syndesmose.*

Moyens d'union. Comme moyens d'union entre les deux os, il y a un ligament très fort appelé *ligament coraco-claviculaire ;* il est formé de deux faisceaux distincts : un faisceau postérieur et interne ou *ligament conoïde,* un faisceau antérieur et externe ou *ligament trapézoïde.*

Le *ligament conoïde* s'insère, par sa base, à un tubercule situé sur la face inférieure de la clavicule dans le voisinage de son bord postérieur. Son sommet s'insère à la base de l'apophyse coracoïde.

Le *ligament trapézoïde* se présente sous la forme d'une lame épaisse s'insérant, en bas, à la face supérieure de l'apophyse coracoïde ; de là, il se dirige en haut et en dehors et se termine à la face inférieure de la clavicule, à une ligne rugueuse oblique.

Ces deux ligaments se touchent par leur bord postérieur et délimitent ainsi une dépression anguleuse occupée par de la graisse et par une petite bourse séreuse.

Ligaments de l'omoplate. L'omoplate présente deux ligaments qui lui sont propres : le *ligament acromio-coracoïdien* et le *ligament coracoïdien* ou *ligament transverse.*

Le *ligament acromio-coracoïdien,* de forme triangulaire, s'attache par son sommet à l'extrémité de l'acromion ; sa base s'insère à toute l'étendue du bord externe de l'apophyse coracoïde. Ce ligament forme, avec l'acromion et l'apophyse coracoïde, une voûte ostéo-fibreuse qui surplombe l'articulation scapulo·humérale. C'est en dessous de ce ligament que passe le muscle sus-épineux pour se rendre de la fosse sus-épineuse vers la grande tubérosité de l'humérus.

Le *ligament coracoïdien* est une bandelette fibreuse qui transforme en trou l'échancrure coracoïdienne.

Articulation scapulo-humérale. C'est l'articulation qui se passe entre l'omoplate et l'humérus, articulation mobile à surfaces libres et par conséquent une diarthrose. Comme faces articulaires nous avons d'une part une surface concave, d'autre part une surface convexe représentant un segment de sphère. Une diarthrose ainsi constituée porte le nom d'*énarthose*.

Surfaces articulaires. Du côté de l'humérus nous trouvons comme face articulaire :

1°) La *tête de l'humérus*, lisse et arrondie, représentant à peu près le tiers d'une sphère. Cette tête regarde en haut, en dedans et un peu en arrière ; elle est recouverte d'un cartilage d'encroûtement d'une épaisseur d'environ 2 millimètres et qui s'arrête au niveau de la lèvre supérieure du col anatomique.

2°) Le *col anatomique* de l'os, col qui n'existe que sur le pourtour antérieur et supérieur de la tête, entre celle-ci et les deux tubérosités. Sur le pourtour inférieur et postérieur de la tête, la surface articulaire, non recouverte de cartilage, empiète sur l'os sur une hauteur de quatre à six millimètres.

Du côté de l'omoplate nous trouvons la *cavité glénoïde*, surface articulaire ovoïde, à base inférieure et à grand axe vertical un peu oblique en haut et en avant. Le pourtour antérieur de cette cavité glénoïde est légèrement échancré. Cette face est entièrement recouverte de cartilage.

La face convexe de l'humérus s'applique sur la face concave de l'omoplate, mais il y a une disproportion considérable entre l'étendue de ces deux faces articulaires. Tout en n'étant pas discordantes, les deux faces articulaires sont disproportionnées. Cette disproportion s'efface quelque peu par l'existence du *bourrelet glénoïdien* qui vient entourer la cavité glénoïde et par là en augmente l'étendue et la profondeur.

On donne le nom de *bourrelet glénoïdien* à un bourrelet de fibro-cartilage, triangulaire en section transversale, qui adhère par une de ses faces ou sa base sur le pourtour de la cavité glénoïde, dont la face externe donne insertion à la capsule fibreuse et dont la face interne, libre, se continue avec la face articulaire de l'os.

Moyens d'union. Les deux surfaces articulaires sont maintenues en contact par une *capsule fibreuse*, des *ligaments passifs* et des *ligaments actifs.*

Capsule fibreuse. La capsule fibreuse se présente sous la forme d'un manchon fibreux reliant d'une façon assez lâche l'humérus à l'omoplate. Du côté de l'omoplate elle s'insère sur la face externe du bourrelet glénoïdien, excepté au niveau de la partie supérieure de la cavité glénoïde où la capsule fibreuse, laissant libre le bourrelet, va s'insérer sur le col de l'omoplate.

Du côté de l'humérus, elle s'insère à la lèvre externe du col anatomique, là où ce col existe c'est-à-dire au niveau des deux tubérosités. Entre les deux tubérosités elle passe comme un pont au-dessus de la gouttière bicipitale qui se trouve ainsi transformée en trou. Là où le col anatomique n'existe pas, la capsule fibreuse se continue insensiblement avec le périoste.

Cette capsule fibreuse est lâche et permet aux deux os, quand les muscles ont été enlevés, de s'écarter l'un de l'autre sur une distance de 2 à 3 centimètres.

Cette capsule fibreuse ne présente pas partout la même épaisseur. Mince aux endroits où elle est renforcée par les muscles voisins, elle s'épaissit dans les intervalles laissés libres par ces derniers ; ces parties épaissies ont été décrites souvent comme des ligaments surnuméraires.

La capsule fibreuse n'est pas entièrement fermée. Elle présente un trou au niveau de la gouttière bicipitale et un autre sous le tendon du muscle sous-scapulaire. Par le premier passe le tendon de la longue portion du biceps accompagné par un prolongement de la membrane synoviale. Par le second passe également un prolongement de la membrane synoviale, qui vient former une bourse séreuse entre la face inférieure de l'apophyse coracoïde et le bord supérieur du tendon du muscle sous-scapulaire.

Ligaments passifs. Outre les parties épaissies de la capsule fibreuse interposées entre les tendons des différents muscles, la capsule fibreuse est renforcée par un ligament spécial appelé *ligament coraco-huméral.*

Il se présente sous la forme d'une lame fibreuse qui s'attache au bord externe de l'apophyse coracoïde, de là se dirige en dehors pour aller s'insérer à la grosse tubérosité de l'humérus. Les auteurs croient généralement que ce ligament coraco-huméral représente l'insertion primitive du tendon supérieur du muscle petit pectoral. Nous verrons plus tard que le tendon de ce muscle s'insère au bord interne de l'apophyse coracoïde. Quelquefois cependant ce tendon passe au-dessus de cette apophyse, sur laquelle il glisse au moyen d'une bourse séreuse, traverse le ligament acromio-coracoïdien pour aller se continuer avec la capsule fibreuse.

Ligaments actifs. La capsule fibreuse et les ligaments passifs ne maintiennent pas les faces articulaires en contact, condition indispensable pour que les mouvements du bras puissent se produire. Ce rôle est dévolu aux différents muscles qui enveloppent cette articulation et qui, par leur tonicité normale, appliquent d'une façon permanente les faces articulaires l'une sur l'autre. Ces muscles deviennent ainsi les *ligaments actifs* de l'articulation scapulo-humérale.

1°) Le plus important de ces ligaments est le *tendon de la longue portion du biceps.* Ce tendon s'insère, dans la cavité articulaire, au sommet de la cavité glénoïde de l'omoplate où il se continue avec le bourrelet glénoïdien. Il traverse alors la cavité articulaire en contournant la tête de l'humérus pour sortir par la gouttière bicipitale.

2°) Comme ligaments actifs il y a encore :

Les tendons des muscles sus-épineux, sous-épineux et petit rond qui recouvrent intimement la capsule fibreuse pour aller s'insérer aux trois facettes de la grande tubérosité.

3°) Le tendon du muscle sous-scapulaire qui recouvre la face antérieure de la capsule, avant de s'insérer sur la petite tubérosité de l'humérus. A l'endroit où il croise l'articulation, la capsule s'amincit au point de disparaître entièrement, aussi la face profonde de ce tendon n'est-elle plus tapissée que par la membrane synoviale qui lui adhère intimement.

Synoviale. La membrane synoviale forme un manchon séreux tapissant la face profonde de la capsule. Elle s'insère, du côté de l'omoplate, à l'endroit où finit le cartilage articulaire, c'est-à-dire au sommet du bourrelet glénoïdien. De là elle se jette sur la face profonde de la capsule fibreuse en avant, en bas et en arrière. En haut, au contraire, elle passe du bourrelet sur une partie du col de l'omoplate, jusqu'au point où s'insère à ce niveau la capsule, puis elle quitte ce col pour tapisser la face profonde du manchon fibreux. Arrivée au niveau de l'humérus, à l'endroit où la capsule fibreuse s'insère sur l'os, elle se détache de cette dernière, tapisse le col anatomique en haut, la partie de l'humérus qui entre dans la cavité articulaire en bas, pour aller se terminer sur la tête de l'humérus à l'endroit précis où commence le cartilage articulaire.

Cette membrane synoviale envoie un prolongement entre le tendon du muscle sous-scapulaire et la face inférieure de l'apophyse coracoïde, prolongement qui devient une bourse séreuse favorisant le glissement de ce tendon sur l'apophyse voisine.

La membrane synoviale envoie également un prolongement sur le tendon de la longue portion du muscle biceps. Ce prolongement commence au sommet du bourrelet glénoïdien. Il enveloppe circulairement le tendon bicipital et sort avec lui par la gouttière bicipitale. Arrivée à une certaine distance en dehors de la cavité articulaire, la séreuse quitte le tendon, se réfléchit sur elle-même en formant un cul de sac circulaire, remonte le long de la gouttière bicipitale, rentre dans la cavité articulaire et se continue avec la séreuse commune au pourtour du trou qui lui a donné passage. Le tendon du biceps, dans la gouttière bicipitale, se trouve donc enveloppé par une gaîne formée de deux feuillets séreux adossés par leurs faces lisses.

Mouvements. L'articulation scapulo-humérale est le siège de mouvements divers : mouvement de flexion ou de propulsion du bras en avant, mouvement d'extension ou de propulsion du bras en arrière, mouvements d'abduction, d'adduction, de circumduction et de rotation. Plusieurs de ces mouvements sont très limités si on fixe au préalable l'omoplate, tel est notamment le mouvement d'abduction qui ne dépasse pas alors la position horizontale du bras. Mais ces mouvements gagnent en étendue par les déplacements de l'omoplate sur la paroi postéro-latérale de la cage thoracique.

Articulation du coude.

C'est une articulation très complexe formée par la réunion de l'humérus d'une part avec le radius et le cubitus d'autre part. On peut la subdiviser en deux articulations qui se continuent l'une dans l'autre : *l'articulation radio-cubitale supérieure* et *l'articulation du coude proprement dite.*

Articulation radio-cubitale supérieure. C'est une articulation mobile à surfaces libres ou une diarthrose.

Surfaces articulaires. L'extrémité supérieure du cubitus présente, sur sa face externe, une petite cavité articulaire concave à grand axe antéro-postérieur, appelée *petite cavité sigmoïde du cubitus.* La tête du radius présente, sur le pourtour de la cupule, un rebord cartilagineux élargi en dedans. Cette partie élargie correspond à la face articulaire du cubitus.

Moyens d'union. Ces deux os sont maintenus en contact par une partie épaissie de la capsule fibreuse de l'articulation du coude, que l'on désigne improprement sous le nom de *ligament annulaire.* Ce ligament s'insère aux deux extrémités de la petite cavité sigmoïde du cubitus et contourne la tête du radius. Il forme ainsi, avec le cubitus, un anneau ostéo-fibreux dans lequel est reçue et dans lequel peut pivoter sur son axe la tête du radius.

Entre le cubitus et le radius se trouve encore tendu un petit ligament de forme carrée *(ligament carré radio-cubital),* partant du bord inférieur de la petite cavité sigmoïde du cubitus pour s'insérer sur la partie correspondante du col du radius.

Synoviale. Elle n'est qu'une dépendance de la membrane synoviale de l'articulation du coude proprement dite.

Articulation du coude proprement dite. C'est l'articulation qui se passe entre l'humérus et les deux os de l'avant-bras, articulation mobile à surfaces libres ou une diarthrose.

Surfaces articulaires. Humérus. L'extrémité inférieure de l'*humérus,* aplatie d'avant en arrière, présente une face articulaire convexe dans le même sens. Cette face articulaire est formée : en dehors, par le *condyle* destiné à s'articuler avec la cupule du radius ; en dedans, par la *trochlée* ou *poulie humérale* s'emboitant dans la grande cavité sigmoïde du cubitus. Le condyle est séparé de la poulie par une gouttière oblique répondant au bord interne de la cupule.

Le *condyle* représente un segment de sphère surtout développé sur la face antérieure de l'os ; il ne vient en contact avec la cupule que pendant les mouvements de flexion. Il est recouvert de cartilage.

La *poulie humérale,* convexe d'avant en arrière, est creusée d'une gouttière profonde qui lui donne l'aspect de deux cônes qui se touchent par leur sommet ; la base du cône interne est beaucoup plus volumineuse et plus saillante que la base du cône externe. Cette poulie est recouverte de cartilage.

Entre ces deux faces articulaires existe une rainure articulaire correspondant au bord interne de la cupule du radius.

Ces faces articulaires, recouvertes de cartilage, sont surmontées, en avant, par la *fossette sus-condylienne* et la *fossette coronoïdienne* ; en arrière, par la *fosse olécranienne*.

Cubitus. L'extrémité supérieure du cubitus présente une échancrure profonde, la *grande échancrure sigmoïde*, concave de haut en bas et convexe dans le sens transversal, échancrure formée en partie par la face antérieure de l'olécrâne et en partie par la face supérieure de l'apophyse coronoïde. Ces deux faces sont recouvertes de cartilage, excepté à leur point de réunion où il existe un sillon transversal dépourvu de cartilage articulaire.

Radius. Le radius présente une petite surface concave, la *cupule*, recouverte de cartilage diarthrodial.

Moyens d'union. L'humérus est maintenu en contact avec les os de l'avant-bras par une *capsule fibreuse* que l'on subdivise, pour la facilité de la description, en quatre ligaments.

Le *ligament antérieur* s'insère sur la face antérieure de l'humérus, immédiatement au-dessus des fossettes sus-condylienne et coronoïdienne ; de là il se dirige en bas pour aller, en dedans, s'insérer au bord antérieur de l'apophyse coronoïde du cubitus, tandis qu'en dehors il se continue avec le bord supérieur du ligament annulaire.

Le *ligament postérieur* est très mince. Il s'insère sur les bords et dans le fond de la cavité olécranienne, mais de telle façon que la moitié supérieure de cette cavité est extra-articulaire. Il se termine en bas au bec et aux bords latéraux de l'olécrâne. Cette partie postérieure de la capsule fibreuse est très lâche. Elle est renforcée par quelques faisceaux conjonctifs ; les uns, à direction transversale, sont tendus entre les deux bords de la cavité olécranienne ; les autres, à direction verticale, vont de l'humérus à l'olécrâne.

Le *ligament latéral interne* a la forme d'un éventail. Il naît à l'épitrochlée et descend en rayonnant pour s'insérer à toute l'étendue du bord interne de la grande échancrure sigmoïde du cubitus.

Le *ligament latéral externe* naît à l'épicondyle, s'élargit et se continue avec le bord supérieur du ligament annulaire.

Synoviale. Elle tapisse la face profonde de la capsule fibreuse.

Pour la facilité de la description on peut la considérer successivement au niveau des quatre ligaments qui forment la capsule.

En avant, elle commence sur l'humérus à l'endroit où finit le cartilage articulaire ; de là elle remonte sur l'os, en tapissant la fossette coronoïdienne et la fossette sus-condylienne. Arrivée à l'endroit d'insertion de la capsule fibreuse, elle quitte l'os, se jette sur la face profonde du ligament antérieur qu'elle tapisse de haut en bas pour se terminer, en dedans, au bord antérieur de l'apophyse coronoïde ; en dehors, elle tapisse la face profonde du ligament annulaire, dépasse quelque peu le bord inférieur de ce ligament pour se réfléchir en haut et s'insérer sur le radius à l'endroit où commence le cartilage articulaire.

En arrière, la synoviale commence sur l'humérus à l'endroit où finit le cartilage articulaire, elle se porte alors en haut en tapissant la fosse olécranienne jusqu'à l'endroit où s'insère la capsule fibreuse, elle se réfléchit sur cette capsule, en formant un cul de sac sous le muscle triceps, pour aller en dedans s'insérer sur le pourtour de l'olécrâne et, en dehors, tapisser la face profonde du ligament annulaire.

En dedans, la synoviale tapisse la face profonde du ligament latéral interne.

En dehors, elle recouvre la face profonde du ligament latéral externe, dépasse le bord inférieur du ligament annulaire, se réfléchit bientôt et s'insère sur la tête du radius en formant un bourrelet plus ou moins saillant le long du bord inférieur du ligament annulaire.

Mouvements. Entre l'humérus et les os de l'avant-bras ne se passent que des mouvements de flexion et d'extension, mouvement de flexion qui est limité par la rencontre du bec coronoïdien dans la fossette coronoïdienne de l'humérus, mouvement d'extension limité par la rencontre du bec de l'olécrâne avec la fosse olécranienne.

Articulation radio-cubitale inférieure. C'est l'articulation qui se passe entre la tête du cubitus et l'extrémité inférieure du radius, articulation mobile à surfaces libres et par conséquent une diarthrose.

Surfaces articulaires. Le cubitus présente, à son extrémité inférieures, une face articulaire convexe limitée en dedans par la base de l'apophyse styloïde. Le radius présente une petite facette articulaire, oblongue, à grand axe antéro-postérieur, la *petite cavité sigmoïde du radius*, qui n'arrive en contact qu'avec la partie externe de la tête du cubitus. Pour compléter la surface articulaire du radius il existe, entre l'apophyse styloïde du cubitus et la face articulaire du radius, un *fibro-cartilage triangulaire*. Celui-ci insère par son sommet à la face externe de l'apophyse styloïde du cubitus, tandis que sa base se continue avec le bord inférieur de la petite cavité sigmoïde du radius. Ce fibro-cartilage forme, avec la cavité sigmoïde, une large surface articulaire concave, dans laquelle est reçue la tête du cubitus. Ce ligament triangulaire sépare complètement l'articulation radio-cubitale inférieure de l'articulation radio-carpienne.

Moyens d'union. Une *capsule fibreuse* s'insère sur le pourtour des faces articulaires du radius et du cubitus en même temps que sur le bord antérieur et le bord postérieur du ligament triangulaire, capsule assez lâche permettant un écartement d'environ un centimètre.

Synoviale. La synoviale s'insère sur le pourtour des faces articulaires et tapisse la face profonde de la capsule fibreuse, fermant complètement la cavité articulaire. Dans un certain nombre de cas cependant, l'articulation radio-cubitale inférieure communique avec l'articulation radio-carpienne par un orifice existant au centre du fibro-cartilage.

Mouvements. Les mouvements principaux sont des mouvements de rotation du radius autour de la tête du cubitus.

Ligament interosseux. L'espace interosseux compris entre le radius et le cubitus est fermé, en grande partie, par une membrane fibreuse, appelée *ligament interosseux* de l'avant-bras, étendue entre le bord externe du cubitus et le bord interne du radius. Ce ligament est formé essentiellement de larges faisceaux fibreux descendant obliquement du radius vers le cubitus. Il présente de nombreux orifices vasculaires et s'étend, en haut, jusqu'au niveau de la tubérosité bicipitale du radius. Dans la partie supérieure de l'espace interosseux le ligament est remplacé par un petit faisceau fibreux, étendu du côté externe de l'apophyse coronoïde du cubitus jusque en dessous de la tubérosité bicipitale du radius, c'est le *ligament rond du cubitus* ou *corde ligamenteuse de Weitbrecht*.

Mouvements combinés des articulations radio-cubitales.

Les articulations radio-cubitales supérieure et inférieure sont essentiellement le siège de mouvements de rotation produisant la *pronation* et la *supination* de l'avant-bras et de la main. Lorsque le membre supérieur, au repos, pend le long du corps, la face palmaire de la main se trouve appliquée sur la face externe de la cuisse, le pouce en avant ; la supination est le mouvement par lequel la face palmaire de la main est tournée en avant, la pronation celui par lequel la face palmaire de la main est tournée en arrière. Ces mouvements se passent à la fois dans les deux articulations radio-cubitales. Tandis que, dans l'articulation supérieure, la tête du radius pivote sur son axe dans l'anneau ostéo-fibreux formé par le cubitus et le ligament annulaire, on voit, dans l'articulation radio-cubitale inférieure, se produire un mouvement plus compliqué : le radius se déplace en avant et le cubitus se déplace quelque peu en arrière.

Articulation radio-carpienne. C'est l'articulation qui se passe entre l'extrémité inférieure du radius et le fibro-cartilage triangulaire d'une part, les trois premiers os de la rangée proximale du carpe d'autre part. C'est une articulation mobile à surfaces libres ou une diarthrose.

Surfaces articulaires. L'extrémité inférieure de l'avant-bras présente une cavité glénoïde à grand axe transversal, limitée par les apophyses styloïdes du radius et du cubitus ; l'apophyse styloïde du radius descend un peu plus bas que celle du cubitus. Cette cavité est formée par la face inférieure du fibro-cartilage triangulaire et la surface articulaire du radius subdivisée, par une petite crête antéro-postérieure, en une surface externe correspondant au scaphoïde et une surface interne répondant à une partie du semi-lunaire.

Du côté du carpe, le scaphoïde, le semi-lunaire et une partie du pyramidal forment, par leur réunion, un *condyle* à grand axe transversal, convexe de dehors en dedans et d'avant en arrière. Ces os sont unis entre eux par des ligaments interosseux recouverts de cartilage.

Moyens d'union. Ces os sont maintenus en contact par une *capsule fibreuse* s'insérant sur le pourtour des faces articulaires, épaisse en avant et très lâche en arrière. Cette capsule est renforcée par différents ligaments.

Ligament antérieur. De l'apophyse styloïde du radius et de la partie voisine de l'os part un large faisceau fibreux se dirigeant en avant et en dedans et allant s'insérer au pyramidal et au grand os. C'est le *ligament oblique.*

Ligament postérieur. Ce ligament, large et fort, s'insère à l'extrémité inférieure du radius, de là se dirige obliquement en bas et en dedans pour s'insérer sur la face postérieure du pyramidal.

Ligament latéral externe. Il se détache du sommet de l'apophyse styloïde du radius pour aller s'insérer sur la face externe du scaphoïde.

Le *ligament latéral interne* unit l'apophyse styloïde du cubitus au pyramidal et à l'os pisiforme.

Synoviale. Elle tapisse la face profonde de la capsule fibreuse, délimitant la cavité articulaire radio-carpienne qui communique quelquefois, à travers le fibro-cartilage triangulaire, avec celle de l'articulation radio-cubitale inférieure.

Mouvements. Cette articulation permet des mouvements de flexion, d'extension, d'adduction, d'abduction et de circumduction.

Articulations du carpe.

Les articulations du carpe comprennent : 1° les articulations des os de la rangée proximale, 2° les articulations des os de la rangée distale et 3° l'articulation des deux rangées osseuses ou articulation médio-carpienne.

Articulations des os de la rangée proximale. Le scaphoïde, le semi-lunaire et le pyramidal se regardent par des facettes osseuses planes, recouvertes de cartilage. Ces os sont unis entre eux par deux *ligaments interosseux*, unissant le bord supérieur du scaphoïde à celui du semi-lunaire et celui du semi-lunaire au bord correspondant du pyramidal. Ces ligaments interosseux complètent le condyle carpien de l'articulation radio-carpienne et séparent complètement la cavité articulaire radio-carpienne de la cavité articulaire médio-carpienne. Ces os sont unis encore par des *ligaments palmaires* et des *ligaments dorsaux* à direction transversale. L'espace articulaire compris entre ces os dépend de la cavité articulaire médio-carpienne.

Le pyramidal est uni au pysiforme par une articulation indépendante, constituée par une capsule fibreuse dont la face profonde est tapissée par une membrane synoviale.

Articulations des os de la rangée distale. Le trapèze, le trapézoïde, le grand os et l'os crochu, placés dans le même plan transversal, se regardent par des facettes plus ou moins planes recouvertes de cartilage. Ces quatre os sont unis par des ligaments interosseux, des ligaments palmaires et des ligaments dorsaux.

Le *ligament interosseux* unissant le grand os à l'os crochu est fort et résistant, il occupe tout l'espace laissé entre les deux os du côté de la face palmaire. Celui entre le trapèze et le trapézoïde est très faible.

Le ligament interosseux unissant le trapézoïde au grand os remplit l'espace interosseux du côté de la face dorsale de la main.

Des *ligaments dorsaux* et des *ligaments palmaires*, à direction transversale, réunissent encore ces quatre pièces osseuses. Leur face profonde est tapissée par une membrane synoviale délimitant une cavité articulaire communiquant, en haut, avec la cavité médio-carpienne ; en bas, avec la cavité carpo-métacarpienne.

Articulation médio-carpienne. C'est l'articulation qui se passe entre les trois premiers osselets de la première rangée et les quatre osselets de la seconde rangée du carpe.

Surfaces articulaires. Du côté de la rangée proximale on trouve, en dehors, une saillie formée par l'extrémité inférieure du scaphoïde ; en dedans, une large surface concave formée par le scaphoïde, le semi-lunaire et le pyramidal. La rangée distale présente, en dehors, une petite cavité formée par le trapèze et le trapézoïde ; en dedans, un large condyle formé par le grand os et l'os crochu.

Toutes ces surfaces sont encroûtées de cartilage.

Moyens d'union. Ces deux rangées osseuses sont unies par une capsule fibreuse, serrée en avant, lâche en arrière, renforcée par de nombreux petits ligaments dorsaux et palmaires. La cavité articulaire médio-carpienne se prolonge en haut, entre les os de la première rangée, jusqu'au niveau des ligaments interosseux qui la séparent de l'articulation radio-carpienne. Elle se prolonge en bas, entre les os de la seconde rangée, communiquant avec la cavité articulaire carpo-métacarpienne.

Articulations carpo-métacarpiennes. — Ce sont les articulations qui se passent entre les os de la seconde rangée du carpe et l'extrémité proximale de tous les métacarpiens, articulations mobiles à surfaces libres et par conséquent des diarthroses.

On distingue l'articulation carpo-métacarpienne du pouce et l'articulation commune aux quatre derniers doigts.

Articulation carpo-métacarpienne commune. C'est donc l'articulation qui unit le 2e, 3e, 4e et 5e métacarpiens aux os correspondants de la seconde rangée du carpe.

Surfaces articulaires. Du côté du carpe on trouve, en dehors :
1º) une petite facette du trapèze, la face inférieure du trapézoïde conformée en dos d'âne s'engageant dans l'encoche de la base du deuxième

métacarpien, et une petite facette du grand os s'articulant avec le
deuxième métacarpien ; 2°) la face inférieure du grand os correspondant à la base du troisième métacarpien ; 3°) la partie externe de la
face inférieure de l'os crochu s'articulant avec le quatrième métacarpien et la partie interne de cette même face correspondant au cinquième métacarpien. Toutes ces faces articulaires sont recouvertes
de cartilage.

Moyens d'union. Une capsule fibreuse unit les os de la seconde
rangée carpienne à la base des quatre derniers métacarpiens. Cette
capsule est renforcée par des ligaments dorsaux et palmaires. De plus,
l'articulation est renforcée par un ligament interosseux situé entre le
grand os, l'os crochu et le troisième métacarpien.

Synoviale. La face profonde de la capsule fibreuse est tapissée par
une membrane synoviale qui n'est qu'une dépendance de la synoviale
de l'articulation médio-carpienne.

Articulation carpo-métacarpienne du pouce. C'est une articulation par emboîtement réciproque, la plus mobile de toutes les articulations carpo-métacarpiennes. Comme *surfaces articulaires* on trouve,
du côté du trapèze, une facette concave transversalement et convexe
d'avant en arrière ; du côté du métacarpien la face articulaire est
concave et convexe en sens contraire. Ces deux os sont maintenus en
contact par une capsule fibreuse tapissée par une membrane synoviale.

Articulations métacarpiennes. Les bases des quatre derniers métacarpiens sont unies les unes aux autres par des ligaments dorsaux, des
ligaments palmaires et des ligaments interosseux. Ceux-ci, au nombre
de trois, ferment en bas la cavité articulaire dépendant de l'articulation
médio-carpienne et de l'articulation carpo-métacarpienne.

Articulations métacarpo-phalangiennes. Ce sont les articulations qui se
passent entre la tête de chaque métacarpien et la base de la première
phalange, articulations mobiles à surfaces libres ou des diarthroses.

Surfaces articulaires. L'extrémité inférieure de chaque métacarpien, aplatie latéralement, présente une surface articulaire convexe, à
grand axe *antéro-postérieur*, empiétant plus sur la face palmaire du
métacarpien. Les faces latérales, aplaties, présentent un tubercule
saillant au-dessus d'une petite surface triangulaire, surface d'insertion
des ligaments latéraux.

La base de la première phalange, aplatie d'avant en arrière, présente une surface articulaire concave à grand axe *transversal.*

Le diamètre antéro-postérieur de cette cavité articulaire est agrandi par un *ligament glénoïdien*, mince languette de fibro-cartilage s'insérant au bord antérieur de la cavité articulaire, concave sur sa face postérieure qui s'applique sur le condyle métacarpien, creusée en gouttière sur sa face antérieure pour le passage des tendons des muscles fléchisseurs.

Moyens d'union. Les deux os sont maintenus en contact par une *capsule fibreuse* très lâche, renforcée par des *ligaments latéraux*. Ceux-ci s'insèrent, par une extrémité rétrécie, au tubercule de la face latérale du condyle et à la surface plane sous-jacente, de là ils se dirigent en bas et en avant pour se terminer sur le bord latéral du ligament glénoïdien et la partie voisine de la première phalange. Dans l'épaisseur du ligament glénoïdien se développent quelquefois des nodules osseux appelés *os sésamoïdes*. Ceux-ci sont constants au pouce et très fréquents à l'index et au petit doigt.

La face profonde de la capsule fibreuse est tapissée par une membrane synoviale.

Les têtes des quatre derniers métacarpiens sont unies les unes aux autres par un ligament transversal très fort, appelé *ligament transverse commun du métacarpe*. Au niveau des têtes des métacarpiens ce ligament s'unit intimement avec le ligament antérieur de l'articulation métacarpo-phalangienne.

Articulations phalangiennes. Chaque doigt présente deux articulations phalangiennes, à l'exception du pouce qui n'en a qu'une. Elles sont toutes les mêmes : articulations mobiles à surfaces libres.

Surfaces articulaires. L'extrémité inférieure des deux premières phalanges, aplatie d'avant en arrière, présente une surface articulaire convexe d'avant en arrière et concave transversalement, véritable poulie formée de deux condyles unis par une gorge. Les faces latérales de cette poulie, aplaties, présentent la surface d'insertion des ligaments latéraux. L'extrémité proximale des deux dernières phalanges offre une surface articulaire formée de deux petites cavités glénoïdes, unies par une petite crête en dos d'âne.

La face articulaire de la tête de la phalange est plus étendue dans le sens antéro-postérieur que la face correspondante de la phalange voisine qu'elle déborde en avant. La concordance entre les deux os se rétablit par un petit *ligament glénoïdien*, identique à celui des articulations métacarpo-phalangiennes.

Moyens d'union. Comme moyens d'union il y a une *capsule fibreuse* mince et lâche, tapissée par une *membrane synoviale* et qui se trouve renforcée de chaque côté par un *ligament latéral*.

Articulations du membre inférieur.

Articulations du bassin.

Les os iliaques s'articulent, en arrière, avec les faces latérales du sacrum en formant les *articulations sacro-iliaques* ; ils s'unissent entre eux en avant pour former l'*articulation pubienne*.

Articulation sacro-iliaque. C'est l'articulation qui se passe entre la face latérale du sacrum et une partie de la face interne de l'os coxal, articulation mobile à surfaces libres.

Surfaces articulaires. Sur la face latérale du sacrum, au niveau des deux premières vertèbres sacrées et de la partie supérieure de la troisième, existe une face articulaire connue sous le nom de *surface auriculaire.* Une surface analogue existe sur la partie postérieure de la face interne de l'os coxal. Ces faces sont recouvertes de cartilage. Elles ne sont pas planes : la face auriculaire du sacrum est parcourue par une gouttière arquée, plus ou moins profonde dans laquelle s'engage une saillie arquée de la face auriculaire de l'os coxal.

Moyens d'union. La cavité articulaire est fermée par une *capsule fibreuse*, mince et serrée, dont la face profonde est tapissée par une *membrane synoviale*. Cette capsule est renforcée par de puissants ligaments.

Le *ligament antérieur* mince est uniquement formé par le périoste épaissi.

Ligaments postérieurs. Ces ligaments, très épais, occupent presque tout l'intervalle laissé libre entre la tubérosité iliaque et la partie rugueuse de la face latérale du sacrum. Ils sont formés de faisceaux tendineux transverses et obliques portant le nom de *ligaments sacro-iliaques postérieurs.* Le plan superficiel est formé de fibres tendineuses qui partent, en faisceaux compacts, de l'épine iliaque postérieure et supérieure pour se diriger de là en bas et en dedans : les plus externes, presque verticales, se rendent à un tubercule de la quatrième vertèbre sacrée ; les autres, de plus en plus obliques, se rendent aux tubercules correspondants de la troisième et de la deuxième vertèbre sacrée. En dessous de ce ligament superficiel existe un ligament profond, très épais, formé essentiellement de fibres transversales et unissant intimement le sacrum à l'os iliaque.

Ligament supérieur ou ligament ilio-lombaire. Ce ligament, indépendant de l'articulation sacro-iliaque, s'insère au sommet de l'apophyse transverse de la cinquième vertèbre lombaire, de là il se dirige en dehors pour se terminer sur la partie postérieure et supérieure de l'os iliaque.

Mouvements. Ce sont de simples mouvements de glissement, très peu étendus, limités par la résistance des ligaments périarticulaires.

Symphyse pubienne. C'est l'articulation qui se passe entre les corps des deux pubis, articulation mobile à surfaces fixes et par conséquent une amphiarthrose.

Surfaces articulaires. Le corps du pubis présente une surface articulaire oblongue, à grand axe dirigé obliquement en bas et en arrière. Ces faces sont taillées en biseau suivant leur petit diamètre de telle sorte que, rapprochées l'une de l'autre, elles se touchent par leur bord supérieur et postérieur, tandis qu'elles laissent entre elles un espace triangulaire à base inférieure.

Moyens d'union. Le principal moyen d'union est le fibro-cartilage interosseux remplissant tout l'espace laissé libre entre les deux os. Ce fibro-cartilage présente souvent, surtout chez la femme, une petite cavité linéaire limitée par deux petites facettes cartilagineuses lisses, début d'une véritable cavité articulaire. Cette cavité occupe la partie du disque fibro-cartilagineux voisine de son bord supérieur et postérieur.

La symphyse pubienne est encore entourée de ligaments périphérique.

Le *ligament postérieur et supérieur* n'est rien d'autre que le périoste épaissi. Sur la ligne médiane, ce ligament est généralement soulevé en une petite crête médiane formée par le fibro-cartilage interarticulaire.

Le *ligament anterieur et inférieur*, formé pour le périoste épaissi, est renforcé par des fibres transversales provenant des tendons des muscles droit interne et moyen adducteur, par des fibres longitudinales appartenant au muscle grand droit de l'abdomen et par des fibres obliques provenant du muscle grand oblique de l'abdomen.

Le *ligament inférieur* ou *ligament sous-pubien*, épais et triangulaire, arrondit le sommet de l'arcade pubienne en passant d'un pubis à l'autre.

Mouvements. Les articulations du bassin, de par la disposition des faces articulaires et la puissance des ligaments qui les environnent, ne permettent aux os qui les constituent que de très légers mouvements de glissement. Chez la femme, vers la fin de la grossesse, ces articulations se relachent cependant et permettent un certain degré d'écartement des os iliaques favorables à l'accouchement.

Ligaments sacro-sciatiques. Ils sont au nombre de deux de chaque côté.

Le *grand ligament sacro-sciatique* a une forme triangulaire à base postérieure et supérieure et à sommet inférieur. Il s'insère, par sa base, au bord externe du ligament sacro-iliaque, au bord latéral du sacrum et des deux premières pièces coccygiennes. De là il se dirige en bas, en dehors et en avant, se rétrécit et s'épaissit, puis, s'élargit de nouveau dans le voisinage de l'ischion pour s'insérer, par un bord recourbé en gouttière, à la lèvre interne de la tubérosité ischiatique ou quelques-unes de ses fibres se continuent avec l'aponévrose obturatrice.

Le *petit ligament sacro-sciatique* naît de l'épine sciatique par une partie rétrécie, de là se dirige en arrière, en haut et en dedans en s'élargissant, pour se réunir bientôt avec la face antérieure du grand ligament.

Ces deux ligaments transforment la grande et la petite échancrure sciatique de l'os coxal en deux trous : le *grand trou sacro-sciatique* donnant passage au muscle pyramidal, à des vaisseaux et à des nerfs ; le *petit trou sacro-sciatique* par où passe le muscle obturateur interne.

Membrane obturatrice. Le trou sous-pubien est fermé par une membrane fibreuse s'insérant sur tout son pourtour, excepté au niveau de la gouttière sous-pubienne qu'elle transforme en *canal sous-pubien.*

Le bassin en général.

Le bassin est une espèce de ceinture osseuse ou d'entonnoir osseux formé par la réunion du sacrum, du coccyx et des deux os coxaux. Largement évasé en haut et en avant, il se rétrécit vers sa partie moyenne, pour devenir plus étroit et presque cylindrique dans sa partie inférieure. Il est situé entre la colonne vertébrale et les deux fémurs, et présente à étudier une surface extérieure, une surface intérieure et deux circonférences.

La *surface extérieure*, divisée en faces antérieure, postérieure et latérales,. présente les détails que nous avons décrits sur les divers os qui forment le bassin.

Surface intérieure. Vu par sa face interne le bassin est divisé en deux parties par un relief circulaire appelé la *marge du bassin* ; la partie supérieure forme le *grand bassin* et la partie inférieure, le *petit bassin,* l'*excavation pelvienne* ou le *pelvis.*

Le *grand bassin*, largement échancré en avant et en arrière, est constitué par les deux fosses iliaques internes et les deux ailerons du sacrum.

Le *petit bassin* est une espèce de canal osseux présentant à étudier deux orifices et des parois.

L'*orifice supérieur* ou *détroit supérieur* du petit bassin a, sur le squelette, la forme d'un cœur de carte à jouer à grosse extrémité dirigée en arrière et en haut. Il est circonscrit par la saillie du promontoire, ou bord antérieur de la face articulaire supérieure du sacrum, par le bord antéro-inférieur de l'aileron du sacrum, la ligne innommée de l'os coxal, la crête pectinéale et le bord supérieur des pubis. On y distingue quatre diamètres : le *sacro-pubien*, reliant le promontoire à la face interne de la symphyse, mesure 11 centimètres chez la femme; le *transversal*, allant d'une ligne innommée à l'autre, mesure 13,5 centimètres ; l'*oblique*, unissant l'éminence ilio-pectinée à l'articulation sacro-iliaque, mesure 12 à 13 centimètres.

L'*orifice inférieur, détroit inférieur,* ou *détroit périnéal,* plus rétréci que le détroit supérieur, est circonscrit par la pointe du coccyx, le bord inférieur du grand ligament sacro-sciatique, l'ischion, la branche ischio-pubienne et le bord inférieur de la symphyse pubienne. On lui distingue également quatre diamètres : l'*antéro-postérieur* ou *coccy-pubien* unissant la pointe du coccyx au bord inférieur de la symphyse, il mesure 9 centimètres mais peut aller jusque 11,5 centimètres par la rétro-pulsion du coccyx ; le *transverse* ou *bi-sciatique* unissant les deux ischions, il mesure 12 centimètres ; l'*oblique* unissant le milieu du grand ligament sacro-sciatique au milieu de la branche ischio-pubienne, il mesure 11 centimètres.

Inclinaison. Pour déterminer la position exacte du bassin on a recours à deux lignes fictives appelées *axes du bassin.* L'*axe du détroit supérieur* est représenté par la perpendiculaire élevée sur le centre du plan passant par ce détroit. Cet axe est oblique, aboutissant d'une part à l'ombilic pour rencontrer d'autre part la dernière pièce du coccyx. Cet axe forme avec l'horizon un angle de 30°.

L'axe du détroit inférieur est la perpendiculaire élevée sur le milieu du diamètre coccy-pubien. Il est presque vertical et forme avec l'horizon un angle de 10°.

Articulation coxo-fémorale. C'est l'articulation qui se passe entre l'extrémité supérieure ou tête du fémur et la cavité cotyloïde de l'os coxal, articulation mobile à surfaces libres.

Surfaces articulaires. La tête du fémur représente environ les deux tiers d'une sphère. Sa surface articulaire lisse, recouverte de cartilage, est limitée en dehors par une ligne irrégulière. Cette tête est supportée par le *col* aplati d'avant en arrière.

La cavité cotyloïde de l'os coxal est limitée par un bord irrégulier appelé *sourcil cotyloïdien.* Celui-ci présente en bas l'échancrure ischio-pubienne, en arrière et en avant les dépressions ilio-ischiatique et ilio-pubienne. Le long de ce sourcil cotyloïdien existe un bourrelet fibro-cartilagineux appelé *bourrelet cotyloïdien* Il a en coupe transversale une forme triangulaire. La base adhère au sourcil ; la face interne, libre et concave, s'applique sur la tête du fémur et augmente considérablement l'étendue et la profondeur de la cavité cotyloïde ; la face externe donne insertion à la capsule fibreuse. En s'insérant sur le sourcil cotyloïdien il efface les dépressions ilio-pubienne et ilio-ischiatique, tandis qu'il passe comme un pont au-dessus de l'échancrure ischio-pubienne la transformant en *trou ischio-pubien.*

Moyens d'union. Il y a d'abord une *capsule fibreuse,* véritable manchon fibreux s'insérant sur le pourtour de la base du bourrelet coty-loïdien et le long du sourcil. De là la capsule fibreuse se dirige en dehors et en bas, enveloppant la tête du fémur pour arriver au col. Là, elle s'insère, en avant, à toute l'étendue de la ligne intertrochantérienne antérieure ; en arrière, elle se fixe sur la face postérieure du col suivant une ligne parallèle à la ligne intertrochantérienne postérieure, à environ deux centimètres en dedans de cette ligne ; en haut et en bas, cette insertion sur le col se fait suivant une ligne oblique reliant entre elles les deux premières. Il résulte de cette disposition que la face antérieure du col du fémur est tout à fait à l'intérieur de la cavité articulaire, tandis que le tiers externe de la face postérieure du col est extra-articulaire.

Cette capsule, épaisse et résistante, formée d'une couche de fibres circulaires et d'une couche de fibres longitudinales, est renforcée en avant par un ligament épais et triangulaire, le *ligament ilio-fémoral* ou *ligament de Bertin*. Ce ligament s'insère par son sommet à l'épine iliaque antérieure et supérieure, de là se dirige en bas, s'unit intimement à la capsule fibreuse et va s'insérer à toute l'étendue de la ligne intertrochantérienne antérieure. Le long du bord interne de ce ligament la capsule fibreuse est généralement amincie, bien souvent même elle présente à ce niveau un orifice plus ou moins circulaire qui donne passage à une partie évaginée de la membrane synoviale, venant former une bourse séreuse entre la tête du fémur et la face profonde du muscle psoas-iliaque.

L'articulation coxo-fémorale possède encore un ligament intra-articulaire appelé *ligament rond*, lame fibreuse de forme triangulaire, s'insérant par son sommet dans la fossette que présente la tête du fémur et allant s'insérer par sa base aux deux extrémités de l'échancrure ischio-pubienne et à la partie intermédiaire du bourrelet cotyloïdien. Par sa face externe ce ligament s'applique sur la tête du fémur tandis que sa face interne est séparée de l'arrière-fond de la cavité cotyloïde par la graisse. Cette lame fibreuse triangulaire est transformée en ligament rond par la membrane synoviale. Celle-ci s'insère sur le pourtour de l'arrière-fond de la cavité cotyloïde et du trou ischio-pubien, fermant ainsi, à ce niveau, la cavité articulaire ; elle enveloppe alors la lame fibreuse avec laquelle elle gagne la fossette de la tête du fémur.

Synoviale. La face profonde de la capsule fibreuse est tapissée par une membrane synoviale. Celle-ci s'insère au sommet du bourrelet cotyloïdien, arrive avec la capsule fibreuse jusqu'au col du fémur, là, elle quitte cette capsule pour se réfléchir sur la partie intra-articulaire du col jusqu'à l'endroit précis où commence le cartilage articulaire.

Mouvements. Cette articulation permet des mouvements dans tous les sens : l'extension forcée est limitée par le ligament ilio-fémoral ; l'adduction, par le ligament rond. Quand la cuisse est en flexion sur le bassin, la capsule fibreuse est relachée et alors tous les mouvements sont plus étendus.

Articulation du genou. C'est l'articulation qui se passe entre le femur, le tibia et la rotule.

Surfaces articulaires. L'extrémité inférieure du fémur présente deux *condyles*, oblongs d'avant en arrière, dont l'interne est plus long que l'externe. Ces condyles sont séparés en arrière par une échancrure profonde, l'*échancrure intercondylienne*, tandis qu'ils sont unis en avant par la *poulie fémorale*. Entre cette poulie et chacun des condyles existe sur l'os une petite crête transversale séparant la partie de la face articulaire du fémur qui correspond au tibia de celle destinée à s'articuler avec la rotule.

L'extrémité supérieure du tibia ou *plateau tibial* présente deux surfaces articulaires légèrement excavées, les *cavités glénoïdes*, qui se relèvent vers le centre du plateau tibial où elles forment l'épine du tibia.

Rotule. La rotule est un os sésamoïde volumineux développé dans l'épaisseur du tendon du muscle quadriceps crural. Aplati d'avant en arrière, il a une forme triangulaire à base supérieure.

La *face antérieure*, convexe, est sous-cutanée.

La *face postérieure* présente une face articulaire légèrement concave de haut en bas, divisée en deux facettes inégales par une crête mousse verticale. La partie inférieure de cette face, non articulaire, répond à la capsule fibreuse.

La *base* et les bords latéraux donnent insertion à l'appareil ligamenteux du muscle quadriceps crural. Le *sommet* donne insertion au ligament rotulien.

L'articulation du fémur et de la rotule est à surfaces concordantes. Il n'en est pas de même pour l'articulation du fémur avec le tibia. Quand on place les condyles d'un fémur sur le plateau tibial, on voit que les deux faces articulaires se touchent exactement au centre de chaque cavité glénoïde et le long de l'épine, mais que le long de la périphérie de chaque cavité il reste un espace libre entre le condyle et le tibia. Le fémur et le tibia forment donc une articulation à surfaces discordantes. La concordance est rétablie par deux lames de fibro-cartilage appelées *fibro-cartilages interarticulaires* ou *cartilages semi-lunaires*. Chacun de ces cartilages présente, en coupe transversale, une forme triangulaire à base externe correspondant à la capsule fibreuse et à sommet interne s'insinuant entre le condyle fémoral et la cavité glénoïde. La face inférieure plane s'applique sur le plateau tibial. La face supérieure concave se moule sur la partie correspondante du condyle du fémur.

La forme de ces fibro-cartilages n'est pas la même. L'*externe* décrit un cercle presque complet : ses deux extrémités viennent s'insérer, l'une près de l'autre, en avant et en arrière de l'épine, son extrémité postérieure envoie un faisceau au ligament croisé postérieur ; l'*interne* ne décrit qu'un demi cercle en forme de C dont les extrémités s'insèrent au bord antérieur et dans le voisinage du bord postérieur du milieu du plateau tibial. L'extrémité antérieure de ce fibro-cartilage est reliée par un faisceau transversal au cartilage semi-lunaire du côté opposé.

Moyens d'union. L'appareil ligamenteux de l'articulation du genou est formé par une *capsule fibreuse* et par des *ligaments*.

La *capsule fibreuse* forme un manchon fibreux complet, interrompu au niveau de la rotule et le long de la base des fibro-cartilages inter-articulaires. Elle s'insère sur le fémur à une certaine distance au-dessus des faces articulaires ; au niveau de l'échancrure intercondylienne la capsule se continue avec la partie externe des ligaments croisés. Son insertion sur le tibia se fait à quelques millimètres en dehors du plateau tibial ; en avant elle s'insère sur la surface triangulaire antérieure, tandis qu'en arrière elle suit le bord du cartilage jusqu'aux ligaments croisés avec lesquels elle se continue. Cette capsule est très lâche surtout au-dessus de la rotule, où elle forme un repli qui s'engage sous le muscle quadriceps crural, vaste cul de sac sous-tricipital.

Ligaments. Le *ligament antérieur* ou *ligament rotulien* est la conti-nuation du tendon du muscle quadriceps. Il s'étend du sommet de la rotule à la partie inférieure rugueuse de la tubérosité antérieure du tibia, en glissant sur la partie supérieure lisse de cette tubérosité au moyen d'une bourse séreuse. Ce tendon, large et épais, a un longueur de cinq à six centimètres. Il répond en arrière à une masse de graisse qui le sépare de la capsule.

Le *ligament latéral externe*, arrondi sous forme de tendon, nait à la tuberosité du condyle externe, entre la surface d'insertion du jumeau externe et celle du muscle poplité. Il se termine en bas à la tête du péroné où il est enveloppé par le tendon du biceps fémoral. Il a une longueur de 5 à 6 centimètres.

Le *ligament latéral interne* est rubané, rétréci en haut et élargi en bas. Il naît à la tubérosité interne du fémur, en dessous du tubercule du troisième adducteur, passe sur la face interne de l'articulation, en adhérant à la base du fibro-cartilage interarticulaire, et se termine au bord et à la face internes du tibia. Cette insertion inférieure est recou-verte par les tendons des muscles de la patte d'oie qui glissent sur elle au moyen d'une bourse séreuse. Le bord antérieur du ligament est libre, tandis que le bord postérieur se continue avec la capsule fibreuse.

Le *ligament postérieur* s'étend de la face postérieure de l'extrémité inférieure du fémur jusqu'au bord postérieur des cavités glénoïdes du tibia. Il forme une espèce de capsule pour chaque condyle. C'est une partie épaissie de la capsule fibreuse renforcée par des expansions fibreuses venant du muscle poplité et surtout du tendon du muscle demi-membraneux.

Ligaments croisés ou *ligaments interarticulaires*. Quand on incise circulairement la capsule fibreuse au dessus de la rotule et des fibro-cartilages semi-lunaires, le fémur et le tibia restent encore en contact par deux ligaments puissants qui font saillie dans la cavité articulaire, au fond de l'échancrure intercondylienne ; ce sont les ligaments croisés. Ils s'insèrent sur les faces intercondyliennes des deux condyles d'une part et sur le plateau tibial d'autre part. D'après leur insertion au devant ou derrière l'épine tibiale, on les appelle antérieur ou postérieur ; d'après leur insertion sur le condyle externe ou interne, ils portent encore les noms de ligaments croisés externe ou interne.

Le *ligament croisé antérieur* ou *externe*, s'insère donc sur la partie postérieure de la face interne du condyle externe, il se dirige de là en bas et en avant, pour s'insérer au devant de l'épine à la surface triangulaire antérieure du plateau tibial. Le *ligament croisé postérieur* ou *interne* s'insère sur la face externe du condyle interne, de là se dirige en arrière et en bas pour s'insérer, derrière l'épine, à la surface triangulaire postérieure du plateau tibial où il reçoit un faisceau fibreux du cartilage semi-lunaire externe.

Appareil ligamenteux rotulien. Outre ces différents ligaments, la capsule fibreuse de l'articulation du genou est encore renforcée par un appareil ligamenteux qui sert à fixer la rotule. Cet appareil est formé en partie par le tendon du quadriceps crural venant s'insérer à la base et aux bords latéraux de la rotule, en partie par des expansions fibreuses fixant les bords latéraux de la rotule aux condyles du fémur. Ce sont les *ailerons de la rotule*. L'aileron externe, peu développé, part du bord externe de la rotule jusqu'à la face externe du condyle externe. L'aileron interne, plus fort, rayonne du bord interne de la rotule vers la face cutanée du condyle interne. Ces deux ailerons forment partie d'une couche de fibres transversales allant de la rotule aux faces cutanées des condyles fémoraux.

Synoviale. La synoviale de l'articulation du genou tapisse la face profonde de la capsule fibreuse. Elle forme donc un manchon séreux tapissant la face interne du manchon fibreux. Cette synoviale présente cependant des particularités intéressantes que l'on décrit le plus facilement en distinguant à cette membrane une partie antérieure, des parties latérales et une partie postérieure.

En avant, la membrane synoviale s'insère sur le fémur à l'endroit précis où finit le cartilage articulaire. De là elle se réfléchit en haut, en tapissant la partie du fémur sous-jacente à l'insertion de la capsule fibreuse puis, en quittant l'os pour se jeter sur la face profonde de la capsule, elle forme un vaste cul-de-sac sous le muscle quadriceps crural et gagne ainsi le pourtour de la face articulaire de la rotule. Au-dessous de la rotule la membrane synoviale, tapissant la capsule fibreuse très mince, rencontre une masse adipeuse qui la soulève du côté de la cavité articulaire, où elle forme un repli horizontal appelé *ligament adipeux*. Celui-ci s'enfonce, pendant la flexion de la jambe, entre le tibia et les condyles fémoraux, tandis qu'il est repoussé en dehors pendant l'extension en dessinant une saillie sous-cutanée de chaque côté du ligament rotulien. De l'extrémité antérieure du ligament adipeux part un prolongement, tantôt filiforme, tantôt membraneux, qui va se fixer à la partie antérieure de l'échancrure intercondylienne et porte le nom de *repli muqueux*. Il forme, avec le ligament ailé en avant et les ligaments croisés en arrière, une espèce de cloison verticale séparant les deux articulations condylo-tibiales, en même temps que le ligament ailé forme une espèce de cloison horizontale incomplète séparant l'articulation fémoro-rotulienne de l'articulation fémoro-tibiale.

En arrière, la synoviale part du bord cartilagineux des condyles pour se réfléchir contre la face profonde de la capsule, en formant un cul-de-sac sous l'insertion des deux muscles jumeaux. Elle tapisse le ligament postérieur de l'articulation du genou, en passant au devant des ligaments croisés, et va se terminer sur le pourtour postérieur du plateau tibial. Au niveau de l'interligne articulaire péronéo-tibiale, sur laquelle passe le tendon du muscle poplité, la synoviale envoie un prolongement sous le tendon de ce muscle formant la *bourse séreuse poplitée*.

Latéralement la synoviale est tendue, à la face profonde des ligaments, entre le tibia et le fémur en adhérant au pourtour des ménisques interarticulaires.

Mouvements. L'articulation du genou est de siège de mouvements de flexion et d'extension, mouvements qui sont limités par la tension des ligaments croisés et des ligaments latéraux. Quand la jambe est en extension sur la cuisse, les ligaments latéraux sont tendus et le tibia est immobile sur le fémur. Quand la jambe est en flexion sur la cuisse les ligaments latéraux sont relâchés, le tibia peut alors présenter de legers mouvements de rotation autour de son axe.

Articulations péronéo-tibiales.

Le tibia et le péroné s'articulent par leurs deux extrémités en formant l'*articulation péronéo-tibiale supérieure* et l'*articulation péronéo-tibiale inférieure*. De plus, l'espace interrosseux qui existe entre les deux os est fermé par une membrane fibreuse, le *ligament interosseux*.

Articulation péronéo-tibiale supérieure. C'est l'articulation qui se passe entre la tête du péroné et l'extrémité supérieure du tibia, articulation mobile à surfaces libres ou une diarthrose.

Surfaces articulaires. La tête du péroné présente une facette circulaire plane regardant en haut, en avant et en dedans. Sur la face postérieure de la tubérosité externe du tibia existe une facette semblable regardant en bas, en arrière et en dehors. Ces surfaces sont concordantes et recouvertes de cartilage.

Moyen d'union. Ces os sont maintenus en contact par une *capsule fibreuse* s'insérant sur le pourtour des faces articulaires. Cette capsule est renforcée par un ligament externe ou antérieur et un ligament interne ou postérieur.

Le *ligament antéro-externe*, formé de fibres parallèles, s'étend de la tubérosité externe du tibia à la tête du péroné. Il est recouvert par les muscles extenseur commun des orteils, tibial antérieur et long péronier latéral.

Le *ligament postéro-interne* a la même disposition que le premier, il est beaucoup plus faible et est recouvert par le muscle poplité.

En haut, l'interligne articulaire répond à la gouttière péronéo-tibiale dans laquelle glisse le tendon du muscle poplité avec la bourse séreuse dépendant de l'articulation du genou. A ce niveau la capsule fibreuse, très mince, est quelquefois perforée et laisse communiquer l'articulation péronéo-tibiale supérieure avec l'articulation du genou.

Synoviale. La face profonde de la capsule fibreuse est tapissée par une membrane synoviale.

Articulation péronéo-tibiale inférieure. C'est l'articulation qui se passe entre l'extrémité inférieure du tibia et l'extrémité correspondante du péroné. C'est une articulation mobile à surfaces fixes ou une amphiarthrose (syndesmose).

Surfaces articulaires. L'extrémité inférieure du tibia présente, sur sa face externe, une surface triangulaire à base inférieure, concave d'avant en arrière. Cette surface est rugueuse en haut, elle est lisse sur un espace de quelques millimètres voisin de la face articulaire inférieure. L'extrémité inférieure du péroné présente une surface correspondante, légèrement convexe, rugueuse en haut et lisse en bas.

Moyens d'union. Ces os sont unis par trois ligaments : un *ligament interosseux* et deux *ligaments périphériques.* Le *ligament interosseux* est formé de fibres transversales insérées sur la partie rugueuse des deux os. La partie inférieure lisse des deux faces articulaires reste libre, délimitant une petite fente communiquant en bas avec l'articulation tibio-tarsienne.

Le *ligament antérieur* s'étend obliquement du bord antérieur de la face articulaire du tibia vers le bord antérieur de la malléole externe, en dépassant en bas le bord inférieur du tibia augmentant ainsi l'étendue de la mortaise péronéo-tibiale. Ce ligament est épais et nacré.

Le *ligament postérieur*, plus épais et plus volumineux que le ligament antérieur, s'étend du bord postérieur de la face articulaire du tibia et de la partie voisine de sa face postérieure vers le bord postérieur de la malléole externe. Il déborde en bas le bord libre des os plus encore que le ligament antérieur, et augmente ainsi l'étendue de la face articulaire du tibia pour l'articulation tibio-tarsienne.

Synoviale. C'est un simple cul-de-sac de la synoviale de l'articulation tibio-tarsienne, à peine profonde de 10 à 12 millimètres.

Ligament interosseux. L'intervalle laissé libre entre les deux os est fermé par une membrane fibreuse s'insérant sur le bord externe du tibia et sur la crête interosseuse du péroné. A son extrémité supérieure ce ligament est percé d'un large orifice donnant passage aux vaisseaux tibiaux. A son extrémité inférieure il se continue avec le ligament interosseux de l'articulation péronéo-tibiale inférieure.

Articulation tibio-tarsienne. C'est l'articulation qui se passe entre le tibia et le péroné d'une part et l'astragale d'autre part, articulation mobile à surfaces libres ou une diarthrose.

Surfaces articulaires. Le tibia et le péroné forment, par leurs extrémités inférieures solidement unies, une mortaise articulaire à grand diamètre transversal. La paroi supérieure de la mortaise, concave d'avant en arrière, est parcourue par une crête arrondie à direction antéro-postérieure. La paroi interne, triangulaire à base antérieure, est formée par la face externe de la malléole interne. La paroi externe, plus étendue, triangulaire à base supérieure, est formée par la face interne de la malléole externe. Cette face est légèrement convexe. A sa base on voit la fente antéro-postérieure de l'articulation péronéo-tibiale inférieure. Cette mortaise est agrandie en avant et surtout en arrière par les fibres les plus inférieures des ligaments antérieur et postérieur de l'articulation péronéo-tibiale inférieure.

L'astragale présente : 1° une face articulaire supérieure, convexe d'avant en arrière et légèrement concave dans le sens transversal, face large en avant et rétrécie en arrière ; 2° une face articulaire interne, triangulaire, à base antérieure ; 3° une face articulaire externe, triangulaire à base supérieure, légèrement concave de haut en bas.

Toutes ces faces sont recouvertes de cartilage.

Moyens d'union. Cette articulation est pourvue d'une *capsule fibreuse* et de *ligaments*.

La *capsule fibreuse* est mince et enveloppe, comme un manchon fibreux, toute l'articulation ; serrée sur les côtés, elle est lâche en avant et en arrière.

Cette capsule est renforcée par des ligaments latéraux, trois externes et un interne.

Les *ligaments latéraux externes*, forts et tendineux, naissent tous les trois de la malléole externe. L'*antérieur* ou *ligament péronéo-astragalien antérieur*, aplati et quadrilatère, naît du bord antérieur de la malléole externe pour aller s'insérer sur la face externe de l'astragale, au-devant de la face articulaire.

Le *moyen* ou *ligament péronéo-calcanéen* naît de la face externe de la malléole près du sommet, de là il se dirige en bas et en arrière pour aller s'insérer sur la face externe du calcanéum.

Le *postérieur* ou *ligament péronéo-astragalien postérieur* a une direction nettement transversale. Il naît de la petite fossette que présente la face interne de la malléole externe en arrière de la face articulaire, de là il se dirige transversalement en dedans, en s'élargissant, et s'insère sur la face postérieure de l'astragale.

Le *ligament latéral interne* ou *ligament tibio-tarsien* a une forme triangulaire à base inférieure, d'où le nom de *ligament deltoïdien*. Il s'insère par son sommet au pourtour de la malléole interne. De là les fibres descendent en s'écartant quelque peu les unes des autres : les plus antérieures (faisceau tibio-astragalien antérieur) vont s'insérer à face supérieure du scaphoïde et à la face externe de l'astragale ; les fibres moyennes (faisceau tibio-calcanéen) s'insèrent à la petite apophyse du calcanéum, à la gouttière calcanéenne et quelque peu au ligament calcanéo-scaphoïdien inférieur ; les fibres postérieures (faisceau tibio-astragalien postérieur) partent de la malléole interne pour s'insérer sur la face interne de l'astragale.

Synoviale. Elle tapisse la face profonde de la capsule fibreuse.

Mouvements. L'articulation tibio-tarsienne est le siège de mouvements de flexion et d'extension. Pendant la flexion du pied sur la jambe, la face articulaire supérieure de l'astragale pénètre comme un coin entre les deux malléoles ; comme cette face s'élargit d'arrière en avant, le mouvement de flexion du pied est accompagné d'un mouvement d'écartement du péroné par rapport au tibia,

Articulations du pied.

Les articulations du pied comprennent les articulations du tarse, les articulations du métatarse, les articulations tarso-métatarsiennes, les articulations métatarso-phalangiennes et les articulations des phalanges.

Articulations du tarse.

Le tarse est formé par la réunion de sept pièces osseuses qui sont placées sur deux rangées : la rangée tibiale ou proximale est formée par l'astragale et le calcanéum unis l'un à l'autre par l'*articulation astragalo-calcanéenne.*

La rangée distale, simple en dehors (cuboïde) et double en dedans (scaphoïde et trois cunéiformes) présentent l'*articulation scaphoïdo-cunéenne*, les *articulations cunéennes*, l'*articulation cuboïdo-cunéenne* et l'*articulation scaphoïdo-cuboïdienne.*

Les os de la première rangée sont unis aux os de la seconde rangée par une articulation double, appelée *articulation médio-tarsienne* ou *articulation de Chopart.*

Articulation astragalo-calcanéenne. C'est l'articulation qui se passe entre la face inférieure de l'astragale et la face supérieure du calcanéum. C'est une articulation mobile à surfaces libres ou une diarthrose.

Surfaces articulaires. La face inférieure de l'astragale et la face supérieure du calcanéum présentent deux faces articulaires séparées par
une gouttière oblique ; la face articulaire antérieure est plane, elle
appartient à l'articulation astragalo-scaphoïdienne. La face articulaire
postérieure est concave sur l'astragale et convexe sur le calcanéum ;
ces deux faces sont encroutées de cartilage.

Moyens d'union. Le principal moyen d'union est un *ligament interosseux*, très fort, étendu de la gouttière oblique de l'astragale à la
gouttière oblique du calcanéum et occupant ainsi le sinus du tarse. Il
est formé de deux lames conjonctives séparées l'une de l'autre par
du tissu adipeux.

Il y a ensuite la *capsule fibreuse*, très mince, qui ferme la cavité
articulaire et qui s'insère sur le pourtour des faces articulaires des
deux os. Cette capsule fibreuse est renforcée, du côté externe, par
quelques faisceaux fibreux allant de l'astragale au calcanéum et par un
ligament astragalo-calcanéen postérieur étendu entre le bord postérieur
de l'astragale et le calcanéum.

Du côté interne, cette capsule fibreuse est renforcée par les gaînes
fibreuses des tendons des muscles tibial postérieur, fléchisseur commun des orteils et fléchisseur propre du gros orteil.

Synoviale. La face profonde de la capsule fibreuse est tapissée par
une membrane synoviale.

Mouvements. Cette articulation est le siège de mouvements très
limités pendant l'adduction et l'abduction du pied.

Articulations scaphoïdo-cunéennes. Ce sont les articulations qui se
passent entre la face antérieure de l'astragale et la face postérieure
des trois cunéiformes, articulations mobiles à surfaces libres ou des
diarthroses. Les surfaces articulaires sont planes ; ce sont donc des
arthrodies.

Surfaces articulaires. La face antérieure du scaphoïde, légèrement
convexe, est parcourue par deux crêtes verticales mousses qui délimitent trois facettes planes. A ces facettes planes correspondent les
faces postérieures des trois cunéiformes.

Moyens d'union. Ces os sont unis par une *capsule fibreuse* renforcée
par des *ligaments dorsaux* et des *ligaments plantaires*, bandelettes
fibreuses qui se rendent de la face dorsale ou plantaire du scaphoïde
vers les faces correspondantes des cunéiformes. Les ligaments plan-

taires sont recouverts et renforcés par des expansions fibreuses provenant du tendon du muscle tibial postérieur.

Pour le premier cunéiforme il y a encore un *ligament interne* allant du tubercule du scaphoïde à la face interne du premier cunéiforme.

Synoviale. Cette articulation est pourvue d'une synoviale qui envoie des prolongements entre les cunéiformes.

Articulations cunéennes. Ce sont les articulations qui se passent entre les faces latérales des trois cunéiformes, articulations mobiles à surfaces libres et à surfaces planes ou des arthrodies.

Surfaces articulaires. Le premier et le deuxième cunéiforme se regardent par des faces en partie articulaires et en partie rugueuses. La partie articulaire est en forme d'équerre, c'est une mince bande articulaire longeant le bord supérieur et le bord postérieur de ces faces. Le reste de ces faces est rugueux et donne insertion à un ligament interosseux.

Le deuxième et le troisième cunéiformes se regardent par des faces articulaires en arrière et rugueuses en avant.

Moyens d'union. Chaque articulation cunéenne est pourvue d'un *ligament dorsal*, d'un *ligament plantaire* et d'un *ligament interosseux*.

Le *ligament dorsal* et le *ligament plantaire* s'étendent transversalement d'un cunéiforme à l'autre. Le *ligament interosseux* forme le principal moyen d'union. Il est très épais et occupe toute la hauteur des deux faces articulaires de manière à se continuer avec le ligament dorsal et le ligament plantaire.

Synoviale. C'est la synoviale de l'articulation scaphoïdo-cunéenne qui envoie un prolongement entre les faces articulaires des trois cunéiformes.

Articulation cuboïdo-cunéenne. C'est l'articulation qui se passe entre la face externe du troisième cunéiforme et la face interne du cuboïde.

Surfaces articulaires. La face externe du troisième cunéiforme présente une petite facette articulaire triangulaire près de son angle postérieur et supérieur. Une facette analogue se trouve sur la face interne du cuboïde, au devant de la facette par laquelle cet os s'articule avec le scaphoïde.

Moyens d'union. On retrouve ici, comme pour les articulations cunéennes, un *ligament dorsal*, un *ligament plantaire* et un *ligament interosseux*.

Articulation scaphoïdo-cuboïdienne. C'est l'articulation qui se passe entre l'extrémité externe du scaphoïde et la partie postérieure de la face interne du cuboïde.

Moyens d'union. On trouve ici un *ligament dorsal* allant obliquement de la face dorsale du scaphoïde à la partie moyenne de la face dorsale du cuboïde ; un *ligament plantaire* tendu transversalement d'un os à l'autre et un *ligament interosseux* très fort occupant toute la hauteur de l'espace interosseux.

Synoviale. La cavité articulaire n'est qu'une dépendance de celle de l'articulation scaphoïdo-cunéenne.

Articulation médio-tarsienne ou articulation de Chopart.

C'est l'articulation qui se passe entre les os de la première rangée et ceux de la seconde rangée du tarse. Cette articulation est double ; elle comprend l'*articulation astragalo-scaphoïdienne* et l'*articulation calcanéo-cuboïdienne*.

Articulation astragalo-scaphoïdienne. Elle est formée par la tête de l'astragale et la cavité glénoïde du scaphoïde.

Surfaces articulaires. La tête de l'astragale présente une large surface convexe, subdivisée par deux crêtes mousses en trois surfaces articulaires : l'inférieure, plane, s'articule avec la face supérieure de la petite apophyse du calcanéum ; la supérieure, convexe, est reçue dans la cavité glénoïde du scaphoïde ; la facette moyenne apparaît libre sur le squelette du pied entre la petite tubérosité du calcanéum et l'extrémité interne et inférieure du scaphoïde. Cette facette articulaire est destinée à s'articuler avec un ligament très fort, de forme triangulaire, étendu entre ces deux os, *ligament calcanéo-scaphoïdien interne* ou *inférieur*, qui vient agrandir la cavité articulaire du scaphoïde.

Le scaphoïde présente une surface articulaire concave, à grand axe presque vertical, repondant au champ scaphoïdien de la tête de l'astragale.

Moyens d'union. La *capsule fibreuse* qui ferme la cavité articulaire est renforcée par plusieurs ligaments.

1º Le *ligament astragalo-scaphoïdien supérieur* s'insère en arrière au col de l'astragale ; de là il se dirige en avant et en dedans pour se terminer sur la face supérieure du scaphoïde en contournant la tête de l'astragale.

2º Le *ligament calcanéo-scaphoïdien interne* ou *inférieur* de forme triangulaire, occupe tout l'intervalle laissé libre entre la petite apophyse du calcanéum et le bord inférieur du scaphoïde. Dans son épaisseur il existe souvent un petit nodule cartilagineux.

3º Le *ligament calcanéo-scaphoïdien externe* ou *supérieur* est situé au dos du pied, profondément dans le creux astragalo-calcanéen ; il s'insère sur la face interne de la grande tubérosité du calcanéum et se termine au côté externe du scaphoïde. Il forme la branche interne du *ligament en V* ou *ligament en Y*, dont la branche externe est représentée par le *ligament calcanéo-cuboïdien interne* ; ce ligament en Y, très puissant, est désigné encore sous le nom de *clef de l'articulation de Chopart.*

Dans l'articulation astragalo-scaphoïdienne rentre donc la partie antérieure de l'articulation astragalo-calcanéenne. Celle-ci est limitée en arrière par le sinus du tarse dans lequel s'insère le ligament interosseux que nous avons décrit. Ce ligament devient donc le *ligament postérieur* de l'articulation astragalo-scaphoïdienne.

Articulation calcanéo-cuboïdienne. Elle est formée par la face articulaire de la grande tubérosité du calcanéum et la face postérieure du cuboïde.

Surfaces articulaires. La face antérieure du calcanéum est légèrement convexe de haut en bas et concave transversalement. La face postérieure du cuboïde est légèrement concave de haut en bas et convexe en sens contraire. C'est donc une articulation par emboîtement réciproque.

Moyens d'union. La *capsule fibreuse* est renforcée par plusieurs ligaments :

1º Le *ligament calcanéo-cuboïdien interne*, branche externe du ligament en Y de l'articulation médio-tarsienne, se détache de la face interne de la grosse tubérosité du calcanéum pour s'insérer sur la face interne du cuboïde.

2º) Le *ligament calcanéo-cuboïdien supérieur* ou *dorsal*, très mince, relie la face supérieure du calcanéum à la face supérieure du cuboïde.

3º) Le *ligament calcanéo-cuboïdien inférieur* ou *plantaire* est le plus fort, le plus large et le plus épais de tous les ligaments du tarse. Il se présente sous la forme d'une large bande nacrée étendue de la face inférieure du calcanéum à la face inférieure du cuboïde et la face inférieur de l'extrémité postérieure des trois derniers métatarsiens. Il est formé de fibres supeficiclles et de fibres profondes. Les fibres profondes, courtes, forment un ligament fibreux étendu entre la tubérosité antérieure du calcanéum et la face inférieure du cuboïde. Les fibres superficielles, beaucoup plus longues, s'insèrent à toute l'étendue de la face inférieure du calcanéum située au devant des tubérosités postérieures, de là elles se dirigent en avant en s'écartant les unes des autres pour aller se terminer soit au tubercule du cuboïde, soit à l'éxtrémité proximale des trois derniers métatarsiens en transformant en canal ostéo-fibreux la gouttière oblique de la face inférieure du cuboïde.

Synoviale. Chacune de ces deux articulations, qui entrent dans la constitution de l'articulation de Chopart, est pourvue d'une membrane synoviale indépendante.

Mouvements. Dans l'articulation médio-tarsienne en même temps que dans l'articulation astragalo-calcanéenne se passent des mouvements de rotation et de torsion du pied.

Articulation tarso-métatarsienne ou articulation de Lisfranc. Cette articulation est formée en arrière par les faces libres des trois cunéiformes et du cuboïde, en avant, par les bases des cinq métatarsiens. L'interligne articulaire s'étend du bord interne au bord externe du pied. Sa direction est oblique d'avant en arrière et de dedans en dehors, de telle sorte que son extrémité interne dépasse en avant d'environ 2 centimètres l'extrémité externe.

Cette interligne n'est pas droite, mais brisée ; les os du tarse et ceux du métatarse s'engrènent en quelque sorte les uns dans les autres. C'est ainsi que, du côté du tarse, on observe une dépression ou mortaise dont le fond est occupé par le deuxième cunéiforme et dans laquelle s'enfonce la base du deuxième métatarsien. Du côté du métatarse on trouve une mortaise moins profonde, formée par le troisième métatarsien dans laquelle s'enfonce le troisième cunéiforme.

Surfaces articulaires Les faces articulaires des cunéiformes sont planes et triangulaires, il en est de même des faces articulaires des métatarsiens correspondants. La face articulaire du cuboïde est divisée par une petite crête verticale en une face interne, quadrangulaire, s'articulant avec une facette semblable du quatrième métatarsien ; et une facette externe, triangulaire, fortement oblique de dedans en dehors et d'avant en arrière, s'articulant avec la base du cinquième métatarsien.

Moyens d'union. Ces différentes pièces osseuses sont unies par une *capsule fibreuse* renforcée par des *ligaments dorsaux, plantaires* et *interosseux.*

Les *ligaments dorsaux* et *plantaires* sont peu épais. Chacun des os de la seconde rangée du métatarse reçoit un ligament dorsal et un ligament plantaire de chacun des métatarsiens avec lequel il arrive en contact. Il y a donc un ligament dorsal et un ligament plantaire pour le 1er, 3e, 4e et 5e métatarsien, tandis qu'il y en a trois pour le deuxième métatarsien dont la base s'articule avec les trois cunéiformes.

Les *ligaments interosseux* sont au nombre de trois dont l'interne, le plus fort et le plus important, porte le nom de *ligament de Lisfranc* et constitue la *clef de l'articulation.* Il s'insère sur la face externe du premier cunéiforme, en dessous de la facette articulaire par laquelle cet os s'articule avec le deuxième cunéiforme et avec l'extrémité proximale du deuxième métatarsien, de là il se dirige en avant et en dehors pour s'insérer sur les deux tiers inférieurs de la face interne de la base du deuxième métatarsien. C'est un ligament très résistant ayant environ un centimètre de hauteur et un demi centimètre d'épaisseur.

Le *deuxième ligament interosseux,* beaucoup plus grêle, est formé de tractus fibreux s'insérant sur la face externe du deuxième et la face externe du troisième cunéiforme, pour se terminer sur les faces correspondantes des 2e et 3e métatarsiens.

Le *troisième ligament interosseux* ou ligament externe est une lame fibreuse étendue entre le troisième cunéiforme et le cuboïde d'une part, les extrémités proximales des 3e et 4e métatarsien d'autre part.

Synoviale. L'articulation tarso-métatarsienne comprend trois synoviales et trois cavités articulaires distinctes. La première correspond à l'articulation du premier métatarsien avec le premier cunéiforme. Elle est indépendante, séparée des articulations voisines par le ligament de Lisfranc et le ligament interosseux tendu entre les deux premiers cunéiformes.

La deuxième correspond à l'articulation des 2e et 3e métatarsiens avec les deux cunéiformes correspondants ; elle communique en arrière avec l'articulation scaphoïdo-cunéenne.

La troisième appartient à l'articulation cuboïdo-métatarsienne comprise entre le cuboïde et les deux derniers métatarsiens.

Mouvements. Les mouvements sont très limités et consistent uniquement en mouvement de glissement pouvant produire une légère flexion et une légère extension des métatarsiens. Très réduits pour le troisième métatarsien, ces mouvements sont presque nuls pour le deuxième.

Articulations métatarsiennes. Les bases des quatre métatarsiens se regardent par de petites facettes articulaires planes recouvertes de cartilage, par lesquelles ces os arrivent en contact. Ce contact est maintenu par des *ligaments dorsaux* et des *ligaments plantaires* se rendant d'un méta‑tarsien à l'autre et par trois *ligaments interosseux*, très résistants, fermant en avant les cavités articulaires tarso-métatarsiennes correspondantes.

Articulations métatarso-phalangiennes. Ce sont les articulations qui se passent entre les têtes des métatarsiens et la base des premières phalanges, articulations mobiles à surfaces libres ou des diarthroses.

Surfaces articulaires. L'extrémité antérieure de chaque métatarsien, aplatie transversalement, présente une surface articulaire convexe à grand axe vertical, empiétant plus sur la face plantaire que sur la face dorsale ; c'est le condyle. Les faces latérales de ce condyle, aplaties, présentent la surface d'insertion du ligament latéral surmontée d'un petit tubercule.

L'extrémité proximale de la première phalange, aplatie de haut en bas, présente une surface articulaire concave à grand axe transversal. C'est la cavité glénoïde.

Le diamètre vertical de cette cavité est agrandi, du côté plantaire, par un *ligament glénoïdien*, fibro-cartilage de forme sémi-lunaire s'insérant au bord inférieur pour s'appliquer, en s'amincissant, sur le condyle du métatarsien. Dans l'épaisseur de ce ligament se développent souvent deux petits os sésamoïdes ; ils sont constants au gros orteil.

Moyens d'union. La *capsule fibreuse*, lâche, forme un manchon fibreux fermant la cavité articulaire ; sa face profonde est tapissée par la *membrane synoviale*.

Cette capsule est renforcée, en haut, par le tendon du muscle extenseur ; en bas, par le *ligament transverse commun du métatarse* ; latéralement, par les *ligaments latéraux*. Ceux-ci, de forme triangulaire, s'insèrent, par leur sommet, sur la face latérale du condyle pour se terminer sur le bord latéral correspondant de la première phalange. Ils se confondent en bas avec les bords latéraux du ligament glénoïdien.

Le *ligament transverse commun* du métatarse relie entre elles les têtes des cinq métatarsiens. C'est un ligament très fort tendu entre deux métatarsiens voisins et qui se continue avec les bords latéraux des ligaments glénoïdiens.

Articulations phalangiennes. Ce sont des articulations en tous points semblables aux articulations phalangiennes des doigts que nous avons décrites.

Articulations de la tête.

Tous les os du crâne et de la face s'articulent entre eux par des articulations immobiles ou des *synarthroses*. Aux points de réunion, les différentes pièces osseuses n'arrivent cependant pas directement en contact, elles restent séparées les unes des autres par une mince couche fibreuse. Il n'y a d'exception que pour l'articulation du maxillaire inférieur avec le temporal.

Articulation temporo-maxillaire. C'est une articulation mobile à surfaces libres et par conséquent une diarthrose.

Surfaces articulaires. Le maxillaire inférieur présente, de chaque côté, un condyle aplati et convexe d'avant en arrière, à grand axe légèrement oblique en arrière et en dedans. Ce condyle n'est recouvert de fibro-cartilage que dans sa moitié antérieure.

Du côté du temporal on trouve, en avant, le condyle, convexe d'avant en arrière et recouvert d'une mince couche de fibro-cartilage. Il forme la paroi antérieure de la cavité glénoïde. Celle-ci, située derrière le condyle, est divisée en deux parties inégales par la scissure de GLASER ; la partie antérieure seule, tapissée par la membrane synoviale, fait partie de l'articulation temporo-maxillaire.

Le condyle du temporal et le condyle du maxillaire étant tous les deux convexes, nous avons ici une articulation à surfaces discordantes. Pour rétablir la concordance il existe un *fibro-cartilage interarticulaire*, oblong transversalement et affectant la forme d'une lentille biconcave. Sa face inférieure, concave, se moule sur la moitié antérieure du condyle du maxillaire ; sa face supérieure, concave en avant, se moule sur le condyle du temporal ; elle est convexe en arrière où elle s'applique dans la partie antérieure de la cavité glénoïde.

Ce ménisque interarticulaire est mince au centre et épais à la périphérie. Il adhère par sa circonférence à la face profonde de la capsule fibreuse. Quand les deux maxillaires sont appliqués l'un contre l'autre, il a une direction oblique de haut en bas et d'arrière en avant. Il est, par ses extrémités, relié aux extrémités du condyle du maxillaire dont il suit tous les déplacements.

Moyens d'union. Les deux os sont maintenus en contact par une *capsule fibreuse*, assez lâche, s'insérant en bas sur le pourtour du condyle du maxillaire. En haut, cette capsule s'insère au bord antérieur du condyle du temporal, au tubercule zygomatique, à la lèvre antérieure de la fissure de Glaser et à la base de l'épine du sphénoïde. Cette capsule a, dans son ensemble, une forme de cône à base supérieure. Par son adhérence à la périphérie du ménisque interarticulaire, il se forme deux cavités articulaires complètement distinctes.

Cette capsule fibreuse est renforcée en dehors par le *ligament latéral externe*, partie épaissie de la capsule qui s'insère, en haut, au tubercule zygomatique et, en bas, au col du condyle. Elle est également épaissie quelque peu du côté interne.

Synoviale. La synoviale tapisse la face profonde de la capsule fibreuse. Arrivée au condyle du maxillaire elle s'arrête, en avant, au bord antérieur de ce condyle, là où commence le fibro-cartilage ; en arrière, elle tapisse, au contraire le versant postérieur du condyle, non recouvert de cartilage, pour s'insérer tout près de la crête.

Du côté du temporal elle s'arrête également au bord antérieur du condyle, tandis que, en arrière, elle tapisse la partie antérieure de la cavité glénoïde pour s'insérer sur le condyle là où commence le fibro-cartilage articulaire.

Mouvements. Des deux pièces osseuses qui arrivent en contact dans l'articulation temporo-maxillaire, une seule est mobile. C'est le maxillaire inférieur. Celui-ci peut exécuter des mouvements d'abaissement et d'élévation, des mouvements de déplacement en avant et en arrière et des mouvements de latéralité. Dans tous ces mouvements le ménisque interaticulaire suit les déplacements du condyle du maxillaire.

Les mouvements de déplacement en avant se passent exclusivement dans la cavité articulaire supérieure ou articulation ménisco-temporale. Le ménisque uni au condyle du maxillaire glisse en avant, en contournant le condyle du temporal. Pendant ce mouvement l'axe antéro-postérieur du ménisque tend à se rapprocher de l'horizontale.

Les mouvements d'abaissement et d'élévation du maxillaire inférieur se passent à la fois dans les deux cavités articulaires. Pendant que, dans l'articulation ménisco-temporale, se produit le mouvement de déplacement du ménisque en avant, entraîné par le condyle du maxillaire qui quitte la cavité glénoïde pour se placer en dessous du condyle du temporal, on voit survenir dans l'articulation ménisco-maxillaire un mouvement de rotation du condyle du maxillaire inférieur sur la face inférieure du ménisque, mouvement de rotation se passant autour d'un axe transversal fictif reliant le col des deux maxillaires.

Lors de la fermeture de la bouche les mêmes mouvements se passent en sens inverse.

Dans le mouvement de latéralité, le maxillaire inférieur se porte alternativement à droite et à gauche. Quand le maxillaire se porte à droite, le mouvement de déplacement se fait uniquement dans l'articulation temporo-maxillaire gauche où le condyle du maxillaire, coiffé du ménisque, quitte la cavité glénoïde pour venir se placer en dessous du condyle du temporal. Pendant que ces mouvements se passent dans l'articulation temporo-maxillaire gauche, le condyle du maxillaire du côté droit reste dans la cavité glénoïde et ne fait que pivoter sur place autour d'un axe vertical passant par le col.

Ligaments accessoires. Autour de l'articulation temporo-maxillaire existent, de chaque côté, trois ligaments qui sont complètement indépendants de l'articulation, mais que l'on décrit d'ordinaire à la suite de cette dernière. Ce sont les ligaments *sphéno-maxillaire, stylo-maxillaire* et *ptérygo-maxillaire.*

Le *ligament sphéno-maxillaire* est une mince lame aponévrotique tendue entre l'épine du sphénoïde et l'épine de SPIX, recouvrant, en avant, l'orifice postérieur du canal dentaire inférieure, situé sur la face interne de la branche montante du maxillaire inférieur.

Le *ligament stylo-maxillaire* est une lame aponévrotique s'insérant, par une partie rétrécie, sur l'apophyse styloïde du temporal pour se terminer sur la partie inférieure du bord postérieur de la branche montante du maxillaire. Elle forme une partie de la cloison musculo-aponévrotique limitant en dedans la loge parotidienne et la séparant de la loge sous-maxillaire.

Le *ligament ptérygo-maxillaire* est une bride fibreuse tendue entre le crochet qui termine en bas l'aile interne de l'apophyse ptérygoïde du sphénoïde et l'extrémité postérieure de la ligne mylo-hyoïdienne du maxillaire inférieur.

SYSTÈME MUSCULAIRE

Le système musculaire comprend l'étude des muscles (*myologie*) et l'étude des aponévroses (*aponévrologie*).

Les *muscles* sont les instruments actifs de l'appareil locomoteur. Ce sont des organes contractiles qui ont la propriété de se raccourcir et de se relâcher alternativemeut, amenant ainsi le déplacement des leviers osseux. Ils sont formés d'une partie charnue et d'une partie tendineuse. C'est par l'intermédiaire de la partie tendineuse qu'ils prennent insertion sur les pièces solides du squelette.

Nom. Chaque muscle porte un nom spécial. La nomenclature musculaire ne repose sur aucune règle fixe. Les noms des muscles sont empruntés tantôt à leur fonction : muscle adducteur, fléchisseur, extenseur, abducteur, pronateur, supinateur, etc. ; tantôt à leur forme : deltoïde, pyramidal, trapèze, carré, rond, demi-tendineux, demi-membraneux, etc. ; tantôt à la fois à la forme et à la fonction : rond pronateur, carré pronateur ; tantôt à leurs divisions : biceps, triceps, quadriceps, dentelé, etc. ; tantôt à leur direction : droit, oblique, transverse, etc. ; ou bien encore à leur volume (grand, petit, moyen, long, court) ; à leur situation (brachial, radial, péronier, cubital, tibial, fessier, sous-scapulaire, sus-épineux) ou à leurs insertions (omo-hyoïdien, sterno-cléido-mastoïdien, etc.).

Forme. Au point de vue de la forme, les muscles se divisent en *muscles longs*, *muscles larges* et *muscles courts*.

Les *muscles longs* occupent d'ordinaire les membres. Ils sont formés généralement d'une partie moyenne, charnue, appelée *corps* et de deux extrémités, fibreuses, appelées *tendons*. Quelques muscles présentent, au contraire, une partie moyenne tendineuse et deux extrémités charnues appelées *ventres*. Ce sont des *muscles digastriques*.

Les *muscles larges* se rencontrent surtout au tronc. Ce sont des masses charnues membraneuses dont la partie tendineuse, largement étalée, prend le nom d'*aponévrose*. La partie charnue de ces muscles larges est souvent subdivisée en un grand nombre de languettes plus ou moins distinctes appelées *digitations*.

Les *muscles courts* et les *muscles orbiculaires* ne demandent pas de définition.

Les *aponévroses* sont des membranes conjonctives. On les divise en deux groupes : les *aponévroses d'insertion* et les *aponévroses de contention*. Les *aponévroses d'insertion* ne sont rien d'autre que les tendons membraneux de certains muscles larges. Les *aponévroses de contention* enveloppent tous les muscles du tronc et des membres. Elles isolent ces muscles les uns des autres et les maintiennent en place pendant leur contraction.

MYOLOGIE

Les muscles du corps se divisent en :

Muscles de la tête.

Muscles du cou.

Muscles du tronc

Muscles des membres.

Muscles du tronc.

Les muscles du tronc comprennent : les muscles de la paroi antéro-latérale du thorax, les muscles de la paroi antéro-latérale de l'abdomen, les muscles du dos, les muscles de la paroi postérieure de la cavité abdominale et le muscle diaphragme séparant la cavité abdominale de la cavité thoracique.

Muscles de la paroi antéro-latérale du thorax.

La paroi antéro-latérale du thorax est formée de cinq plans musculaires superposés.

Sur un premier plan nous trouvons le *muscle grand pectoral*.

Le deuxième plan est formé par le *muscle petit pectoral* et le *muscle sous-clavier*.

Le troisième plan comprend le *muscle grand dentelé*.

Le quatrième et cinquième plans sont constitués par les *muscles intercostaux externes et internes*, les *muscles sous-costaux* et le *muscle triangulaire du sternum*.

Muscle grand pectoral. *Situation*. C'est un muscle large et aplati situé à la partie antérieure et supérieure du thorax. Il relie le sternum, la clavicule et les six premières côtes à la partie supérieure de l'humérus.

Forme. Il a une forme triangulaire à base interne et à sommet externe.

Division. Sa base est divisée en deux parties nettement distinctes: une partie supérieure ou *portion claviculaire* et une partie inférieure ou *portion sterno-costale*.

La partie claviculaire s'insère, au moyen de fibres charnues et de fibres aponévrotiques, aux deux tiers internes du bord antérieur de la clavicule.

La partie sterno-costale s'insère à toute l'étendue de la face antérieure du sternum, au moyen de fibres tendineuses qui s'entrecroisent sur la ligne médiane avec celles du côté opposé, constituant ainsi une véritable ligne blanche présternale. De la face profonde de cette portion du muscle se détachent des lamelles aponévrotiques et charnues qui vont s'insérer au cartilage des quatre premières côtes.

Les fibres les plus inférieures de cette partie sterno-costale n'arrivent plus au sternum ; les unes s'insèrent sur le cartilage de la cinquième ou de la sixième côte, les autres proviennent directement de la partie supérieure de l'aponévrose antérieure de l'abdomen.

De ces multiples points d'insertion les fibres charnues se dirigent toutes en dehors : les supérieures obliquement en bas, les moyennes transversalement, les inférieures obliquement en haut, pour se réunir en un faisceau compact qui va s'insérer, par une large lame tendineuse, au bord antérieur de la gouttière bicipitale de l'humérus.

Arrivées dans le voisinage de l'humérus, les fibres de la partie claviculaire passent au devant des fibres de la partie sterno-costale. Les plus inférieures des fibres de cette dernière portion se recourbent en dessous des fibres moyennes, de telle sorte que, sur une coupe transversale faite dans le grand pectoral dans le voisinage de son insertion humérale, le muscle paraît formé d'une lame musculaire repliée sur elle-même en forme de U à bord inférieur convexe.

La lame tendineuse, qui s'insère au bord antérieur de la coulisse bicipitale, envoie une expansion antérieure à l'aponévrose brachiale et une autre, en arrière, qui passe au-dessus du tendon du long chef du biceps pour aller rejoindre le tendon du muscle grand dorsal.

Action. En se contractant le muscle grand pectoral prend généralement son point fixe sur le thorax et rapproche le bras de la face antérieure du tronc. Quand les bras sont immobilisés, il peut prendre son point fixe sur l'humérus et agir par son chef sterno-costal sur le thorax : il soulève alors le sternum et les cartilages des côtes et devient muscle inspirateur.

Muscle petit pectoral. C'est un muscle de forme triangulaire à base inférieure et à sommet supérieur.

Insertions. Il naît, par trois languettes, du bord supérieur et de la face externe de la troisième, de la quatrième et de la cinquième côte (quelquefois de la 2e, 3e et 4e côtes). De là les fibres musculaires se dirigent en haut, en dehors et un peu en arrière pour aller, en partie, s'attacher par un tendon aplati à la moitié antérieure du bord interne de l'apophyse coracoïde, en partie aussi se réunir avec le tendon d'insertion commun au muscle coraco-brachial et à la courte portion du biceps.

Action. Quand il prend son point fixe sur les côtes il imprime à l'omoplate un mouvement de bascule autour d'un axe transversal. Quand il prend son point fixe sur l'omoplate, il élève les côtes et devient muscle inspirateur.

Muscle sous-clavier. C'est un muscle petit et allongé situé à la face inférieure de la clavicule.

Insertions. Il naît, par un tendon arrondi, sur le cartilage et la partie osseuse voisine de la première côte. De là les fibres se dirigent en haut et en dehors pour se terminer à la face inférieure de la clavicule creusée en gouttière.

Action. Quand il prend son point fixe sur la première côte il abaisse et fixe la clavicule. Quand il prend son point fixe sur la clavicule, il élève la première côte et devient muscle inspirateur.

Aponévrose clavi-pectorale. Entre la face inférieure de la clavicule recouverte par le muscle sous-clavier et le bord supérieur du muscle petit pectoral existe un espace triangulaire, dont le sommet correspond à l'apophyse coracoïde et la base au premier et au deuxième espace intercostal et à la deuxième côte : c'est le *triangle sous-clavier.* Ce triangle est fermé par une lame aponévrotique qui constitue l'*aponévrose clavi-pectorale.*

Le muscle sous-clavier est maintenu contre la face inférieure de la clavicule par un feuillet aponévrotique s'insérant au bord antérieur et au bord postérieur de la clavicule : c'est l'aponévrose du muscle sous-clavier formant, avec la face inférieure de la clavicule, un canal ostéo-fibreux renfermant le muscle. De la face inférieure de cette aponévrose part l'aponévrose clavi-pectorale. Arrivée au bord supérieure du muscle petit pectoral, cette aponévrose se dédouble pour envelopper ce muscle. Ses deux feuillets se réunissent de nouveau au bord inférieur du muscle pour se rendre de là à la face profonde de la peau qui ferme la base de l'aisselle, sous le nom de *ligament suspenseur de l'aisselle.*

— 156 —

Muscle grand dentelé. Il occupe la partie latérale du thorax. C'est un muscle large et membraneux s'étendant du bord interne de l'omoplate à la face externe des neuf premières côtes.

Insertions. Il s'insère sur la face externe des côtes par des digitations charnues. La première, large et épaisse, se détache de la face externe des deux premières côtes ; de là elle se dirige en haut, en arrière et en dehors pour aller s'insérer à la surface triangulaire rugueuse qui existe sur la face antérieure de l'omoplate au niveau de son angle supéro-interne. Cette première partie du muscle est toujours nettement séparée des parties voisines.

Les autres digitations s'insèrent sur la face externe des autres côtes depuis la troisième jusqu'à la neuvième ; les moyennes (3e et 4e côtes) se rendent directement en arrière pour s'insérer au bord spinal de l'omoplate ; les inférieures, beaucoup plus longues, s'entre-croisent sur la face externe des côtes avec les digitations supérieures du muscle grand oblique. Elles convergent les unes vers les autres de manière à former une masse charnue épaisse, qui va s'insérer sur la facette triangulaire rugueuse que l'on trouve sur la face antérieure de l'omoplate près de son angle inférieur.

Action. Le grand dentelé prend ordinairement son point fixe sur le thorax ; il agit alors sur l'omoplate et la maintient intimement appliquée contre la face postérieure de la cage thoracique. Lorsque ce muscle est paralysé, le bord interne de l'omoplate se détache du thorax et donne naissance à ce qu'on appelle *omoplate ailée.* Ce muscle intervient encore dans l'acte d'élever le membre supérieur au-dessus de la position horizontale.

Muscles intercostaux. Ces muscles sont situés, au nombre de deux, dans les espaces intercostaux. On les divise en *intercostaux externes* et *intercostaux internes.*

Intercostaux externes. Les muscles intercostaux externes occupent, par leurs *fibres charnues*, environ les trois quarts postérieurs des espaces correspondants, depuis l'articulation costo-transversaire jusqu'au niveau des cartilages des côtes. Ces fibres s'insèrent à la lèvre externe de la gouttière sous-costale de la côte supérieure, de là elles se dirigent obliquement en bas et en avant pour se terminer au bord supérieur de la côte placée en dessous. Au niveau de la partie antérieure de l'espace inter-costal les fibres charnues font défaut et sont remplacées par une mince lamelle tendineuse.

Intercostaux internes. Ils occupent, par leurs fibres charnues, environ les trois quarts antérieurs des espaces correspondants depuis le bord latéral du sternum jusqu'au niveau de l'angle de la côte. Les plus postérieures de ces fibres s'insèrent à la lèvre interne de la gouttière sous-costale de la côte supérieure, de là elles se dirigent obliquement en bas et en dehors pour s'insérer sur le bord supérieur de la côte placée en dessous. Les fibres moyennes et antérieures forment deux plans distincts : l'un s'insère à la lèvre externe et l'autre à la lèvre interne de la gouttière sous-costale, de là elles se dirigent en bas, se réunissent pour s'insérer sur le bord supérieur de la côte sous-jacente. C'est dans l'espace triangulaire délimité par ces deux plans musculaires que courent les vaisseaux et les nerfs intercostaux.

Dans le quart postérieur de l'espace intercostal le muscle est formé uniquement par une lame aponévrotique.

Muscles sous-costaux. Ce sont des lamelles musculaires de forme triangulaire situées à la face interne des côtes, un peu en dehors de l'articulation costo-vertébrale.

Insertions. Ils naissent, par une partie rétrécie, à la face interne d'une côte, descendent obliquement en bas et en dehors pour aller s'insérer sur la face interne de la deuxième côte sous-jacente.

Muscle triangulaire du sternum. C'est un muscle court et aplati, situé au niveau de la partie inférieure de la face postérieure du sternum et de la face postérieure des cartilages costaux voisins.

Insertions. Il prend son origine sur la face interne et le bord inférieur du troisième, quatrième, cinquième et sixième cartilage costal. De là les fibres charnues se dirigent en bas et en dedans pour se terminer au bord du sternum, au bord de l'appendice xyphoïde et à la partie voisine des cartilages des côtes.

Action. En se contractant il prend son point fixe sur le sternum et abaisse quelque peu les côtes.

Muscles de la paroi antéro-latérale de l'abdomen.

Cette paroi abdominale est formée de quatre muscles larges qui sont, de dehors en dedans : le *muscle grand oblique*, le *muscle petit oblique*, le *muscle transverse* et le *muscle grand droit*.

Muscle grand oblique. C'est le plus superficiel et le plus considérable des muscles larges de l'abdomen. Il est formé d'une partie charnue externe et d'une partie tendineuse interne.

Insertions. Par sa partie charnue le muscle s'insère sur la face externe et au bord inférieur des huit dernières côtes, au moyen de digitations charnues dont les supérieures s'entrecroisent avec les digitations inférieures du muscle grand dentelé, et les inférieures avec celles du muscle grand dorsal. De ces points d'insertion les fibres charnues se dirigent : les supérieures presque transversalement, en dedans, les moyennes obliquement en bas et en dedans, les inférieures presque verticalement en bas, en constituant une large lame musculaire qui contourne la paroi latérale de l'abdomen. Ces fibres se terminent : les inférieures, aux deux tiers antérieurs de la lèvre externe de la crête iliaque ; les moyennes et les supérieures, à une large aponévrose, qui représente le tendon membraneux du muscle et qui porte le nom d'*aponévrose du muscle oblique externe* ou *feuillet superficiel de l'aponévrose abdominale antérieure.*

Cette lame tendineuse, formée de fibres obliques en bas et en-dedans, peut se poursuivre jusqu'à la ligne médiane où elle prend part à la constitution de la ligne blanche. Son bord inférieur, quelque peu épaissi et légèrement recourbé sur lui-même en arrière et en haut, se trouve tendu entre l'épine iliaque antérieure et supérieure et l'épine du pubis. On lui donne le nom de *ligament de Fallope, ligament de Poupart* ou *arcade crurale.* La partie réfléchie de ce ligament porte encore le nom de *bandelette ilio-pubienne.*

Arrivées au niveau de l'épine du pubis, quelques-unes des fibres de l'arcade crurale se recourbent en arrière, en s'écartant les unes des autres, pour aller s'insérer à la crête pectinéale : ces fibres réfléchies forment un ligament triangulaire qui arrondit le pourtour interne de l'anneau crural et qui porte le nom de *ligament de Gimbernat.*

Un peu au-dessus et en dehors de l'épine du pubis, l'aponévrose abdominale antérieure présente un orifice triangulaire à grand axe oblique en bas et en dedans : c'est l'*orifice cutané du canal inguinal.* Cet orifice est limité, de chaque côté, par une partie épaissie de l'aponévrose portant le nom de *pilier.* Il y a un *pilier externe* s'insérant à l'épine du pubis et un *pilier interne* qui descend jusqu'au devant de la symphyse pubienne où il s'entrecroise avec celui du côté opposé. Ces deux piliers se réunissent au sommet de l'orifice triangulaire. Ce sommet est arrondi par des fibres arciformes qui naissent de l'arcade crurale et se perdent dans l'aponévrose.

La base de l'orifice cutané du canal inguinal correspond au bord supérieur du pubis. Cette base est occupée par un petit faisceau de fibres conjonctives appartenant au tendon du muscle grand oblique du côté opposé. Il porte le nom de *ligament de Colles*.

Cet orifice laisse passer le cordon spermatique chez l'homme et le ligament rond chez la femme. Il est un peu plus large chez l'homme que chez la femme.

De tout son pourtour part une lamelle conjonctive très mince, qui se prolonge sur le cordon spermatique ou le ligament rond, et qu'on appelle le *fascia de Cooper*.

Muscle oblique interne ou petit oblique. Situé sous le muscle grand oblique, le muscle petit oblique est un muscle large et membraneux formé d'une partie charnue externe et d'une partie tendineuse interne.

Insertions. La partie charnue est formée de fibres obliques en haut et en dedans. Celles-ci s'insèrent : 1° à l'aponévrose lombo-dorsale, entre la crête iliaque et la dernière côte ; 2° aux deux tiers antérieurs de l'interstice de la crête iliaque, entre le muscle grand oblique inséré à la lèvre externe et le muscle transverse qui s'insère sur la lèvre interne ; 3° à l'épine iliaque antérieure et supérieure et à la partie externe de l'arcade crurale creusée en gouttière. De ces points les fibres charnues se dirigent en dedans en s'écartant en éventail les unes des autres. Les postérieures, presque verticales, vont s'insérer, par trois digitations, au bord inférieur de la douzième côte et au cartilage de la onzième et de la dixième côte. Au niveau des espaces intercostaux ces fibres ne sont séparées de celles du muscle intercostal interne correspondant que par une mince bande aponévrotique. Les fibres moyennes, obliques en haut et en dedans, les inférieures, horizontales et mêmes obliques en bas et en dedans, vont se continuer avec une large aponévrose qui constitue l'*aponévrose d'insertion du muscle petit oblique*, appelée encore *feuillet moyen de l'aponévrose abdominale antérieure*. Ce feuillet aponévrotique se dirige en dedans et, arrivé au bord externe du muscle grand droit, il s'y comporte d'une façon différente dans le quart inférieur et dans les trois quarts supérieurs.

Dans les trois quarts supérieurs du muscle grand droit, l'aponévrose du petit oblique se dédouble en deux lames : l'une, antérieure, s'unit à l'aponévrose du grand oblique et passe au devant du muscle grand droit ; l'autre, postérieure, s'unit à l'aponévrose du muscle transverse et passe derrière le muscle grand droit. Les deux lames se poursuivent jusque sur la ligne médiane où elles prennent part à la constitution de la ligne blanche.

Dans le quart inférieur du muscle grand droit, l'aponévrose du petit oblique ne se dédouble pas, mais, intimement unie à la partie correspondante de l'aponévrose du muscle transverse, elle passe au-devant du muscle grand droit pour aller s'insérer au pubis en bas, et à la ligne blanche en dedans. Cette partie de l'aponévrose du muscle petit oblique reste indépendante de l'aponévrose du muscle grand oblique.

Muscle crémaster. Les fibres charnues inférieures du muscle naissent donc de la partie externe de l'arcade crurale. Ces fibres se dirigent en bas et en dedans, à une petite distance au-dessus de l'arcade crurale, intimement confondues avec les fibres inférieures du muscle transverse. Elles forment la paroi supérieure du canal inguinal. Ce canal est traversé, chez l'homme, par le cordon spermatique. Au moment où celui-ci traverse l'orifice cutané du canal, on voit un faisceau assez volumineux de fibres charnues se détacher du muscle petit oblique, sortir sur la face antérieure du cordon spermatique par l'orifice externe du canal inguinal et descendre avec ce cordon jusque dans les bourses. Les fibres de ce faisceau s'écartent les unes des autres le long du cordon spermatique ; sur la face antérieure du testicule elles décrivent des courbes à convexité inférieure, pour remonter le long du bord interne du cordon, rentrer par l'orifice cutané du canal inguinal et aller s'insérer à l'épine du pubis.

Ces fibres détachées du muscle petit oblique forment le *muscle crémaster*. L'épanouissement des fibres de ce muscle le long du cordon spermatique et le long du testicule constitue la *membrane érythroïde*.

Muscle transverse de l'abdomen. Situé en arrière du muscle oblique interne, il est formé également d'une partie charnue et d'une partie aponévrotique.

Insertions. La partie charnue, large et membraneuse, est formée de fibres nettement transversales. Elles s'insèrent : 1º à la face interne des cartilages des six dernières côtes, par des digitations qui s'entrecroisent avec celles du muscle diaphragme ; 2º au bord externe de l'aponévrose lombo-dorsale et cela dans toute l'étendue qui sépare la douzième côte de la crête iliaque ; 3º aux deux tiers antérieurs de la lèvre interne de la crête iliaque ; 4º au tiers externe de l'arcade crurale, sur la partie réfléchie de cette arcade qui porte le nom de bandelette ilio-pubienne.

Toutes ces fibres charnues se dirigent transversalement en dedans et se terminent à une large aponévrose, l'*aponévrose d'insertion du muscle transverse* ou *feuillet profond de l'aponévrose abdominale antérieure*.

Dans les trois quarts supérieurs du grand muscle droit, cette aponévrose s'unit au feuillet de dédoublement postérieur de l'aponévrose du petit oblique, passe derrière le muscle grand droit et se termine à la ligne blanche. Le bord inférieur de cette lame aponévrotique décrit une courbe à concavité inférieure et porte le nom de *ligne demi-circulaire de Douglas*.

Dans le quart inférieur, l'aponévrose du transverse, unie au feuillet antérieur de l'aponévrose du petit oblique, passe au-devant du grand droit et se termine à la ligne blanche.

Le bord inférieur de la partie charnue du muscle se confond intimement avec les fibres inférieures du muscle petit oblique et forme la paroi supérieure du canal inguinal. Les fibres tendineuses inférieures du transverse s'unissent également avec les fibres tendineuses inférieures du muscle petit oblique ; elles contournent la partie inférieure du bord externe du grand droit pour aller s'insérer sur la crête pectinale. Ces fibres forment le *tendon conjoint* des auteurs anglais.

Action. Les trois muscles larges de l'abdomen, en se contractant, compriment les viscères de la cavité abdominale et interviennent ainsi dans l'excrétion des matières fécales et de l'urine, dans le vomissement et dans l'accouchement. Ils concourent à former la presse abdominale.

Muscle grand droit. Ce muscle est situé à la partie antérieure de la paroi abdominale, de chaque côté de la ligne médiane, entre la partie inférieure du thorax et le corps du pubis. Il est allongé, aplati d'avant en arrière et se présente sous la forme d'un long ruban, large en haut et rétréci en bas.

Insertions. Par sa partie inférieure, rétrécie, ce muscle s'insère, au moyen d'un tendon assez fort, au bord supérieur du pubis, entre la symphyse et l'épine. Ce tendon s'élargit bientôt et donne naissance aux fibres charnues. Celles-ci montent, en constituant un corps musculeux rubané, qui, arrivé à la partie inférieure du thorax, se divise en trois lames charnues. L'interne s'insère au cartilage de la septième côte et au ligament chondro-xiphoïdien ; la moyenne, au cartilage de la sixième côte ; l'externe, la plus large, au cartilage de la cinquième côte.

Ce muscle est remarquable par des *intersections tendineuses* qui coupent transversalement les fibres charnues. La longueur, l'épaisseur, le nombre et la situation de ces intersections sont variables d'un sujet à l'autre. On en compte d'ordinaire quatre : une au niveau de l'ombilic et deux entre l'ombilic et le sternum ; ce sont les plus constantes. La quatrième, si elle existe, est située en dessous du nombril.

Ces intersections n'occupent pas toute l'épaisseur du muscle. Aussi sont-elles généralement moins nombreuses sur la face postérieure du muscle que sur sa face antérieure. Ces intersections adhèrent intimement à la paroi antérieure de la gaine aponévrotique qui enveloppe le muscle et qu'on appelle la *gaine du grand droit*.

Gaine du grand droit. Cette gaine est constituée par les aponévroses d'insertion des trois muscles larges de l'abdomen.

Au niveau de sa *partie thoracique*, la lame antérieure est uniquement formée par l'aponévrose du grand oblique ; la lame postérieure fait défaut, elle est remplacée par les cartilages des côtes.

Dans les trois quarts supérieurs de sa *partie abdominale*, la lame antérieure est formée par l'aponévrose du grand oblique intimement unie au feuillet antérieur de l'aponévrose du petit oblique ; la lame postérieure résulte de l'union du feuillet postérieur de l'aponévrose du petit oblique uni à l'aponévrose du muscle transverse.

Dans le quart inférieur de la partie abdominale, la lame antérieure, beaucoup plus épaisse, est formée par l'aponévrose du grand oblique, puis l'aponévrose du petit oblique unie à celle du transverse. La lame postérieure n'est plus représentée que par une partie épaissie de l'aponévrose d'enveloppe du muscle transverse, qui porte le nom de *fascia transversalis*, et qui repose sur le feuillet pariétal du péritoine.

Action. Quand il prend son point fixe sur le bassin, le muscle grand droit abaisse les côtes et le sternum et devient muscle expirateur. Il agit aussi sur les viscères abdominaux et les comprime pendant sa contraction.

La ligne blanche.

La ligne blanche est un raphé tendineux, d'une épaisseur de 2 à 3 millimètres, situé sur la ligne médiane, entre les deux muscles grands droits, depuis la base de l'appendice xiphoïde du sternum jusqu'à la symphyse pubienne. C'est une espèce de sternum abdominal fibreux. Sa largeur, un peu plus grande chez la femme, varie dans la partie sus- et la partie sous-ombilicale. Assez étroite au niveau de l'appendice xiphoïde, elle s'élargit insensiblement en bas pour atteindre sa plus grande largeur (2 à 3 centimètres) au niveau du nombril. Un peu en dessous de l'ombilic elle se rétrécit brusquement, devient linéaire jusqu'au bord supérieur de la symphyse pubienne. Dans le voisinage de la symphyse, la ligne blanche est renforcée par un ligament antérieur et un ligament postérieur. Le *ligament antérieur* est peu développé, il naît de la face antérieure de la symphyse et monte entre les tendons des deux muscles droits. Le *ligament postérieur* est beaucoup plus développé. On l'appelle *ligament sus-pubien postérieur* ou encore *adminiculum* ou soutien de la ligne blanche. Ce ligament a une forme triangulaire : sa base inférieure s'insère sur la lèvre postérieure du pubis, sa pointe se termine dans la ligne blanche vers le milieu de la région sous-ombilicale. Les bords latéraux donnent insertion au fascia transversalis.

Au milieu de la base existe un trou ovalaire occupé par un peloton de graisse.

Cette ligne blanche est constituée principalement par l'entrelacement des fibres tendineuses appartenant aux trois feuillets de l'aponévrose abdominale antérieure.

L'*ouverture ombilicale* est creusée dans la partie moyenne, élargie de la ligne blanche. Elle est irrégulièrement quadrilatère. C'est un orifice vasculaire qui, chez le fœtus, donne passage aux deux artères ombilicales et à la veine ombilicale et qui donne insertion au cordon ombilical. Quelques jours après la naissance, lors de la chute du cordon, les vaisseaux ombilicaux sont oblitérés ; à la place occupée primitivement par le cordon ombilical se trouve un bouchon cutané et cicatriciel fermant l'orifice ombilical. Ce bouchon cutané adhère au pourtour de l'anneau ombilical creusé dans la ligne blanche et répond, par sa face profonde, au fascia transversalis recouvert par le feuillet pariétal du péritoine. Vu par sa face interne, après enlèvement du péritoine, l'ombilic est creusé d'une petite fossette occupée par un lobule de graisse. Son pourtour supérieur est libre ; à son bord inférieur viennent s'insérer l'ouraque et les trois cordons fibreux remplaçant la veine et les deux artères ombilicales. Le péritoine, en recouvrant la face interne de l'ombilic, n'adhère que lâchement au pourtour de l'anneau et se laisse facilement refouler jusqu'au fond de la fossette où il arrive immédiatement en contact avec la face profonde du bouchon cutané. Un peu au-dessus de l'ombilic le fascia transversalis se renforce quelquefois par un certain nombre de fibres transversales donnant ainsi naissance à ce qu'on appelle le *fascia ombilical*.

Muscle pyramidal. C'est un petit muscle de forme triangulaire, situé au-devant de l'extrémité inférieure du grand droit, de chaque côté de la ligne médiane, dans un dédoublement de la paroi antérieure de la gaîne du muscle droit.

Insertions. Il s'insère par sa base à la partie supérieure de la face antérieure du pubis, immédiatement au devant de l'insertion du grand droit. De là, le muscle monte verticalement, en se retrécissant rapidement et, après un trajet d'environ cinq centimètres, se fixe à la ligne blanche.

Aponévroses de l'abdomen. Ces aponévroses se divisent en *aponévroses d'insertion* et *aponévroses de contention*. Nous avons déjà étudié les premières. Il nous reste donc encore à décrire les aponévroses de contention.

La partie charnue de chacun des trois muscles larges de l'abdomen est doublée de deux lames fibreuses qui lui adhèrent intimement : une lame externe et une lame interne. Ces lames se perdent insensiblement en avant sur les aponévroses d'insertion. La lame interne du muscle grand oblique est unie à la lame externe du muscle petit oblique par une couche de tissu conjonctif dans laquelle cheminent les vaisseaux et les nerfs. Il en est de même entre la lame interne du petit oblique et la lame externe du muscle transverse.

La lame interne du muscle transverse est unie au feuillet pariétal du péritoine par une couche de tissu conjonctif sous-péritonéal constituant le *fascia propria*.

Cette lame s'épaissit dans sa partie inférieure où elle porte le nom de *fascia transversalis*. Ce fascia a des rapports excessivement important avec le canal inguinal et mérite une description spéciale.

Son bord inférieur va s'insérer sur la partie postérieure réfléchie de l'arcade crurale, appelée *bandelette ilio-pubienne*, et cela depuis l'épine iliaque antérieure et supérieure jusqu'à l'épine du pubis et la crête pectinale. Plus en dedans il s'insère sur la lèvre postérieure du bord supérieur du pubis. Quand on examine ce fascia transversalis par sa face interne, après avoir enlevé le feuillet pariétal du péritoine, on voit que, au milieu de l'espace compris entre la symphyse pubienne et l'épine iliaque antérieure et supérieure, à un centimètre environ au-dessus de l'arcade crurale, il existe une fossette : c'est l'*orifice péritonéal du canal inguinal.*

Entre cet orifice et le bord externe du muscle grand droit, deux faisceaux de fibres verticales viennent renforcer le fascia. L'un, externe, limite en dedans l'orifice péritonéal du canal inguinal. Rétréci à ce niveau, il s'élargit en haut et il s'élargit en bas. On l'appelle le *ligament de Hesselbach.* Le bord externe de ce ligament est curviligne et limite en arête tranchante le pourtour interne de l'orifice inguinal, ce bord s'appelle encore le *repli falciforme* ou *repli semi-lunaire.*

L'autre faisceau est interne, il longe le bord externe du tendon du grand droit dont il paraît être une dépendance ; il est falciforme à bord externe concave ; c'est le *ligament de Henle.* Entre ces deux ligaments, le fascia transversalis a pour ainsi dire disparu et est remplacé par un tissu lâche. Il existe là une petite dépression dans laquelle le doigt s'enfonce avec la plus grande facilité, c'est la *fossette inguinale moyenne* ou *fossette inguinale médiane.* Celle-ci est donc séparée de l'orifice péritonéal du canal inguinal, *fossette inguinale externe ou latérale,* par le ligament de HESSELBACH appelé aussi, pour ce motif, *ligament interfovéolaire.* La fossette inguidale médiane est limitée en dedans par le ligament de HENLE, appelé encore *faux inguinale aponévrotique.*

Si on enfonce maintenant son doigt dans la fossette inguinale médiane, après avoir enlevé quelque peu le tissu lâche qui la comble, on le voit sortir de la cavité abdominale par l'*orifice cutané* du canal inguinal. Ces deux orifices sont donc placés l'un au devant de l'autre : l'interne est limité par un anneau fibreux à la constitution duquel prennent part le ligament de HENLE et le ligament de HESSELBACH ; l'externe est limité par le pilier externe, le pilier interne et le ligament de COLLES que nous avons décrits.

Ces dispositions anatomiques sont de la plus haute importance au point de vue pratique. Vous verrez, en effet, plus tard que le point faible de la paroi abdominale se trouve au niveau de cette fossette inguinale médiane par où peuvent se produire assez facilement des hernies inguinales. Ces hernies sont appelées *directes,* pour les distinguer de celles qui pourraient se produire par le canal inguinal lui-même et qui sont des hernies inguinales obliques.

Derrière le fascia transversalis se trouve le tissu conjonctif sous-péritonéal ou *fascia propria*, infiltré d'une quantité plus ou moins considérable de graisse. Ce fascia à son tour est recouvert par le feuillet pariétal du péritoine. Ce feuillet pariétal se trouve soulevé, sur la ligne médiane, par le cordon fibreux de l'ouraque ; un peu plus en dehors, par le cordon fibreux de l'artère ombilicale ; dans le voisinage immédiat de l'anneau inguinal péritonéal, par l'artère épigastrique. Ces parties soulevées du péritoine forment trois replis délimitant deux dépressions ou fossettes : l'interne, comprise entre l'ouraque et le cordon fibreux de l'artère ombilicale, s'appelle *fossette inguinale interne* ou *fossette sus-vésicale* ; l'externe, comprise entre le cordon fibreux de l'artère ombilicale et l'artère épigastrique, s'appelle *fossette inguinale moyenne* ou *fossette inguinale médiane* : elle correspond à la solution de continuité existant dans le fascia transversalis entre le ligament de HENLE et le ligament de HESSELBACH. Si une partie de l'intestin sort de la cavité abdominale par cette fossette, elle doit repousser devant elle le feuillet pariétal du péritoine et sera donc toujours entourée d'une partie du sac péritonéal. En dehors de l'artère épigastrique se trouve l'anneau inguinal péritonéal qu'on appelle encore *fossette inguinale latérale*.

Canal inguinal. Dans l'anneau inguinal péritonéal s'enfonce le cordon spermatique chez l'homme et le ligament rond chez la femme. Ces organes s'insinuent alors entre les muscles de la paroi abdominale antérieure pour sortir par l'anneau inguinal cutané. Le trajet parcouru porte le nom de *canal inguinal*. Celui-ci a une longueur d'environ cinq centimètres. Il a une direction oblique de haut en bas, de dehors en dedans et d'arrière en avant. Son orifice postérieur ou *anneau inguinal péritonéal* est formé par le fascia transversalis. A ce niveau le fascia n'est pas perforé. Mais il se prolonge autour des éléments du cordon spermatique chez l'homme et du ligament rond chez la femme. Cet orifice est fermé, au moins chez l'adulte, par le feuillet pariétal du péritoine. Chez le fœtus, le feuillet péritonéal s'invagine dans le canal inguinal et se prolonge jusque dans les bourses.

L'*orifice antérieur* ou *anneau inguinal cutané* est creusé dans l'aponévrose du grand oblique et limité par le pilier interne, le pilier externe et le ligament de COLLES. Du pourtour de cet orifice part également une mince lame conjonctive qui se prolonge sur le cordon spermatique et qui porte le nom de *fascia de Cooper*.

Le canal lui-même n'a pas de parois préformées : le cordon spermatique le parcourt en se frayant un chemin à travers les parties musculaires et aponévrotiques voisines. Pour la facilité de la description on lui distingue cependant quatre parois. La *paroi antérieure* est formée par l'aponévrose du grand oblique et, dans sa partie externe, par les fibres inférieures du petit oblique et du transverse. La paroi postérieure est formée par le fascia transversalis renforcé par le ligament de HESSELBACH. La paroi inférieure est formée par l'arcade crurale creusée en gouttière. Le cordon ne touche que la partie interne de cette paroi. La paroi supérieure à la rigueur n'existe pas ; elle est représentée, au moins dans la partie interne du canal, par les bords inférieurs réunis du muscle petit oblique et du muscle transverse.

Muscles de la face dorsale du tronc.

Les muscles de la face dorsale du tronc comprennent les muscles de la nuque, les muscles du dos et les muscles de la région lombo-sacrée. Ces muscles sont disposés sur plusieurs plans.

Muscles du premier plan.

Le premier plan est formé par deux muscles larges et membraneux : le muscle trapèze et le muscle grand dorsal.

Muscle trapèze. Le trapèze est le plus superficiel des muscles de la nuque et du dos. C'est un muscle large, de forme triangulaire à base interne et à sommet tronqué externe. Les deux muscles trapèzes réunis forment un grand losange s'étendant de l'os occipital à la partie inférieure de la colonne dorsale et d'une épaule à l'autre, recouvrant ainsi, en forme de capuchon, la nuque, le dos et une partie des épaules ; de là le nom de *cucularis* que lui donnent encore les anciens anatomistes.

Insertions. Il naît : 1°) au tiers interne de la ligne demi-circulaire supérieure de l'os occipital et à la protubérance occipitale externe, par une mince lame tendineuse intimement adhérente à la peau ; 2°) au ligament de la nuque depuis la protubérance occipitale externe jusqu'à l'apophyse épineuse de la septième vertèbre cervicale ; 3°) aux sommets des apophyses épineuses de la septième vertèbre cervicale et de toutes les vertèbres dorsales ainsi qu'aux ligaments interépineux et surépineux correspondants. Cette insertion se fait par des fibres aponévrotiques assez courtes, excepté au niveau de la partie inférieure du ligament de la nuque et des premières vertèbres dorsales où ces fibres plus longues produisent une aponévrose demi-elliptique.

De ces insertions, les fibres charnues se dirigent toutes en dehors : les supérieures obliquement en bas et en avant, les moyennes transversalement, les inférieures obliquement en haut. Toutes ces fibres convergent vers l'épaule où elles vont se terminer par des fibres aponévrotiques : les supérieures, au tiers externe du bord postérieur de la clavicule, au bord interne et à la face supérieure de l'acromion ; les moyennes, à la lèvre supérieure du bord postérieur de l'épine de l'omoplate ; les inférieures se réunissent en une petite aponévrose triangulaire qui glisse sur la facette triangulaire que l'on trouve au côté interne du bord postérieur de l'épine de l'omoplate et qui va s'insérer au tubercule du trapèze.

Action. Les trois portions du trapèze ont une action propre. La partie supérieure ou claviculaire, prenant son point fixe sur la clavicule, incline la tête du même côté et un peu en arrière en même temps qu'elle imprime à la tête un mouvement de rotation qui porte la face du côté opposé ; en prenant son point fixe sur l'occipital, elle élève l'épaule.

Les fibres de la portion moyenne élèvent l'omoplate.

Les fibres de la portion inférieure abaissent l'angle supéro-interne de l'omoplate et le rapprochent de la ligne médiane.

Muscle grand dorsal. Ce muscle est le plus superficiel de tous ceux qui occupent la région lombaire et la région dorsale inférieure. C'est un muscle large, membraneux, de forme triangulaire à base inférieure et interne et à sommet supérieur et externe.

Insertions. Il naît : 1°) par une mince lame aponévrotique aux apophyses épineuses et aux ligaments interépineux correspondants des cinq ou six dernières vertèbres dorsales, lame qui est quelque peu recouverte par les fibres les plus inférieures du muscle trapèze ; 2°) par une large lame aponévrotique, forte et resplendissante, appelée *aponévrose lombo-dorsale*, aux apophyses épineuses des vertèbres lombaires et sacrées et aux ligaments interépineux correspondants ; 3°) au tiers postérieur de la lèvre externe de la crête iliaque ; 4°) par des languettes charnues, s'entrecroisant avec les digitations inférieures du muscle grand oblique, au bord supérieur et à la face externe des trois ou quatre dernières côtes.

De ces points d'insertion, les fibres se portent toutes en dehors ;

les supérieures, horizontalement, les moyennes obliquement en haut, les inférieures presque verticalement.

Toutes ces fibres convergent vers l'angle inférieur de l'omoplate qu'elles recouvrent en partie de même qu'elles y recouvrent l'insertion correspondante du muscle grand rond. En glissant sur cet angle inférieur, le muscle grand dorsal y reçoit souvent un faisceau qui le renforce. Au niveau de l'angle inférieur de l'omoplate, le grand dorsal recouvre donc en arrière le grand rond. Il contourne alors ce dernier muscle le long de son bord inférieur, de façon à venir se mettre au-devant de lui, se termine par un tendon aplati qui adhère à la face antérieure du grand rond, glisse sur la lèvre postérieure de la gouttière bicipitale au moyen d'une bourse séreuse et va s'insérer au fond de cette gouttière entre le muscle grand rond qui s'insère à la lèvre postérieure et le tendon du grand pectoral inséré à la lèvre antérieure.

Action. Le muscle grand dorsal prend d'ordinaire son point fixe sur le tronc et agit sur le membre supérieur : il l'abaisse et le rapproche du tronc quand il est élevé. Quand il prend son point fixe sur l'humérus immobilisé, il agit sur le tronc et aide à le soulever comme dans l'action de grimper par exemple.

Muscles du deuxième plan.

Ce plan n'existe que dans la partie supérieure de la région dorsale et la partie inférieure de la nuque. Il est formé par deux muscles : le *muscle rhomboïde* et le *muscle angulaire.*

Muscle rhomboïde. Ce muscle est situé immédiatement en dessous du trapèze, reliant le bord interne de l'omoplate à la colonne vertébrale. C'est un muscle large et membraneux.

Insertions. Il naît de la partie inférieure du ligament de la nuque, des apophyses épineuses des quatre premières vertèbres dorsales et des ligaments interépineux correspondants. Cette insertion se fait au moyen de longues fibres aponévrotiques. De là les fibres charnues se dirigent en bas et en dehors et vont se terminer aux trois quarts inférieurs du bord interne de l'omoplate.

Souvent ce muscle est formé de deux parties séparées par une intersection celluleuse : une partie supérieure, étroite, appelée *petit rhomboïde* et une partie inférieure, volumineuse, ou *grand rhomboïde.*

Action. Il attire l'omoplate en haut et en dedans.

Muscle angulaire. Ce muscle occupe la partie postéro-latérale du cou reliant le bord interne de l'omoplate aux apophyses transverses des vertèbres cervicales supérieures. Simple à son extrémité inférieure, il se divise en haut en quatre languettes tendineuses.

Insertions. Il s'insère, en bas, à la partie supérieure du bord interne de l'omoplate depuis l'angle jusqu'à l'épine. De là il se dirige en haut, en dedans et quelque peu en avant et se divise en quatre languettes charnues auxquelles font suite des languettes tendineuses. Celles-ci vont s'insérer aux tubercules postérieurs des apophyses transverses des quatre premières vertèbres cervicales.

Action. Il élève l'angle supéro-interne de l'omoplate, puis élève l'omoplate en masse.

Muscles du troisième plan.

Le troisième plan comprend deux muscles : le *muscle petit dentelé supérieur* et le *muscle petit dentelé inférieur* reliés l'un à l'autre par une mince lame aponévrotique appelée *aponévrose vertébrale*.

Muscle petit dentelé supérieur. Il est situé à la partie supérieure du dos, directement en dessous du muscle rhomboïde. C'est un muscle aplati et plus ou moins quadrilatère.

Insertions. Il naît, par de long fibres aponévrotiques, à la partie inférieure du ligament de la nuque, aux apophyses épineuses de la septième vertèbre cervicale et des deux premières vertèbres dorsales ainsi qu'aux ligaments interépineux correspondants. De là les fibres se dirigent obliquement en bas et en dehors et se terminent par trois ou quatre digitations, qui vont s'insérer au bord supérieur et à la face externe de la deuxième, troisième, quatrième et cinquième côte.

Action. Il élève les côtes supérieures et devient ainsi un muscle inspirateur.

Muscle petit dentelé inférieur. Ce muscle est situé à la partie inférieure du dos immédiatement en dessous du muscle grand dorsal. Il est mince et quadrilatère, plus large et plus haut que le petit dentelé supérieur. Ses fibres contituantes ont une direction oblique en haut et en dehors.

Insertions. Il naît de l'aponévrose lombo-dorsale, au niveau des deux dernières vertèbres dorsales et des trois premières vertèbres lombaires. Les fibres musculaires qui font suite aux fibres tendineuses se dirigent en haut et en dehors, pour aller constituer quatre digitations qui vont s'insérer au bord inférieur et à la face externe des quatre dernières côtes.

Action. Il abaisse les côtes et devient ainsi muscle expirateur.

Aponévrose vertébrale. Entre le bord inférieur du muscle petit dentelé supérieur et le bord supérieur du muscle petit dentelé inférieur se trouve tendue une mince lame aponévrotique formée des fibres transversales. Celles-ci se fixent, en dedans, aux apophyses épineuses des vertèbres dorsales et, en dehors, à l'angle des côtes.

Muscles du quatrième plan.

Dans la région de la nuque on trouve un quatrième plan musculaire constitué par un seul muscle appelé *splénius*. Ce muscle est situé immédiatement en dessous du muscle trapèze et constitue en réalité le deuxième plan musculaire des muscles de la nuque.

Muscle splénius. C'est une masse musculaire assez volumineuse qui relie la partie inférieure du ligament de la nuque et les apophyses épineuses des vertèbres dorsales supérieures au crâne et aux apophyses transverses des vertèbres cervicales supérieures. On le divise quelquefois en deux parties : celle qui s'insère au crâne porte le nom de *splénius de la tête*, celle qui s'insère aux apophyses transverses des vertèbres cervicales constitue le *splénius du cou*.

Insertions. Le *splénius de la tête* naît à la moitié inférieure du ligament de la nuque et aux apophyses épineuses des deux premières vertèbres dorsales ainsi qu'aux ligaments interépineux correspondants. De là les fibres se dirigent en haut, en dehors et un peu en avant, pour s'insérer au bord postérieur de l'apophyse mastoïde et à la partie externe de la surface rugueuse de l'os occipital comprise entre les deux lignes demi-circulaires.

Le *splénius du cou* naît des apophyses épineuses de la troisième, quatrième et cinquième vertèbre dorsale et des ligaments interépineux correspondants. De là les fibres se dirigent en haut, en dehors et un peu en avant en contournant la face latérale de la colonne cervicale. Le muscle se divise alors en deux ou trois faisceaux charnus qui vont s'insérer aux tubercules postérieurs des apophyses transverses des deux ou trois premières vertèbres cervicales.

Action. Ce muscle prend son point fixe sur la colonne vertébrale et agit sur la tête. Il porte la tête dans l'extension, en même temps qu'il lui imprime un mouvement de rotation en vertu duquel la face se porte du côté du muscle qui se contracte.

Muscles du cinquième plan.

De chaque côté de la ligne médiane, dans la gouttière costo-vertébrale fermée en arrière par l'aponévrose vertébrale, les muscles petits dentelés supérieur et inférieur et l'aponévrose lombo-dorsale, se trouvent quatre muscles à direction longitudinale. Ce sont, de dehors en dedans, le *muscle sacro-lombaire*, le *muscle long dorsal*, le *muscle transverse épineux* et le *muscle long épineux* ou *épi-épinenx*.

Les premiers de ces muscles commencent, en bas, par une masse charnue commune à laquelle on donne encore le nom de *muscle sacro-épineux*.

Muscle sacro-épineux. C'est la masse musculaire commune d'où naissent, vers le bord inférieur de la douzième côte, les deux muscles sacro-lombaire et long dorsal.

Insertions. Cette masse musculaire naît à la face postérieure du sacrum, aux apophyses épineuses des vertèbres lombaires, aux ligaments sacro-iliaques postérieurs et à la partie postérieure de la lèvre externe de la crête iliaque. Les fibres profondes sont charnues, les fibres superficielles sont tendineuses et forment par leur ensemble un large tendon recouvrant toute la partie inférieure du muscle. De ces insertions, les fibres se dirigent en haut ; arrivée au niveau de la dernière côte, la masse commune se divise en deux portions : une externe qui devient le muscle sacro-lombaire et une interne, le muscle long dorsal.

Muscle sacro-lombaire. C'est la partie externe du muscle sacro-épineux.

Insertions. Il provient du corps musculeux commun au niveau de la dernière côte, s'applique sur la face postérieure des côtes, en dedans de l'angle des côtes. En remontant le long de la cage thoracique, il abandonne, de son côté externe, des languettes charnues auxquelles font suite de longues languettes tendineuses et qui vont s'insérer au bord inférieur de toutes les côtes au niveau de l'angle. Quand on rejette ce muscle quelque peu en dehors, on voit que, du côté interne, il est renforcé par des nouveaux faisceaux charnus, véritables languettes musculaires accessoires, qui naissent par des lames tendineuses au bord supérieur des côtes, en dedans de l'angle. Les plus inférieures de ces languettes se réunissent au corps musculaire voisin. Les plus supérieures, celles qui naissent aux quatre ou cinq premières côtes, constituent une masse musculaire assez distincte qui se prolonge jusque dans la région latérale du cou, où elle se termine par des languettes tendineuses au tubercule postérieur des apophyses transverses des 4 ou 5 dernières vertèbres cervicales. Cette partie du muscle est encore désignée sous le nom de *muscle cervical descendant*.

Muscle long dorsal. Il se continue en bas avec la partie interne de la masse commune ou muscle sacro-épineux.

Insertions. De son origine à la masse musculaire commune il remonte le long de la face postérieure de la cage thoracique, étant situé en dedans du muscle sacro-lombaire. Il diminue insensiblement de volume de bas en haut et cela parce que, du côté interne et du côté externe, il abandonne constamment des languettes musculaires. Les languettes externes, ou *costales*, s'insèrent au bord inférieur des 6, 8 ou 10 dernières côtes, entre l'angle et la tubérosité. Les languettes internes, ou *transversaires*, vont se terminer au sommet et au bord inférieur des apophyses transverses.

Ce muscle se continue dans la région cervicale par le *transversaire de la nuque* et se prolonge jusqu'à la tête par le *muscle petit complexus*.

Le *muscle transversaire de la nuque*, situé entre le cervical descendant et le petit complexus, est une mince lame charnue qui naît aux apophyses transverses des six ou sept premières vertèbres dorsales, de là il monte obliquement en haut et en dehors pour se terminer aux apophyses transverses des cinq ou six dernières vertèbres cervicales.

Le *complexus petit muscle*, situé entre le transversaire de la nuque et le grand complexus, naît, par des lames tendineuses, aux apophyses transverses des premières vertèbres dorsales et des dernières vertèbres cervicales. Ces faisceaux charnus se dirigent en haut et en dehors pour se réunir en un corps musculeux unique qui va s'insérer au bord postérieur de l'apophyse mastoïde.

Muscle long épineux ou épi-épineux. Ce muscle est plus ou moins confondu avec le long dorsal, le long de la face latérale des apophyses épineuses des vertèbres dorsales et lombaires.

Insertions. Il naît, par des languettes tendineuses au sommet des apophyses épineuses des deux premières vertèbres lombaires et des deux dernières vertèbres dorsales. De là, les fibres charnues montent le long de la face latérale des apophyses épineuses pour se terminer par des chefs tendineux au sommet des apophyses épineuses des huit premières vertèbres dorsales. C'est le *muscle épi-épineux du dos*. Dans la région de la nuque il est beaucoup moins développé. Il naît aux apophyses épineuses des deux dernières vertèbres cervicales, monte le long des apophyses épineuses des vertèbres sus-jacentes pour se terminer à l'apophyse épineuse de la deuxième et quelquefois de la troisième. C'est le *musle épi-épineux de la nuque.*

Muscle transversaire épineux. Ce muscle est situé sur la face latérale de la colonne vertébrale depuis l'os occipital jusqu'à la face postérieure du sacrum. Il est formé de faisceaux musculaires superposés s'insérant sur le sommet des apophyses épineuses pour se rendre oblique en bas et en dehors et se terminer à l'apophyse transverse des vertèbres sous-jacentes. On distingue généralement à ce muscle deux parties : le *muscle transversaire épineux de la tête* appelé encore *grand complexus*, et le *muscle transversaire épineux proprement dit.*

Le **muscle grand complexus** est situé dans la région de la nuque, de chaque côté de la ligne médiane, immédiatement en dessous de l'insertion occipitale du muscle trapèze, en dedans dn splénius qui le recouvre en bas. Il naît, sur l'os occipital, à la moitié interne de la surface rugueuse comprise entre les deux lignes demi-circulaires. De là les fibres se dirigent en bas et quelque peu en dehors, en s'écartant les unes des autres et en s'étalant en une large lame charnue qui va se terminer, par un grand nombre de languettes tendineuses, aux apophyses transverses des quatre dernières vertèbres cervicales et des cinq ou six premières vertèbres dorsales.

Le **muscle transversaire épineux proprement dit** occupe la partie interne de la gouttière costo-vertébrale, partie comprise entre les apophyses épineuses et le sommet des apophyses transverses. Il est formé d'un grand nombre de faisceaux musculaires superposés. Chacun de ces faisceaux naît au sommet de l'apophyse transverse d'une vertèbre donnée et de là se dirige en haut et en dedans pour s'insérer, par des faisceaux distincts, à des parties variables des quatre vertèbres immédiatement sus-jacentes.

Les faisceaux les plus longs s'insèrent au sommet de l'apophyse épineuse de la quatrième vertèbre placée au-dessus. L'ensemble de ces faisceaux musculaires forment le *muscle sus-épineux.*

D'autres faisceaux se rendent à la base de l'apophyse épineuse de la troisième vertèbre sus-jacente. Leur ensemble forme le *muscle sous-*

épineux, appelé encore *muscle multifide du rachis* ou *muscle compliqué de l'épine*.

Les troisièmes faisceaux vont s'insérer à la partie interne du bord inférieur de la lame de la deuxième vertèbre sus-jacente. Ils constituent les muscles *longs rotateurs de la colonne vertébrale*.

Les autres faisceaux se fixent à la partie externe du bord inférieur de la lame de la vertèbre sus-jacente. Ils forment les *muscles courts rotateurs*.

Muscles profonds de la nuque.

En dessous des deux complexus, entre l'os occipital, l'atlas et l'axis, on trouve, de chaque côté de la ligne médiane, quatre muscles assez volumineux : les deux obliques et les deux droits postérieurs de la tête.

Muscle oblique inférieur. Appelé encore *grand oblique*.

Insertions. Il naît à la face latérale de l'apophyse épineuse de l'axis, se dirige en dehors et en haut pour se terminer à la face postérieure de l'apophyse transverse de l'atlas.

Action. Il prend son point fixé sur l'axis et imprime à l'atlas un mouvement de rotation autour de l'apophyse odontoïde.

Muscle oblique supérieur. Appelé encore muscle *petit oblique*.

Insertions. Il naît au sommet de l'apophyse transverse de l'atlas, de là se dirige en haut et en dedans pour se terminer à la partie externe de la ligne demi-circulaire inférieure de l'os occipital.

Action. Il prend son point fixe sur l'atlas et agit sur le crâne qu'il concourt à mettre en extension.

Muscles grand droit postérieur. Muscle triangulaire à base supérieure et à sommet inférieur.

Insertions. Il s'insère, par sa base, à la partie moyenne de la ligne demi-circulaire inférieure de l'os occipital, de là il se dirige en bas et en dedans pour s'insérer par un tendon arrondi à l'apophyse épineuse de l'axis.

Action. Il est extenseur et rotateur de la tête.

Muscle petit droit postérieur. Il est situé au devant et en dedans du précédent.

Insertions. Il naît par sa base à la partie interne de la ligne demi-circulaire inférieure de l'os occipital et à la partie voisine de la surface rugueuse sous-jacente ; de là il se dirige en bas et se termine au tubercule postérieur de l'arc postérieur de l'atlas.

Action. Il est extenseur de la tête.

Muscles inter-épineux. Ce sont de petites languettes charnues, situées de chaque côté du ligament inter-épineux, dans l'espace limité par deux apophyses épineuses voisines.

Très développés au cou, ils le sont moins dans la région dorsale et dans la région lombaire.

Muscles intertransversaires. Ce sont de petits muscles, plus ou moins quadrilatères, occupant l'espace laissé libre entre deux apophyses transverses. Il sont le plus développé dans la région cervicale où l'on distingue, dans chaque espace, un *muscle intertransversaire antérieur* et un *muscle intertransversaire postérieur.*

Le muscle intertransversaire situé entre l'atlas et l'os occipital porte un nom spécial, c'est le *muscle droit latéral de la tête.* Il naît à la lame antérieure de l'apophyse transverse de l'atlas pour se terminer à la surface jugulaire de l'os occipital.

Muscles surcostaux. Les muscles surcostaux sont de petits muscles, de forme triangulaire, situés au devant du muscle long dorsal et étendus de l'apophyse transverse de la dernière vertèbre cervicale et des onze premières vertèbres dorsales au bord supérieur des côtes. Les uns s'étendent d'une apophyse transverse à la côte sous-jacente, ce sont les *muscles surcostaux courts ;* les autres s'étendent de l'apophyse transverse d'une vertèbre à la deuxième côte sous-jacente, ce sont les *muscles surcostaux longs.*

Actions. Ils sont élévateurs des côtes.

Muscles de la paroi postérieure de l'abdomen.

La paroi postérieure de la cavité abdominale est formée, au milieu, par la face antérieure des vertèbres lombaires recouverte en partie par les piliers du muscle diaphrahme. De chaque côté des vertèbres lombaires on trouve la partie descendante du *muscle diaphragme*, le *muscle psoas-iliaque*, le *muscle petit psoas*, le *muscle carré des lombes* et la partie postérieure du muscle transverse de l'abdomen.

Muscle psoas-iliaque. C'est un muscle volumineux, bifide à son extrémité supérieure. Le chef interne ou longue portion porte le nom de *muscle grand psoas* ; le chef externe ou courte portion, celui de *muscle iliaque*.

Insertions. La *longue portion* du muscle naît, par des fibres charnues et aponévrotiques, sur la face latérale du corps de la douzième vertèbre dorsale et des quatre premières vertèbres lombaires, sur la face antérieure des apophyses transverses et des apophyses costiformes de ces mêmes vertèbres ainsi qu'aux disques intervertébraux correspondants.

Cette insertion se fait directement sur le ménisque interarticulaire et la partie voisine des deux vertèbres, tandis que, au niveau du corps, les fibres s'insèrent sur une arcade aponévrotique sous laquelle passent les vaisseaux lombaires.

De ces insertions, les fibres charnues se dirigent en bas et légèrement en dehors en constituant un corps musculaire épais. Celui-ci déborde quelque peu le détroit supérieur du petit bassin et se termine par un tendon sur lequel viennent s'insérer les fibres charnues du muscle iliaque. Il passe alors sous l'arcade crurale, dans la gouttière que présente le bord antérieur de l'os coxal, comprise entre l'éminence ilio-pectinée et l'épine iliaque antérieure et inférieure. Il glisse sur la face antérieure de l'articulation coxo-fémorale, dont il est souvent séparé par une bourse séreuse, et va se terminer au petit trochanter du fémur.

La *courte portion* ou *muscle iliaque* est large et membraneuse. Elle naît de presque toute l'étendue de la fosse iliaque interne, du ligament ilio-lombaire, de l'épine iliaque antérieure et supérieure et de l'épine iliaque antérieure et inférieure. De là les fibres convergent en bas et en dedans pour s'insérer sur le tendon du muscle grand psoas.

Action. En prenant son point fixe sur le bassin, il est fléchisseur et rotateur de la cuisse. En prenant son point fixe sur le fémur il devint fléchisseur du bassin.

Muscle petit psoas. Ce muscle est situé au devant du grand psoas. Il manque souvent.

Insertions. Sa partie supérieure, charnue, naît, au devant du grand psoas, de la douzième vertèbre dorsale et de la première vertèbre lombaire ainsi que du disque intervertébral correspondant. De là il se dirige en bas et en dehors, en passant sous le ligament cintré interne du grand psoas. Il se termine bientôt par un tendon aplati qui va s'insérer, en s'élargissant et en se confondant avec l'aponévrose iliaque, au détroit supérieur du petit bassin, immédiatement en arrière de l'éminence ilio-pectinée.

Aponévrose lombo-iliaque. Cette aponévrose recouvre le muscle psoas-iliaque et le muscle petit psoas. La partie qui recouvre les psoas s'insère, en haut, au ligament cintré interne ; en dedans, à la face latérale des vertèbres lombaires, aux arcades aponévrotiques du muscle et, plus bas, à la marge du détroit supérieur du petit bassin en décrivant une large arcade sous laquelle passent le nerf obturateur et le nerf lombo-sacré. En dehors, elle se continue avec l'aponévrose qui recouvre le muscle carré des lombes.

La portion iliaque s'insère à toute l'étendue de la lèvre interne de la crête iliaque et au ligament ilio-lombaire pour se continuer, en dedans, avec la portion qui recouvre les muscles psoas.

Au niveau de l'arcade crurale, elle adhère intimement à cette arcade entre les deux épines iliaques. Elle se sépare alors de cette arcade pour se porter vers l'éminence ilio-pectinée. Cette partie épaissie de l'aponévrose iliaque tendue entre l'épine iliaque antérieure et inférieure et l'éminence ilio-pectinée porte le nom de *bandelette ilio-pectinée*. Plus bas, l'aponévrose s'amincit en recouvrant le muscle psoas-iliaque jusqu'au petit trochanter.

Cette aponévrose n'adhère pas intimement au muscle qu'elle recouvre, mais s'en trouve séparée par un tissu cellulaire fort lâche. Elle est elle-même séparée du feuillet pariétal du péritoine par le *fascia propria* très riche en graisse.

Muscle carré des lombes. Ce muscle est situé sur le côté de la colonne lombaire, entre l'os iliaque et la dernière côte. C'est un muscle plus ou moins carré, dont les fibres ont une direction verticale.

Insertions. Il naît au ligament ilio-lombaire et à la partie posté-rieure de la lèvre interne de la crête iliaque. De là il se dirige en haut et en dedans pour se terminer, par des fibres profondes, aux apophyses transverses des quatre premières vertèbres lombaires et, par ses fibres superficielles, au bord inférieur de la dernière côte.

Action. Il prend son point fixe sur l'os iliaque et abaisse la dernière côte.

Muscle diaphragme.

Le diaphragme est un muscle plat et rayonné, situé au niveau de l'orifice inférieur de la cage thoracique et séparant complètement la cage thoracique de la cavité abdominale.

Forme. Le diaphragme a, dans son ensemble, la forme d'une voûte à concavité dirigée en bas formant la paroi supérieure de la cavité abdominale et dont la face convexe fait saillie dans la cage thoracique. Si on l'examine par sa face supérieure, il se montre profondément échancré en arrière, au niveau de la saillie des vertèbres lombaires, subdivisé en quelque sorte en une voûte droite et une voûte gauche. La voûte droite est la plus élevée et peut remonter dans la cage thoracique, sur le cadavre, c'est-à-dire en état d'expiration forcée, jusqu'au niveau d'un plan horizontal passant par le bord supérieur du quatrième cartilage costal. Le sommet de la voûte gauche atteint, dans les mêmes conditions, le bord inférieur du même cartilage costal.

Si on l'examine par sa face inférieure, on voit qu'il est formé de deux parties : une partie horizontale, largement concave, et une partie verticale, recouvrant une grande partie du corps des trois premières vertèbres lombaires.

Division. Le diaphragme est formé d'une partie centrale, tendineuse, appelée *centre tendineux* ou *centre phrénique*, et d'une partie périphérique, musculaire.

Le *centre tendineux*, resplendissant et nacré, affecte la forme d'une feuille de trèfle, d'où son nom de *trèfle aponévrotique*. Il est largement échancré en arrière, échancrure qui embrasse les corps vertébraux, tandis qu'en avant il se trouve subdivisé en trois folioles, une médiane et deux latérales. La foliole médiane est la plus courte, mais aussi la plus large ; des deux folioles latérales, la droite est plus étendue que la gauche.

Près du bord postérieur de ce trèfle aponévrotique, entre la foliole médiane et la foliole latérale droite, à environ 2 centimètres en dehors du plan médian, existe un orifice carré, appelé *trou carré*, et qui donne passage à la veine cave inférieure. Le pourtour de ce trou est exclusivement aponévrotique de telle sorte que les contractions du muscle diaphragme ne peuvent exercer aucune influence sur la circulation de la veine cave. De plus, les parois de la veine adhèrent intimement au pourtour de cet orifice, ce qui a pour résultat de maintenir l'orifice toujours béant et d'empêcher tout déplacement de la veine.

La *partie charnue* du muscle diaphrame naît sur tout le pourtour du centre tendineux. De là les fibres se dirigent en bas et en dehors pour s'insérer sur le sternum, sur les côtes ou sur la colonne lombaire. D'après ces insertions inférieures on subdivise la partie charnue du muscle en une *portion sternale*, une *portion costale* et une *portion lombaire*.

La *portion sternale* est très courte ; elle naît de la partie antérieure de la foliole médiane en formant deux petits faisceaux charnus, séparés par un interstice celluleux médian, qui vont s'insérer à la face postérieure de l'appendice xiphoïde. Au niveau de l'interstice qui les sépare le tissu conjonctif du thorax se continue avec celui de la paroi abdominale.

La *portion costale* est formée par l'ensemble des fibres charnues qui se détachent des bords latéraux de la foliole médiane et du pourtour antérieur des folioles latérales, pour s'insérer sur la face interne des cartilages costaux depuis la septième jusqu'à la douzième côte.

A partir du centre tendineux toutes ces fibres charnues commencent par se diriger en dehors et en bas, en décrivant des arcades à concavité inférieure ; arrivées près des côtes elles deviennent verticales dans une étendue d'autant plus considérable qu'elles sont plus postérieures. Elles se divisent alors en languettes charnues ou digitations, qui vont s'insérer sur la face interne des cartilages des six dernières côtes en s'entrecroisant avec les digitations du muscle transverse.

Cette portion costale du muscle diaphragme est séparée de la portion sternale par un espace triangulaire où le muscle fait défaut, et où par conséquent la plèvre qui tapisse sa face supérieure est reliée au péritoine par une mince lame du tissu conjonctif.

La *portion lombaire* se subdivise en une partie médiane et une partie latérale.

La *partie lombaire latérale* est formée par les fibres charnues qui naissent du bord postérieur des deux folioles latérales et de la partie voisine de la foliole médiane, de là elles se dirigent en bas pour s'insérer sur deux arcades aponévrotiques à direction transversale. L'arcade aponévrotique externe est tendue entre l'extrémité de la douzième côte et le sommet de l'apophyse transverse de la première vertèbre lombaire. Elle passe au-devant de l'extrémité supérieure du muscle carré lombaire et est considérée généralement comme une partie épaissie de l'aponévrose de ce muscle. Elle décrit une courbe à concavité inférieure et porte le nom de *ligament cintré externe*. Les fibres charnues qui s'insèrent à ce ligament forment un plan charnu très mince, de largeur variable. Souvent les fibres les plus externes font défaut.

Quelquefois même toute la portion charnue manque. Il s'en suit que, entre la portion costale et la portion lombaire latérale du muscle diaphragme, il existe toujours un espace variable dépourvu de fibres musculaires appelé *hiatus costo-lombaire*, où le tissu conjonctif sous-pleural se continue avec le tissu conjonctif rétro-rénal de la cavité abdominale.

L'arcade aponévrotique interne s'etend du sommet de l'apophyse tranverse de la première vertèbre lombaire jusqu'à la face latérale du corps de la deuxième vertèbre lombaire. Elle passe au-devant du muscle psoas en dérivant une courbe à concavité inférieure et porte le nom de *ligament cintré interne*. Les fibres charnues qui s'insèrent à ce ligament forment, par leur ensemble, ce que certains auteurs désignent sous le nom de *pilier externe du muscle diaphragme*. Elles sont séparées des fibres de la portion lombaire médiane par un interstice qui donne passage au nerf grand sympathique.

La *partie lombaire médiane* est formée par l'ensemble des fibres charnues qui se détachent de la partie médiane de l'échancrure postérieure du trèfle aponévrotique, Ces fibres se dirigent presque verticale ment en bas, se divisent en deux faisceaux épais et volumineux appelés *piliers* du diaphragme, pour s'insérer, par une partie tendineuse, sur la face antérieure des corps des deux ou trois premières vertèbres lombaires.

Le *pilier droit*, plus volumineux que le gauche, se présente sous la forme d'un large tendon aplati couché sur la face antérieure du corps de la deuxième et de la troisième vertèbre lombaire ainsi que des disques intervertébraux voisins. Les fibres constituantes s'insèrent sur ces vertèbres et les ménisques intervertébraux correspondants, les plus internes se continuent avec celles du grand surtout ligamenteux antérieur, les plus externes naissent de la partie voisine du ligament cintré interne. De ces insertions ce pilier se dirige en haut, il donne naissance à des fibres charnues par toute l'étendue de son bord externe, tandis que son bord interne, resté tendineux, s'incline en dedans pour aller se réunir, sur la ligne médiane, avec le bord interne du pilier gauche et délimiter ainsi un orifice médian donnant passage à l'aorte, connu sous le nom d'*orifice aortique* du muscle diaphragme.

Le *pilier gauche* a la même disposition que le pilier droit, il est plus court et provient de la face antérieure du corps des deux premières vertèbres lombaires. De là il se dirige en haut. Son bord interne, tendineux, s'incline en dedans pour se réunir avec celui du côté opposé et circonscrire l'orifice aortique. De son bord externe se détachent des fibres charnues qui montent verticalement en haut. Les plus externes se rendent au bord postérieur de la foliole médiane, les plus internes forment un petit faisceau isolé qui s'incline en dedans, s'entrecroise avec un faisceau semblable venu du pilier droit pour circonscrire l'ouverture oesophagienne, qui est une ouverture entièrement musculaire. Cet orifice oesophagien est situé au-devant de l'orifice aortique.

Chacun de ces piliers du muscle est souvent subdivisé, par un interstice conjonctif donnant passage au nerf grand splanchnique, en deux faisceaux plus petits : l'interne est quelquefois désigné sous le nom de *pilier interne* et l'externe, sous le nom de *pilier moyen*.

Action. La diaphragme est essentiellement un muscle inspirateur. En se contractant il augmente, en effet, la capacité de la cage thoracique et cela en agrandissant 1°) le diamètre vertical de la cage par l'abaissement même du muscle, 2°) le diamètre antéro-postérieur et le diamètre transversal de la cage par l'élévation des côtes.

Lorsque le diaphragme se contracte, il prend son point fixe sur le pourtour de l'orifice inférieur de la cage thoracique, il s'abaisse refoulant devant lui les organes de la cavité abdominale. Ceux-ci à leur tour refoulent la paroi abdominale antérieure qui se soulève. Aussi à chaque mouvement d'inspiration, qui correspond à une contraction du muscle diaphragme, voit-on la paroi antérieure de l'abdomen se soulever.

Mais ce mouvement d'abaissement de la partie centrale du diaphragme est bientôt arrêté, en partie par la résistance des organes de la cavité abdominale, en partie par le péricarde fibreux qui, inséré sur la face convexe du muscle, limite le mouvement d'abaissement. A ce moment la partie centrale du muscle devient point fixe, ses fibres charnues continuant à se raccourcir agissent maintenant sur la pointe du sternum et surtout sur les côtes. Celles-ci s'élèvent entraînant à leur suite un agrandissement du diamètre antéro-postérieur et du diamètre transversal de la cage thoracique.

Muscles du membre supérieur.

Les muscles du membre supérieur peuvent être divisés en quatre groupes : les muscles de l'épaule, les muscles du bras, les muscles de l'avant-bras et les muscles de la main.

Muscles de l'épaule.

Les muscles de l'épaule relient les os de la ceinture thoracique, la clavicule et l'omoplate, à l'humérus ou l'os du bras. Ces muscles sont placés sur deux plans : un plan superficiel constitué par un seul muscle à fibres verticales, le *deltoïde* ; et un plan profond formé par un grand nombre de muscles qui tous ont une direction plus ou moins transversale, ce sont : le *sus-épineux*, le *sous-épineux*, le *petit rond*, le *grand rond* situés sur la face postérieure de l'omoplate et le *sous-scapulaire* qui occupe presque toute l'étendue de la face antérieure du même os.

Muscle deltoïde. C'est un muscle triangulaire, à base supérieure et à sommet inférieur, constituant une masse charnue épaisse et fasciculée qui entoure en dehors l'articulation scapulo-humérale.

Insertions. Par sa base, ce muscle s'insère au moyen de fibres charnues et aponévrotiques : 1°) au tiers externe du bord antérieur de la clavicule, 2°) au bord externe convexe de l'acromion et 3°) au moyen d'une lame aponévrotique triangulaire et resplendissante, à toute l'étendue de la lèvre inférieure du bord postérieur de l'épine de l'omoplate. De ces différents points d'insertion les faisceaux charnus, épais et séparés les uns des autres par des prolongements de l'aponévrose d'enveloppe, se dirigent en bas, en convergeant les uns vers les autres ; ils vont se terminer à l'empreinte deltoïdienne de l'humérus. Cette insertion humérale se fait par trois lames aponévrotiques qui se fixent sur l'os en formant un V ouvert en haut.

La face profonde de ce muscle glisse sur la grosse tubérosité de l'humérus au moyen d'une vaste bourse séreuse sous-deltoïdienne.

Action. Le deltoïde en se contractant prend son point fixe sur la ceinture scapulaire et agit sur l'humérus ; il détache le bas du tronc et le porte en dehors jusque dans la position horizontale.

Muscle sus-épineux. C'est un muscle épais, de forme triangulaire à base interne et à sommet externe, situé dans la fosse sus-épineuse dans laquelle il est maintenu par une lame aponévrotique, qui s'insère aux bords de cette fosse et la transforme en une véritable gaîne ostéo·fibreuse ouverte du coté de l'articulation scapulo-humérale.

Insertions. Il s'insère par des fibres charnues aux deux tiers internes de la fosse sus-épineuse et à une partie de l'aponévrose qui le recouvre. De là les fibres se dirigent en dehors et quelque peu en haut, passent sous le ligament acromio-coracoïdien dont elles sont séparées par une couche de graisse et se terminent par un tendon aplati.Celui-ci adhère intimement à la capsule fibreuse de l'articulation scapulo-humérale, puis se fixe sur la facette supérieure de la grande tubérosité de l'humérus.

Action. Il élève le bras et peut le porter jusque dans la position horizontale ; il a donc la même action que le muscle deltoïde.

Muscle sous-épineux. C'est un muscle épais, de forme triangulaire, à base interne et sommet externe, situé dans la fosse sous-épineuse, dans laquelle il est maintenu par une lame aponévrotique.

Insertions. Il s'insère, par des fibres charnues, aux deux tiers internes de la fosse sous-épineuse et à une partie de l'aponévrose qui le recouvre. De là il se dirige en haut et en dehors, vers l'angle supéro-externe de l'omoplate, se rétrécit et se termine par un tendon aplati qui recouvre une partie de la face postérieure de la capsule fibreuse, pour s'insérer à la facette moyenne de la grande tubérosité de l'humérus.

Action. Il prend son point fixe sur l'omoplate et imprime à l'humé-rus un mouvement de rotation de dedans en dehors.

Muscle petit rond. C'est un muscle allongé et arrondi, souvent confondu avec le sous-épineux, le long du bord inférieur duquel il est situé.

Insertions. Il naît, par des fibres charnues, sur la surface osseuse allongée et rectangulaire qui limite en dehors la fosse sous-épineuse, au-dessus de la surface d'insertion du muscle grand rond, ainsi qu'à des cloisons aponévrotiques qui le séparent du muscle sous-épineux et du muscle grand rond. De là il se dirige en haut et en dehors, en longeant le bord externe du muscle sous-épineux, débordant quelque peu le bord libre de l'omoplate, et se termine par un tendon aplati qui recouvre en partie la capsule fibreuse de l'articulation scapulo-humé-rale avant de se terminer à la facette inférieure de la grosse tubérosité de l'humérus. Ce tendon adhère intimement à la capsule fibreuse de l'articulation.

Action. Il a la même action que le sous-épineux.

Muscle grand rond. C'est un muscle épais et allongé étendu entre

l'angle inférieur de l'omoplate et le bord postérieur de la gouttière bicipitale de l'humérus.

Insertions. Il naît à la surface osseuse quadrilatère qui occupe
l'angle inférieur de la face postérieure de l'omoplate, ainsi qu'aux cloisons aponévrotiques qui le séparent du sous-épineux et du petit rond.
De là il se dirige en dehors, en haut et en avant, pour se terminer, par
un tendon aplati et mince, à la lèvre postérieure de la gouttière bicipitale de l'humérus.

Action. Quand il prend son point fixe sur l'humérus il élève l'omoplate ; quand il prend son point fixe sur l'omoplate il abaisse le bras.

Muscle sous-scapulaire. Muscle large, épais et triangulaire, situé dans
la fosse sous-scapulaire qu'il relie à la petite tubérosité de l'humérus.

Insertions. Il naît à toute l'étendue de la fosse sous-scapulaire, par
des fibres charnues et par des lames aponévrotiques qui s'insèrent aux
crêtes osseuses qui parcourent obliquement cette fosse; il s'insère
encore au bord externe de l'omoplate par des fibres tendineuses intimement unies à celles du grand rond, du petit rond et de la longue portion du triceps brachial. De là les fibres musculaires se dirigent en haut
et en dehors, en convergeant les unes vers les autres et en se tassant
en une masse compacte au niveau du col de l'omoplate; le muscle passe
ensuite sous la face concave de l'apophyse coracoïde dont il est séparé
par une bourse séreuse dépendant de l'articulation scapulo-humérale,
recouvre intimement la face antérieure de la capsule fibreuse et se
termine, par un tendon large et épais, à la petite tubérosité de l'humérus.

Action. C'est le muscle antagoniste du sous-épineux et du petit
rond. Il imprime à l'humérus un mouvement de rotation sur son axe
de dehors en dedans.

Muscles du bras.

Ces muscles se divisent en deux groupes : un *groupe antérieur*,
formé par les *muscles fléchisseurs* de l'avant-bras sur le bras, et un
groupe postérieur, constitué par les *muscles extenseurs* de l'avant-bras. A
ces deux groupes vient encore s'en ajouter un troisième, *interne*, très
rudimentaire : le groupe des *adducteurs* représenté par un seul muscle.

Muscles de la région interne.

Cette région n'est formé que par un seul muscle, fort peu développé : le *muscle coraco-brachial.*

Muscle coraco-brachial. C'est un muscle allongé, situé à la partie supérieure et interne du bras.

Insertions. Il naît, par un tendon aplati qui lui est commun avec la courte portion du biceps, au sommet de l'apophyse coracoïde de l'omoplate, de là il se dirige en bas et se termine par un tendon aplati qui va s'insérer à une surface rugueuse située le long du bord interne de l'humérus, au point de réunion du tiers supérieur avec les deux tiers inférieurs.

Action. Ce muscle, en prenant son point fixe sur l'omoplate, porte le bras en avant, en dedans et en haut. En prenant son point fixe sur l'humérus, il fait basculer l'omoplate autour d'un axe transversal.

Muscles de la région antérieure.

Les muscles fléchisseurs de l'avant-bras sur le bras sont au nombre de deux, placés l'un au devant de l'autre : le *muscle biceps brachial* et le *muscle brachial antérieur*.

Muscle biceps brachial. Le plus superficiel des deux muscles de la région antérieure, le biceps présente à son extrémité supérieure deux chefs : un *chef interne* ou *courte portion* et un *chef externe* ou *longue portion.*

Insertions. La *courte portion* du biceps se détache du sommet de l'apophyse coracoïde de l'omoplate au moyen d'un tendon qui lui est commun avec le muscle coraco-brachial.

La *longue portion* naît, par un tendon long et grêle, de l'extrémité supérieure de la cavité glénoïde de l'omoplate où elle se continue avec le bourrelet glénoïdien. De là le tendon se dirige en dehors, et traverse la cavité articulaire de l'articulation scapulo-humérale, en contournant la tête de l'humérus. Il sort de la cavité articulaire par la gouttière bicipitale. Arrivé à la partie inférieure de cette gouttière, il se continue avec les fibres charnues qui vont se réunir, vers la partie inférieure du bras, avec les fibres charnues de la petite portion et constituer un muscle unique, aplati d'avant en arrière. Au niveau du coude il présente son tendon inférieur, qui passe entre les muscles épitrochléens et les muscles épicondyliens pour aller s'insérer à la partie postiéreure rugueuse de la tubérosité bicipitale du radius. Il glisse sur la partie antérieure, lisse, de cette tubérosité au moyen d'une bourse séreuse.

Du bord interne de ce tendon se détache une *expansion aponévro-*

tique, qui se dirige en dedans et en bas pour se continuer avec l'aponévrose antibrachiale.

Action. Lorsque la main est en pronation, la contraction du biceps la met en supination, puis amène la flexion de l'avant-bras sur le bras.

Muscle brachial antérieur. Ce muscle est situé en arrière de la partie charnue du biceps, tendu entre l'humérus et l'apophyse coronoïde du cubitus.

Insertions. Il s'insère, par des fibres charnues, sur la moitié inférieure des deux faces antérieures de l'humérus et des trois bords, sur la face antérieure de la cloison intermusculaire interne et de la cloison intermusculaire externe De ces points d'insection les fibres charnues se dirigent en bas en constituant un corps musculeux épais. Celui-ci recouvre immédiatement la face antérieure de la capsule fibreuse de l'articulation du coude, se termine par un tendon très fort à la face inférieure rugueuse de l'apophyse coronoïde du cubitus.

Action. Il fléchit l'avant-bras sur le bras.

Muscle de la région postérieure.

Cette région est formée par un seul muscle : le *muscle triceps brachial.*

Muscle triceps brachial. Ce muscle occupe à lui seul toute la région postérieure du bras. Simple en bas, il est divisé supérieurement en trois chefs : un *chef médian* ou *longue portion*, un *chef interne* appelé *vaste interne* et un *chef externe* ou *vaste externe.*

Insertions. La *longue portion* du triceps naît, par un tendon aplati, à une surface triangulaire rugueuse située, sur le bord externe de l'omoplate, immédiatement en dessous de la cavité glénoïde. A ce tendon fait suite une partie charnue qui va s'insérer en bas sur une lame tendineuse, d'abord indépendante, puis fusionnée avec la lame tendineuse du vaste externe.

Le *vaste externe* s'insère, par des fibres charnues, sur la partie de la face postérieure de l'humérus située au-dessus de la gouttière radiale, au bord externe de l'os et à la face postérieure de la cloison intermusculaire externe.

Le *vaste interne* naît à la face postérieure de l'humérus en dessous de la gouttière radiale, au bord interne de l'os et à la face postérieure de la cloison intermusculaire interne. De ces points d'insertion les fibres charnues des deux vastes se dirigent en bas, pour se confondre bientôt avec la lame tendineuse de la longue portion et former un large tendon commun qui va s'insérer à la partie postérieure de la face supérieure de l'olécrâne.

Action. Ce muscle étend l'avant-bras sur le bras.

Muscles de l'avant-bras.

Les muscles de l'avant-bras se divisent en trois groupes : les muscles de la région antérieure, les muscles de la région externe et les muscles de la région postérieure.

Muscles de la région antérieure de l'avant-bras.

Les muscles de la région antérieure, au nombre de huit, sont disposés sur quatre plans.

Le premier plan comprend, en allant de dehors en dedans : le *rond pronateur*, le *grand palmaire*, le *petit palmaire* et le *cubital antérieur.* Ces muscles naissent tous, par un tendon commun, à l'épitrochlée ; de là ils se dirigent en bas et en dehors, en s'écartant les uns des autres, le plus externe étant le plus court et le plus interne, le plus long.

Le deuxième plan est formé par un seul muscle : le *fléchisseur superficiel des doigts.*

Le troisième plan renferme deux muscles : le *fléchisseur profond des doigts* et le *long fléchisseur propre du pouce.*

Le quatrième plan n'existe qu'à la partie inférieure de l'avant-bras. Il est formé par un seul muscle à fibres transversales : le *carré pronateur.*

Muscle rond pronateur. C'est le plus externe et le plus court des quatre muscles du plan superficiel. Il a une forme conoïde à base supérieure.

Insertions. Il nait par deux chefs distincts séparés l'un de l'autre par une arcade fibreuse : le *chef huméral* s'insère sur la partie inférieure de la cloison intermusculaire interne du bras, la partie supérieure de la face antérieure de l'épitrochlée, la cloison fibreuse qui le sépare du muscle grand palmaire et la face profonde de l'aponévrose qui le recouvre ; le *chef cubital*, beaucoup plus grêle, s'insère à la face inférieure de l'apophyse coronoïde du cubitus en dedans du tendon du brachial antérieur. Ces deux chefs sont unis par une arcade apo-

névrotique sous laquelle passe le nerf médian. De ces points d'insertion, le muscle se dirige en bas et en dehors, se rétrécit et se termine
par un tendon aplati, qui contourne le bord antérieur du radius pour
s'insérer à la facette rugueuse qui existe au milieu de la face externe
de cet os.

Action. Le rond pronateur imprime au radius un mouvement de
rotation de dehors en dedans et produit ainsi la pronation de l'avant-
bras et de la main. S'il continue à se contracter il fléchit l'avant-bras
sur le bras.

Muscle grand palmaire. Situé entre le rond pronateur et le palmaire
grêle, ce muscle est fusiforme et s'étend de l'épitrochlée au deuxième
métacarpien.

Insertions. Il naît, par des fibres aponévrotiques, à la face antérieure de l'épitrochlée et, par des fibres charnues, aux cloisons aponévrotiques qui le séparent des muscles voisins ainsi qu'à la face
profonde de l'aponévrose qui le recouvre. De là il se dirige en bas et
un peu en dehors pour se terminer, vers le milieu de l'avant-bras, par
un tendon, d'abord aplati, puis arrondi. Ce tendon passe sous le ligament annulaire antérieur du carpe, dans un canal ostéo-fibreux formé
par le scaphoïde, le trapèze et une lame fibreuse, canal dans lequel il
glisse au moyen d'une gaine séreuse, et va se terminer sur la face antérieure de la base du deuxième métacarpien.

Action. Il fléchit la main sur l'avant-bras.

Muscle petit palmaire. Situé en dedans du précédent, entre lui et le
fléchisseur superficiel des doigts, il est long, fusiforme, très grêle, s'étendant de l'épitrochlée à l'aponévrose palmaire moyenne. Il fait quelquefois défaut.

Insertions. Il naît à l'épitrochlée par de longues fibres tendineuses
et, par des fibres charnues, à l'aponévrose antibrachiale et aux cloisons aponévrotiques qui le séparent des muscles voisins. De là il se
dirige en bas et se termine par un tendon long et grêle qui se confond
avec le ligament annulaire antérieur du carpe et avec l'aponévrose
palmaire moyenne.

Action. Il fléchit la main sur l'avant-bras et tend l'aponévrose
palmaire.

Muscle cubital antérieur. C'est le plus interne de tous les muscles du plan superficiel. Il longe la face antéro-interne du cubitus et s'étend de l'épitrochlée à l'os pisiforme.

Insertions. Il présente à son extrémité supérieure deux chefs très courts reliés par une arcade aponévrotique sous laquelle passe le nerf cubital : le *chef huméral* s'insérant à la partie inférieure de l'épitrochlée, le *chef cubital* s'insère au bord interne de l'olécrane et à la moitié supérieure de la crête du cubitus par une lame aponévrotique confondue avec l'aponévrose d'enveloppe de l'avant-bras. Le muscle descend verticalement en bas, se termine par un tendon qui occupe le bord antérieur et va s'insérer à la face antérieure de l'os pisiforme. Quelques fibres se rendent à l'os crochu en dedans et à la tête du cinquième métacarpien en dehors. De son bord externe il envoie une expansion aponévrotique au ligament annulaire antérieur du carpe, expansion qui forme, avec ce ligament en arrière et l'os pisiforme en dedans, un canal ostéo-fibreux dans lequel passent l'artère et le nerf cubital.

Action. Il est fléchisseur et quelque peu adducteur de la main.

Muscle fléchisseur superficiel des doigts. Appelé encore *fléchisseur sublime* ou *fléchisseur perforé*, ce muscle forme à lui seul le deuxième plan musculaire. Large et membraneux à sa partie supérieure, il se divise inférieurement en quatre chefs.

Insertions. Il naît par deux chefs : un *chef cubital* qui s'insère à l'épitrochlée, au ligament interne de l'articulation du coude et au bord interne de l'apophyse coronoïde de même qu'à des lames aponévrotiques qui le séparent des muscles voisins ; un *chef radial* qui provient par des languettes aponévrotiques de la partie oblique du bord antérieur du radius, en dessous de l'insertion du court supinateur. Ces deux chefs sont reliés par une arcade aponévrotique.

De là le muscle se dirige en bas et se divise bientôt en une partie superficielle et une partie profonde. La partie superficielle, après avoir fourni un petit faisceau au muscle fléchisseur propre du pouce, se divise en deux faisceaux charnus auxquels font suite des tendons destinés au troisième et au quatrième doigt.

La portion profonde forme un véritable muscle digastrique : son ventre charnu supérieur se confond avec le chef cubital ; son ventre charnu inférieur se divise en deux faisceaux auxquels font suite des tendons destinés au deuxième et au cinquième doigt. Les quatre tendons de ce muscle, disposés sur deux plans, passent sous le ligament annulaire antérieur du carpe. Arrivés dans la paume de la main ils gagnent en divergeant l'articulation métacarpo-phalangienne des quatre derniers doigts, au-devant des tendons correspondants du muscle fléchisseur profond. Ils pénètrent alors dans la gaine fibreuse des doigts, sont traversés, au niveau de la première phalange, par le tendon du fléchisseur profond et vont se terminer à l'extrémité proximale de la deuxième phalange.

Action. Il fléchit la deuxième phalange sur la première.

Muscle fléchisseur profond des doigts. Muscle situé en dedans du long fléchisseur propre du pouce avec lequel il constitue le troisième plan. Large et épais à sa partie supérieure, il se termine inférieurement par quatre tendons.

Insertions. Il naît 1°) de la face interne de l'apophyse coronoïde et des trois quarts supérieurs de la face antérieure, de la face interne et du bord antérieur du cubitus ; 2°) des deux tiers internes du ligament interosseux ; 3°) par quelques faisceaux charnus de l'aponévrose d'insertion du cubital antérieur et du bord interne du radius au-dessous de la tubérosité bicipitale. Le muscle descend verticalement en bas et se divise bientôt en quatre chefs charnus auxquels font suite quatre tendons. Ceux-ci sont placés sur un même plan et liés entre eux par quelques languettes tendineuses, à l'exception du tendon destiné à l'indicateur ; ils passent sous le ligament annulaire antérieur du carpe, traversent la paume de la main et vont. en divergeant gagner l'articulation métacarpo-phalangienne. Ils pénètrent ensuite dans la gaine fibreuse des doigts en arrière des tendons correspondants du muscle fléchisseur superficiel, perforent ces tendons vers le milieu de la première phalange et, devenus superficiels, longent la face palmaire de la deuxième phalange pour se terminer à l'extrémité proximale de la troisième phalange.

Action. Ce muscle est fléchisseur de la troisième phalange.

Muscle long fléchisseur propre du pouce. Il est situé sur le côté externe du fléchisseur profond des doigts.

Insertions. Il naît par des fibres charnues : 1°) sur la partie moyenne de la face antérieure du radius depuis la tuberosité bicipitale jusque un peu au-dessus du carré pronateur, 2°) sur la partie voisine du ligament interosseux. Il reçoit souvent un faisceau charnu de la portion superficielle du muscle fléchisseur sublime des doigts. Il descend verticalement en bas et se termine par un tendon qui passe sous le ligament annulaire antérieur du carpe, puis se recourbe en dehors, passe entre les deux chefs d'origine du muscle court fléchisseur du pouce, descend le long du premier métacarpien pour pénétrer dans la gaine fibreuse du pouce et se terminer à l'extrémité proximale de la deuxième phalange.

Action. Il fléchit la deuxième phalange du pouce sur la première.

Muscle carré pronateur. Ce muscle, dont les fibres charnues ont une direction transversale, occupe le quart inférieur de la région antibrachiale immédiatement au-dessus de l'articulation radio-carpienne.

Insertions. Il naît, par des fibres charnues, au quart inférieur de la face antérieure et du bord antérieur du cubitus. De là se dirige transversalement en dehors, en recouvrant la partie inférieure du ligament interosseux, pour se terminer au quart inférieur de la face antérieure du radius.

Action. Il imprime au radius un mouvement de rotation en avant et en dedans et est ainsi un véritable muscle pronateur.

Muscles de la région externe de l'avant-bras.

La région externe est formée de quatre muscles placés l'un au-dessus de l'autre. Ce sont, en allant de dehors en dedans : le *long supinateur*, le *premier radial externe*, le *second radial externe* et le *court supinateur*.

Muscle long supinateur. Mieux appelé *huméro-radial* ou *huméro-styloïdien*, ce muscle, long et aplati, forme le plan superficiel de la région.

Insertions. Il naît de la moitie inférieure environ du bord externe de l'humérus, depuis la gouttière radiale jusqu'un peu au-dessus de l'épicondyle, et de la cloison intermusculaire qui le sépare du vaste externe. A ce niveau il est aplati de dehors en dedans, profondément situé entre le brachial antérieur et le vaste externe. Au niveau du coude il devient superficiel, s'aplatit d'avant en arrière et descend verticalement en bas en empiétant quelque peu sur la région antérieure de l'avant-bras. Vers le milieu du radius il se termine par un tendon aplati qui va en se rétrécissant de haut en bas, et s'insère à la base de l'apophyse styloïde du radius.

Action. Ce muscle n'est pas supinateur comme son nom semble l'indiquer ; il est plutôt fléchisseur de l'avant-bras sur le bras.

Muscle premier radial externe. Appelé encore *long radial*, ce muscle est situé sous le précédent.

Insertions. Il naît, par des fibres charnues et aponévrotiques, de la partie tout-à-fait inférieure du bord externe de l'humérus, de la face antérieure de l'épicondyle, du tendon d'origine du deuxième radial et de celui de l'extenseur commun. Ce muscle descend verticalement en bas et se termine, vers le milieu de l'avant-bras, par un tendon aplati, qui se rétrécit de haut en bas. Celui-ci contourne le côté externe du radius, où il est croisé par le long abducteur et le court extenseur du pouce, devient dorsal, passe sous le ligament annulaire dorsal du carpe dans un canal ostéo-fibreux qui lui est commun avec le tendon du deuxième radial, est croisé par le tendon du long extenseur propre du pouce et va s'insérer à la face dorsale de l'extrémité proximale du deuxième métacarpien.

Action. Il met la main en extension en même temps qu'il la porte en abduction.

Muscle second radial externe. Appelé encore *court radial*, ce muscle est situé en dessous du précédent.

Insertions. Il naît, par des fibres charnues et aponévrotiques : 1°) à la face antérieure de l'épicondyle entre l'origine de l'extenseur commun et celle du court supinateur, 2°) à une cloison aponévrotique qui le sépare de l'extenseur commun. De là il descend verticalement en bas et se termine, vers le milieu de l'avant-bras, par un tendon aplati qui se rétrécit de haut en bas. Ce tendon, recouvert par celui du long radial, contourne le bord externe du radius, étant croisé par le long abducteur et le court extenseur du pouce, devient dorsal, s'engage avec le long radial dans un canal ostéo-fibreux en dessous du ligament annulaire dorsal du carpe, est croisé par le tendon du long extenseur propre du pouce et se termine à la base de l'apophyse styloïde du troisième métacarpien.

Action. Il est surtout extenseur de la main.

Muscle court supinateur. C'est le plus profond des quatre muscles de la région externe, enveloppant immédiatement le tiers supérieur du radius sous forme d'une membrane charnue.

Insertions. Il naît : 1°) à l'épicondyle, en dessous de l'insertion du second radial et de l'extenseur commun, 2°) au ligament latéral externe de l'articulation du coude et à la face postérieure du ligament annulaire du radius, 3º) au quart supérieur du bord externe du cubitus en dessous et aussi en arrière de la petite cavité sigmoïde. De là les fibres charnues se dirigent en bas, en formant une lame musculaire qui contourne en spirale l'extrémité supérieure du radius et dont les fibres constituantes s'insèrent, les antérieures à la partie oblique du bord antérieur du radius, les moyennes, à la face antérieure et à la face externe du radius, les postérieures sur la face postérieure de cet os tout en ne dépassant pas en dessous l'insertion radiale du rond pronateur.

Action. Ce muscle prend son point fixe sur le cubitus et fait pivoter la tête du radius dans l'anneau ostéo-fibreux que forme le ligament annulaire avec la petite cavité sigmoïde, en lui imprimant un mouvement de rotation en dehors. Il met la main en supination.

Muscles de la région postérieure de l'avant-bras.

Cette région présente deux plans musculaires : un superficiel et un profond.

Le plan superficiel est formé par quatre muscles qui sont, de dehors en dedans, l'*extenseur commun des doigts*, l'*extenseur propre du petit doigt*, le *cubital postérieur* et l'*anconé*. Ces quatre muscles naissent tous à l'épitrochlée et de là se rendent, en s'écartant les uns des autres, vers la face postérieure de la main et du cubitus ; le plus externe étant le plus long et le plus interne, le plus court.

Le plan profond présente également quatre muscles : le *long abducteur du pouce*, le *court extenseur du pouce*, le *long extenseur du pouce* et l'*extenseur propre de l'indicateur*. Ces muscles naissent tous du radius et du cubitus, ils se dirigent obliquement en bas et en dehors, croisant ainsi la direction oblique des muscles du premier plan.

Muscle extenseur commun des doigts. C'est le plus externe des quatre muscles du plan superficiel. Charnu et indivis dans sa partie supérieure, il se termine inférieurement par quatre chefs.

Insertions. Il naît à la partie inférieure de l'épicondyle, par un tendon qui lui est commun avec le second radial en avant et avec l'extenseur propre du petit doigt en arrière. Il naît également à des cloisons musculaires qui le séparent des muscles voisins et qui lui forment une espèce de cornet ou de cône aponévrotique. De ces insertions les fibres charnues descendent en bas et constituent un corps charnu, aplati d'avant en arrière, qui se divise bientôt en quatre chefs auxquels succèdent quatre tendons. Ceux-ci, placés sur un même plan, passent sous le ligament annulaire dorsal du carpe dans une gaîne ostéo-fibreuse spéciale. Arrivés sur la face dorsale du métacarpe ils s'écartent les uns des autres, en s'élargissant insensiblement et en devenant fasciculés, et gagnent l'articulation métacarpo-phalangienne des quatre derniers doigts.

Un peu au-dessus de cette articulation les trois tendons internes sont reliés l'un à l'autre par deux bandelettes aponévrotiques obliques ou transversales.

Au niveau de l'articulation, chaque tendon donne de sa face profonde une expansion fibreuse, qui va s'insérer à la base de la première phalange, et deux expansions latérales qui se rendent à l'articulation voisine.

Il passe alors sur la face dorsale de la première phalange, en s'élargissant quelque peu, et là reçoit, le long de ses bords latéraux, les expansions aponévrotiques des muscles interosseux et les tendons des muscles lombricaux. Il se divise alors en trois languettes : une médiane qui s'insère à l'extrémité proximale de la deuxième phalange, deux latérales qui se rapprochent l'une de l'autre le long de la face dorsale de la deuxième phalange pour aller s'insérer à l'extrémité proximale de la troisième.

Action. Il étend exclusivement la première phalange sur le métacapien correspondant.

Muscle extenseur propre du petit doigt. Situé en dedans du précédent, ce muscle est grêle, très rétréci à son extrémité supérieure et paraît n'être qu'une dépendance du muscle extenseur commun.

Insertions. Les fibres charnues n'arrivent pas jusqu'à l'épicondyle mais s'insèrent 1o à des cloisons aponévrotiques qui le séparent de l'extenseur commun et du cubital postérieur, 2o à la face profonde de l'aponévrose antibrachiale. De là le muscle descend en bas, s'incline un peu en dedans et se termine par un tendon grêle, qui passe sous le ligament annulaire dorsal du carpe dans une gaîne propre située au niveau de l'articulation radio-cubitale inférieure. Au sortir de cette gaîne il court sur la face dorsale du cinquième métacarpien, gagne l'articulation métacarpo-phalangienne et là se réunit avec le tendon correspondant du muscle extenseur commun.

Action. Il étend la première phalange du petit doigt.

Muscle cubital postérieur. Ce muscle est situé le long de la face posté‑
rieure du cubitus.

Insertions. Il naît, 1º à la partie postérieure et inférieure de l'épi‑
condyle, 2º à la partie supérieure de la face postérieure du cubitus,
3º à des cloisons aponévrotiques qui le séparent des muscles voisins,
4º à la face profonde de l'aponévrose antibrachiale qui le maintient
appliqué contre la face postérieur du cubitus. De là il se dirige en
bas et se termine par un tendon qui passe sous le ligament annulaire
dorsal du carpe, au niveau de la gouttière du cubitus, et va s'insérer à
l'extrémité proximale du cinquième métacarpien.

Action. Il est extenseur et adducteur de la main.

Muscle anconé. Ce muscle, petit et triangulaire, est le plus interne et
le plus court des quatre muscles du plan superficiel.

Insertions. Il naît, par un tendon très court, à l'épicondyle de l'hu‑
mérus, de là il descend obliquement en dedans, recouvert par l'aponé‑
vrose antibrachiale, et va s'insérer à toute l'étendue de la surface trian‑
gulaire que l'on trouve à la partie supérieure de la face postérieure du
cubitus.

Action. C'est un muscle extenseur de l'avant‑bras sur le bras.

Muscle long abducteur du pouce. C'est le plus externe et le plus fort
des muscles du plan profond.

Insertions. Il naît 1º de la face postérieure du radius, en dessous
de l'insertion du court supinateur, 2º du ligament interosseux et 3º par
quelques fibres de la face postérieure du cubitus. De là il se dirige en
bas et en dehors, croise des tendons des deux muscles radiaux et se
continue par un tendon qui passe sous le ligament annulaire dorsal
du carpe, immédiatement derrière l'apophyse styloïde du radius, dans
un canal ostéo‑fibreux qui lui est commun avec le tendon du muscle
court extenseur. A la sortie de ce canal, ce tendon envoie une expan‑
sion qui sert d'insertion au muscle court abducteur du pouce et va s'in‑
sérer à l'extrémité proximale du premier métacarpien.

Action. Il est abducteur du pouce.

Muscle court extenseur du pouce. Il est situé entre le long abducteur
et le long extenseur.

Insertions. Il naît à la partie moyenne de la face postérieure du
radius et à la partie voisine du ligament interosseux, de là il se dirige en

bas et en dehors, à côté du long abducteur, croise les tendons des muscles radiaux et se termine par un tendon très grêle. Celui-ci passe dans la même gaîne ostéo-fibreuse que le long abducteur, glisse sur la face dorsale du premier métacarpien et va s'insérer à l'extrémité proximale de la première phalange du pouce.

Action. Il étend la première phalange en même temps qu'il porte le pouce en abduction.

Muscle long extenseur du pouce. Il est situé en dedans du précédent.

Insertions. Il naît du milieu de la face postérieure du cubitus et de la partie voisine du ligament interosseux. De là il se dirige en bas et en dehors en se rétrécissant et se termine, près du carpe, par un tendon arrondi. Celui-ci passe sous le ligament annulaire dorsal du carpe dans une gaine spéciale, croise ensuite les tendons des muscles radiaux, longe la face dorsale du métacarpien et de la première phalange du pouce et va s'insérer à l'extrémité proximale de la deuxième phalange.

Action. Il est extenseur de la deuxième phalange et abducteur du pouce.

Muscle extenseur propre de l'indicateur. Il est situé le long du bord interne du muscle précédent.

Insertions. Il nait à la face postérieure du cubitus, en dessous du précédent, et à la partie voisine du ligament interosseux. Il descend verticalement en bas ; son tendon passe sous le ligament annulaire dorsal du carpe dans la même gaine que les tendons de l'extenseur commun en dessous desquels il est placé. Au sortir de la gaine il se dirige vers l'articulation métacarpo-phalangienne de l'indicateur, étant placé en dehors du tendon correspondant de l'extenseur commun avec lequel il se fusionne intimement.

Action. Il étend la première phalange de l'indicateur sur le métacarpien correspondant.

Muscles de la main.

Les muscles de la main se divisent en *muscles de la région palmaire* et *muscles de la région dorsale*.

Les muscles de la région palmaire forment trois groupes nettement distincts :

1º) Les muscles du pouce forment une saillie le long du bord radial de la main, appelée *éminence thénar*.

2º) Les muscles du petit doigt constituent, le long du bord cubital de la main, l'*éminence hypothénar*.

3º) Le groupe moyen est représenté par les muscles interosseux.

Il existe encore un quatrièrme groupe de petits muscles appelés *lombricaux*. Ceux-ci occupent également la région moyenne de la paume de la main, mais on les considère généralement comme des dépendances des muscles fléchisseurs et extenseurs des doigts.

La région dorsale de la main ne possède pas de muscles propres. On n'y trouve que les tendons des nombreux muscles abducteurs et extenseurs de la région postérieure de l'avant-bras.

Muscles de l'éminence thénar.

Ces muscles sont au nombre de quatre et sont disposés sur trois plans.

Un plan superficiel formé par le *court abducteur du pouce*.

Un deuxième plan constitué par deux muscles : le *court fléchisseur* et l'*opposant*.

Un plan profond formé par l'*adducteur du pouce*.

Muscle court abducteur du pouce. C'est le plus externe et le plus superficiel des muscles de l'éminence thénar. Il est aplati et triangulaire.

Insertions. Il nait : 1º) à la partie externe et antérieure du ligament annulaire antérieur du carpe, 2º) au scaphoïde et 3º) à une expansion aponévrotique du tendon du muscle long abducteur. De là il se dirige en dehors, pour se terminer par une partie rétrécie au côté externe de l'extrémité proximale de la première phalange du pouce. On l'appelle quelquefois encore le muscle scaphoïdo-phalangien.

Action. Il écarte le pouce de l'axe de la main.

Muscle opposant du pouce. Il est situé sous le précédent. Il a une forme triangulaire à base supérieure.

Insertions. Il nait : 1º) du ligament annulaire antérieur du carpe en dessous du précédent, 2º) de la face antérieure du trapèze. De là il se dirige en avant et en dehors et va se terminer à toute l'étendue du bord externe du premier métacarpien (Muscle trapézo-métacarpien).

Action. Il porte le pouce en dedans en le faisant pivoter quelque peu sur son axe de façon à mettre sa face palmaire en contact avec celle des autres doigts.

Muscle court fléchisseur du pouce. Ce muscle est situé en dessous du muscle opposant qu'il déborde quelque peu en dedans. Il a une forme triangulaire à base supérieure. Au niveau de sa base il présente deux chefs, séparés l'un de l'autre par une gouttière donnant passage au tendon du muscle long fléchisseur propre du pouce.

Insertions. Le chef superficiel nait au ligament annulaire antérieur du carpe et à la face antérieure du trapèze. Il est plus ou moins confondu avec le muscle opposant. Le chef profond provient de la face antérieure du trapézoïde et du grand os. De là les fibres se dirigent en avant et en dehors, et vont s'insérer, par un tendon arrondi, au bord externe de l'extrémité proximale de la première phalange du pouce. Dans l'épaisseur de ce tendon se trouve un petit nodule osseux, qui forme l'os sésamoïde externe de l'articulation métacarpo-phalangienne du pouce.

Action. Il fléchit la première phalange.

Muscle adducteur du pouce. Le plus profond et le plus volumineux des muscles de l'éminence thénar.

Il a une forme triangulaire à base interne et à sommet externe.

Insertions. Il nait, par sa base, 1°) à la face antérieure des os de la seconde rangée du carpe où il se confond souvent avec le chef profond du muscle court fléchisseur, 2°) au bord antérieur du deuxième et surtout à toute l'étendue du bord antérieur du troisième métacarpien et à l'aponévrose qui recouvre les muscles interosseux voisins. De là, les fibres se dirigent toutes en dehors en convergeant les unes vers les autres et en formant deux faisceaux : un faisceau carpien et un faisceau métacarpien, séparés par un petit espace qui donne passage à l'arcade palmaire profonde. Ce muscle se termine par un tendon arrondi, qui recouvre l'os sésamoïde interne de l'articulation métacarpo-phalangienne du pouce, et qui va se terminer au bord interne de l'extrémité proximale de la première phalange.

Action. Il rapproche le pouce de l'axe de la main.

Muscles de l'éminence hypothénar.

Ces muscles sont au nombre de quatre : l'*abducteur*, le *court fléchisseur* et l'*opposant* recouverts par le petit *muscle cutané palmaire*.

Muscle cutané palmaire. C'est un muscle peaucier, membraneux et de forme plus ou moins quadrilatère.

Insertions. Il naît, par des fibres aponévrotiques, au bord interne de l'aponévrose palmaire moyenne, de là se dirige transversalement en dedans et va se terminer à la face profonde de la peau, le long du bord interne de l'éminence hypothénar.

Action. Il fronce la peau de la base de l'éminence hypothénar et protège l'artère et le nerf cubital.

Muscle abducteur du petit doigt. Ce muscle est abducteur du petit doigt par rapport à l'axe de la main et adducteur par rapport à l'axe du corps. C'est le plus interne et le plus superficiel.

Insertions. Il naît à l'os pisiforme et aux ligaments qui unissent cet os à l'os crochu. De là il se dirige verticalement en bas pour se terminer au côté interne de l'extrémité proximale de la première phalange (muscle pisi-phalangien).

Action. Il écarte le petit doigt de l'axe de la main.

Muscle court fléchisseur du petit doigt. Ce muscle est situé le long du bord externe du précédent.

Insertions Il naît au ligament annulaire antérieur du carpe et à l'apophyse unciforme de l'os crochu, se dirige verticalement en bas et se fusionne avec le tendon de l'abducteur (muscle unci-phalangien).

Action. Il fléchit la première phalange.

Muscle opposant du petit doigt. Il est situé sous les deux précédents.

Insertions. Il naît, comme le court fléchisseur, au ligament annulaire antérieur du carpe et à l'apophyse unciforme de l'os crochu. De là il se dirige en bas et en dedans et va se terminer à toute l'étendue du bord interne du cinquième métacarpien (muscle unci-métacarpien).

Action. Il rapproche le petit doigt de l'axe de la main.

Muscles de la région palmaire moyenne.

Dans la région moyenne de la paume de la main, entre les muscles de l'éminence thénar et ceux de l'éminence hypothénar, se trouvent les tendons des muscles fléchisseurs des doigts, que nous avons décrits avec les muscles de la région antérieure de l'avant-bras. Le premier plan est formé par les quatre tendons du muscle fléchisseur superficiel. Sur un second plan se trouvent les tendons du fléchisseur profond des doigts et du long fléchisseur propre du pouce.

C'est entre les tendons de ce second plan que l'on trouve les *muscles lombricaux*.

Les tendons des fléchisseurs enlevés, on tombe sur les métacarpiens avec les espaces interosseux qu'ils délimitent, espaces qui sont occupés par les *muscles interosseux*.

Muscles lombricaux. Ce sont des muscles grêles, se présentant comme des languettes charnues interposées entre les tendons du muscle fléchisseur profond et les tendons du muscle extenseur commun des doigts. Ils sont au nombre de quatre, appelés, de dehors en dedans, premier, deuxième, troisième et quatrième lombrical.

Insertions. Le premier et le deuxième lombrical naissent du bord externe du tendon correspondant du muscle fléchisseur profond ; le troisième et le quatrième naissent à la fois sur les deux tendons entre lesquels ils sont placés. De là ils descendent dans la paume de la main le long du bord externe des tendons des fléchisseurs. Au niveau de l'articulation métacarpo-phalangienne, ils contournent le bord externe de cette articulation en passant au devant du ligament transverse commun du métacarpe. Là, chaque lombrical se continue par une lame tendineuse, qui va se réunir à la lame tendineuse du muscle interosseux correspondant, pour aller s'insérer au bord externe du tendon du muscle extenseur sur la face dorsale de la première phalange.

Action. Ils produisent, avec les interosseux, la flexion de la première phalange sur le métacarpien et l'extension des deux autres phalanges sur la première.

Muscles interosseux. Les muscles interosseux occupent tout l'intervalle laissé libre par les métacarpiens. On les divise en interosseux palmaires et interosseux dorsaux.

Muscles interosseux palmaires. Ils sont au nombre de trois et sont *adducteurs* des doigts par rapport à l'axe de la main qui passe par le médius. Ils ont donc pour fonction de rapprocher les doigts du médius. Ils n'existent pas aux doigts qui ont un adducteur propre (comme le pouce) où qui sont situés dans l'axe de la main (comme le médius).

L'interosseux palmaire du deuxième espace, ou l'adducteur de l'indicateur, s'insère aux trois quarts supérieurs de la face antéro-interne du métacarpien correspondant. De là il se dirige en bas, passe derrière le ligament transverse du métacarpe commun et se termine par un petit tendon au bord interne de l'extrémité proximale de la première phalange ; une lame tendineuse se détache de ce muscle, contourne l'articulation métacarpo-phalangienne pour s'insérer sur le bord correspondant du tendon du muscle extenseur.

L'interosseux palmaire du troisième et du quatrième espace s'insère sur la face antéro-externe du quatrième et du cinquième métacarpien. Son tendon va se terminer sur le bord externe de l'extrémité proximale de la première phalange et sa lame tendineuse, après s'être réunie avec celle du muscle lombrical correspondant, gagne le bord externe du tendon du muscle extenseur.

Muscles interosseux dorsaux. Ils sont au nombre de quatre et sont *abducteurs* des doigts par rapport à l'axe de la main. Ils n'existent pas aux doigts qui ont des abducteurs propres comme le pouce et le petit doigt. Nous avons donc un abducteur pour l'indicateur, deux abducteurs pour le médius et un pour l'annulaire. Ces interosseux occupent tout l'espace interosseux s'insérant à la fois sur les faces latérales des deux métacarpiens voisins.

L'interosseux du premier espace, arrivé au niveau de l'articulation métacarpo-phalangienne de l'indicateur, se termine par un petit tendon sur le bord externe de l'extrémité proximale de la première phalange, et par une lame tendineuse, qui va se réunir avec celle du premier lombrical, il contourne cette première phalange pour s'insérer sur le bord externe du tendon du muscle extenseur.

L'interosseux du deuxième espace présente une disposition analogue.

Quant à l'interosseux du troisième et du quatrième espace, ils contournent le bord interne de l'articulation métacarpo-phalangienne correspondante, pour se terminer par un petit tendon au bord interne de la première phalange et par une lame tendineuse, indépendante des muscles lombricaux, au bord interne du tendon correspondant du muscle extenseur.

Action. Par le tendon qui s'insère sur la face latérale de la première phalange ces muscles sont abducteurs des doigts par rapport à l'axe de la main.

Par l'expansion fibreuse qu'ils envoient aux tendons du muscle extenseur, ils deviennent, comme les lombricaux et comme les interosseux palmaires, fléchisseurs de la première phalange et extenseurs des deux autres.

Muscles du membre inférieur.

Les muscles du membre inférieur comprennent les *muscles de la hanche*, les *muscles de la cuisse*, les *muscles de la jambe* et les *muscles du pied*.

Muscles de la hanche.

Les muscles de la hanche se divisent en deux groupes : les muscles qui s'insèrent sur la *face interne* et les muscles qui s'insèrent sur la *face externe de l'os coxal*.

Sur la *face interne* de cet os nous rencontrons trois muscles : le *psoas-iliaque* et le *petit psoas* que nous avons décrits antérieurement, et le *muscle obturateur interne*.

Sur la *face externe* on trouve un grand nombre de muscles disposés sur trois plans : 1°) le *muscle grand fessier*, 2°) le *muscle moyen fessier*, le *pyramidal*, l'*obturateur externe*, les *jumeaux pelviens* et le *carré de la cuisse*, 3°) le *muscle petit fessier*.

Muscle grand fessier. C'est le plus superficiel de tous les muscles de la région fessière. C'est le muscle le plus volumineux du corps, large, épais et fasciculé.

Insertions. Il naît 1°) à la partie postérieure de la lèvre externe de la crête iliaque et à la partie supérieure de la surface triangulaire rugueuse située sur la face externe de l'os iliaque en arrière de la ligne demi-circulaire postérieure ; 2°) au ligament sacro-iliaque postérieur ; 3°) à l'aponévrose lombo-dorsale et par là à la crête du sacrum ; 4°) à la face postérieure du sacrum, du coccyx et du grand ligament sacro-sciatique ; 5°) à l'aponévrose d'insertion du muscle moyen fessier. Ces insertions se font par des fibres charnues et des fibres aponévrotiques. De là, les fibres du grand fessier se dirigent en bas, en avant et en dehors, passent sur le grand trochanter dont elles sont séparées par une vaste bourse séreuse ; les inférieures vont s'insérer à la crête fessière du fémur ou branche externe de trifurcation supérieure de la ligne âpre ; les fibres supérieures se terminent à l'aponévrose d'enveloppe de la cuisse ou fascia lata.

Action. Quand il prend son point fixe sur le bassin il est extenseur de la cuisse. Quand il prend son point fixe sur le fémur, il devient extenseur du bassin et du tronc.

Muscle moyen fessier. Ce muscle, recouvert en grand partie par le grand fessier, déborde cependant ce dernier muscle le long de son bord supérieur. C'est un muscle épais, de forme triangulaire, à base supérieure et à sommet inférieur.

Insertions. Il naît : 1°) à la fosse iliaque externe, à toute la partie cette fosse comprise entre les deux lignes demi-circulaires ; 2°) aux deux tiers antérieurs de la lèvre externe de la crête iliaque, 3°) à la face profonde de l'aponévrose très forte qui recouvre la partie de ce muscle qui déborde le grand fessier, 4° à une cloison aponévrotique qui le sépare du muscle tenseur du fascia lata. De ces divers points d'insertion les fibres convergent les unes vers les autres pour se réunir, au niveau du grand trochanter, en une lame tendineuse épaisse qui va s'insérer à la crête oblique que l'on trouve sur la face externe du grand trochanter. Ce tendon est séparé de la partie supérieure de ce trochanter par une bourse séreuse.

Action. En prenant son point fixe sur le bassin, il est extenseur et abducteur de la cuisse. Quand il prend son point fixe sur le fémur, il devient un extenseur du bassin.

Muscle pyramidal. En dessous du bord inférieur du muscle moyen fessier se trouve se trouve un petit muscle de forme triangulaire à base interne à sommet externe, c'est le muscle pyramidal.

Insertions. Par sa base ce muscle est intra-pelvien. Il s'insère sur la face antérieure du sacrum, depuis le bord inférieur du deuxième trou sacré jusqu'au bord supérieur du quatrième. Quelques fibres s'insèrent aussi à la face antérieure de l'articulation sacro-iliaque et du grand ligament sacro-sciatique. De là les fibres se dirigent en bas et en dehors, elles sortent du bassin par le grand trou sacro-sciatique. Le muscle se rétrécit alors rapidement, il longe le bord inférieur du moyen fessier et va s'insérer, par un tendon arrondi, à la partie postérieure du bord supérieur du grand trochanter.

Action. Il est rotateur et abducteur de la cuisse.

Muscle carré de la cuisse. C'est un muscle épais et quadrilatère, tendu transversalement entre l'ischion et le fémur.

Insertions. Il naît à la face externe de l'ischion, entre le muscle obturateur externe et les tendons des muscles de la région postérieure de la cuisse. De là il se dirige transversalement en dehors pour aller s'insérer sur le fémur immédiatement en dehors de la ligne intertrochantérienne postérieure.

Action. Il est rotateur de la cuisse en dehors.

Muscle obturateur interne. Ce muscle est situé en partie à l'intérieur et en partie à l'extérieur du bassin ; il a une forme triangulaire à base interne et se réfléchit à angle droit sur lui-même en contournant le bord postérieur de l'os iliaque.

Insertions. Par sa base il s'insère : 1°) à la face interne de la membrane obturatrice, 2°) à tout le pourtour du trou obturateur à l'exception de la partie voisine de la gouttière sous pubienne où les fibres charnues s'insèrent sur une arcade aponévrotique transformant cette gouttière en trou, 3°) à la surface osseuse quadrilatère qui répond à la cavité cotyloïde et 4°) à la face profonde de l'aponévrose qui le recouvre. De ces différents points d'insertion, les fibres charnues convergent vers le petit trou sacro-sciatique. Là elles sortent du bassin, en se réfléchissant à angle aigu sur le bord postérieur de l'os iliaque, pour se diriger transversalement en dehors et aller s'insérer, par un tendon aplati, dans la fossette digitale du grand trochanter. Il existe une bourse séreuse entre ce muscle et l'ischion.

Action. Il est rotateur de la cuisse.

Muscles jumeaux pelviens. Ce sont deux petits faisceaux charnus situés le long du bord supérieur et inférieur de la partie extra-pelvienne du muscle obturateur interne.

Insertions. Le jumeau supérieur s'insère sur l'épine sciatique, le jumeau inférieur s'insère sur la tubérosité de l'ischion. De là les fibres charnues se dirigent en dehors en enveloppant plus ou moins complètement le tendon du muscle obturateur interne avec lequel elles se fusionnent.

Action. Ce sont encore des rotateurs de la cuisse.

Muscle obturateur externe. C'est un muscle de forme triangulaire tendue entre la face externe de la membrane obturatrice et la fosette digitale du grand trochanter.

Insertions. Il naît, par sa base, sur la face externe de la membrane obturatrice et aux trois quarts antérieurs du cadre osseux qui circonscrit le trou obturateur. De là les fibres charnues se dirigent en haut et en dehors, en convergeant les unes vers les autres et en passant par la gouttière située sur l'os coxal entre le bord inférieur de la cavité cotyloïde et la tubérosité ischiatique. Le muscle contourne alors le col du fémur, intimement appliqué contre la face inférieure de la capsule fibreuse de l'articulation coxo-fémorale, et va se terminer au fond de la fossette digitale.

Action. Il est rotateur de la cuisse.

Muscle petit fessier. Situé en dessous du muscle moyen fessier, il a une forme triangulaire à base supérieure.

Insertions. Il nait à toute la partie de la fosse iliaque externe située au-devant de la ligne demi-circulaire antérieure. De là, les fibres se dirigent en bas en convergeant, et se terminent à une large aponévrose qui va s'insérer au bord antérieur et à la partie antérieure du bord supérieur du grand trochanter.

Action. Il est extenseur de la cuisse par ses fibres postérieures, fléchisseur du bassin par ses fibres antérieures.

Muscles de la cuisse.

Les muscles de la cuisse forment quatre groupes distincts : les *muscles de la région antérieure* ou *muscles extenseurs* de la jambe sur la cuisse ; les *muscles de la région postérieure* ou *muscles fléchisseurs* de la jambe sur la cuisse ; les *muscles de la région interne* ou *muscles adducteurs* et les *muscles de la région externe*.

Muscles de la région antérieure.

Cette région comprend deux muscles : le *muscle couturier* et le *muscle quadriceps crural*.

Muscle couturier. C'est le plus superficiel des deux muscles de la région antérieure. Il occupe à la fois la région antérieure et la région interne de la cuisse. Il est aplati, rubané et s'étend de l'épine iliaque antérieure et supérieure à l'extrémité supérieure du tibia.

Insertions. Il prend son origine à l'épine iliaque antérieure et supérieure et à la moitié supérieure de l'échancrure sous-jacente au moyen de courtes fibres tendineuses. De là le muscle se dirige en bas et en dedans, dans une longue gouttière formée par les adducteurs en dedans et le vaste interne en dehors, aplati d'avant en arrière dans sa partie supérieure et de dehors en dedans dans sa partie inférieure. A l'extrémité inférieure de la cuisse il passe sur la partie postérieure de la face cutanée du condyle interne du fémur, puis se porte en avant en devenant tendineux. Ce tendon aplati passe en-dessous de la tubérosité

interne du tibia, s'élargit, donne une expansion aponévrotique à l'aponévrose jambière, recouvre les tendons du muscle droit interne et du
muscle demi-membraneux dont il est séparé par une bourse séreuse, et
se termine par une large lame tendineuse à l'extrémité supérieure de
la crête du tibia.

Ce muscle est renfermé dans une gaîne aponévrotique formée par
un dédoublement de l'aponévrose d'enveloppe de la cuisse.

Action. Il fléchit la jambe sur la cuisse, puis la cuisse sur le bassin.
Il rapproche aussi l'une jambe de l'autre en lui imprimant un mouvement de rotation en dedans.

Muscle quadriceps crural. Le muscle quadriceps crural, ou muscle
extenseur de la jambe, est formé, dans sa partie supérieure, de quatre
parties plus ou moins distinctes : 1º le *long chef* ou *muscle droit antérieur
de la cuisse* s'insérant à l'os iliaque,

2º le *vaste externe* s'insérant à la moitié supérieure de la lèvre
externe de la ligne âpre du fémur,

3º le *vaste interne* s'insérant à toute l'étendue de la lèvre interne de
la ligne âpre et

4º le *muscle crural* qui s'insère à la face antérieure et à la face
externe du fémur.

Ces quatres parties se fusionnent, inférieurement, en une masse
musculaire unique s'insérant à la base et aux bords de la rotule et
à la tubérosité antérieure du tibia.

Muscle droit antérieur. C'est un muscle fusiforme, aplati d'avant en
arrière. Il s'insère sur l'os iliaque par deux tendons : l'un, appelé
tendon direct, se fixe à l'épine iliaque antérieure et inférieure ; l'autre,
aplati, glisse dans la gouttière située au-desssus de la cavité cotyloïde
pour s'insérer à l'extrémité postérieure de cette gouttière : c'est le
tendon réfléchi.

A son extrémité inférieure ce muscle se continue par un tendon
aplati qui passe au-devant des tendons réunis des deux vastes pour
aller s'insérer à la base de la rotule.

Muscle vaste externe. Cette portion du muscle quadriceps crural se
présente sous la forme d'une lame musculaire large et épaisse. Elle naît
de la ligne horizontale qui limite en bas la face externe du grand trochanter, de la branche externe de trifurcation supérieure de la ligne
âpre du fémur, de la moitié supérieure de la lèvre externe de cette

ligne âpre et, en partie aussi, de la cloison intermusculaire externe. Ces insertions se font par une large aponévrose nettement visible sur la face externe du muscle.

De ces points d'insertion les fibres du vaste externe descendent obliquement en bas et en dedans, en contournant le corps du fémur, pour se continuer en bas avec une lame tendineuse qui va s'insérer à la base et au bord externe de la rotule. Le bord antérieur de ce vaste externe n'est libre que dans sa partie supérieure. Inférieurement il se réunit avec le bord antérieur du vaste interne. Le bord postérieur commence vers le milieu de la cuisse. Il est débordé en bas par des fibres charnues appartenant au muscle crural.

Muscle vaste interne. Ce muscle est toujours plus ou moins intimement fusionné avec le crural. On parvient cependant à l'en séparer dans le plus grand nombre des cas. Il se présente alors comme une large lame musculaire, naissant, au moyen d'une aponévrose, de toute l'étendue de la lèvre interne de la ligne âpre du fémur. Il est séparé de l'insertion du muscle crural par toute la largeur de la face postéro-interne du fémur qui est libre de toute insertion musculaire.

De ces points d'insertion les fibres musculaires du vaste interne se dirigent en bas et en dehors ; elles se continuent avec une lame tendineuse qui va s'insérer sur la base et le long du bord interne de la rotule.

Muscle crural. Le muscle crural est situé entre les deux vastes, en arrière du muscle droit antérieur. Il naît par des fibres charnues du bord interne, de la face antérieure, du bord externe et de la face postéro-externe du fémur. Les insertions du crural se fusionnent souvent en dehors avec celles du vaste externe ; elles débordent ces dernières en bas ; en dedans elles restent toujours distantes de celles du vaste interne par toute la largeur de la face postéro-interne du fémur. De ces origines les fibres du crural descendent, les antérieures verticalement, les internes et les externes obliquement, pour se continuer avec une lame aponévrotique qui se réunit plus ou moins intimement avec le tendon inférieur du vaste externe et du vaste interne et s'insérer à la base de la rotule.

Les fibres les plus inférieures du muscle crural ne s'insèrent pas sur la rotule, elles se perdent sur la partie supérieure de la capsule fibreuse de l'articulation du genou. Elles forment par leur ensemble le *muscle sous-crural.*

Du sommet de la rotule part un ligament très puissant, appelé *ligament rotulien*, que l'on peut considérer comme la continuation de la partie tendineuse inférieure du muscle quadriceps crural interrompue par la rotule. Ce ligament rotulien se dirige verticalement en bas et va se terminer à la partie inférieure rugueuse de la tubérosité antérieure du tibia, en glissant sur la partie supérieure de cette tubérosité au moyen d'une bourse séreuse.

Action. Lorsque ce muscle prend son point fixe sur le fémur et l'os iliaque il étend la jambe sur la cuisse (extenseur de la jambe) et ultérieurement, par l'action du droit antérieur, fléchit la cuisse sur le bassin. Quand il prend son point fixe sur le tibia, il peut intervenir comme fléchisseur du bassin sur la cuisse par l'action de sa longue portion ou muscle droit antérieur.

Muscles de la région interne.

Les muscles de la région interne sont tous des adducteurs de la cuisse. Ils sont placés sur trois plans.

1°) le *muscle pectiné* et le *muscle long adducteur*,

2°) le *muscle court adducteur*,

3°) le *muscle grand adducteur*.

En dedans de ces adducteurs on trouve le *muscle droit interne*.

Muscle droit interne. C'est le plus interne et le plus grêle de tous les muscles de la région interne.

Il se présente sous la forme d'une lame musculaire rubanée, tendue entre le pubis et la face interne du tibia.

Insertions. Il naît, au moyen d'un tendon aplati, de la partie infé-rieure de la face antérieure du corps du pubis et de la partie antérieure du bord inférieur de la branche ischio-pubienne. De ces points d'in-sertion les fibres musculaires se dirigent verticalement en bas. Vers la partie moyenne de la cuisse le muscle s'arrondit et se continue bientôt par un tendon cylindrique. Celui-ci contourne le condyle interne du fémur et la tubérosité interne du tibia, en dessous du tendon du cou-turier, pour se terminer à la partie supérieure de la face interne du tibia. Il est séparé du couturier par une bourse séreuse et il glisse sur le ligament latéral interne de l'articulation du genou par une autre bourse séreuse généralement indépendante.

Action. Il est à la fois fléchisseur de la jambe, adducteur et fléchis-seur de la cuisse.

Muscle pectiné. Il est situé à la partie la plus élevée de la région interne de la cuisse, tendu entre le pubis et la branche moyenne de trifurcation de la ligne âpre du fémur.

14 (1)

Insertions. Il s'insère à toute l'étendue de la surface pectinéale de l'os coxal et à la face profonde de l'aponévrose qui le recouvre, de là les fibres se dirigent obliquement en bas, en dehors et en arrière, pour s'insérer à la branche moyenne de trifurcation de la ligne âpre du fémur.

Action. Il est surtout adducteur et quelque peu aussi fléchisseur de la cuisse. En prenant son point fixe sur le fémur, il peut devenir fléchisseur du bassin sur la cuisse.

Muscle long adducteur. C'est un muscle de forme triangulaire à base inférieure, situé en dessous du bord inférieur du muscle pectiné.

Insertions. Il naît, par son sommet, de la partie supérieure de la face antérieure du pubis, de là se dirige en s'élargissant en bas et en dehors, et va se terminer, par une lame aponévrotique très mince, à la partie moyenne de la lèvre interne de la ligne âpre du fémur.

Action. Adducteur de la cuisse.

Muscle petit adducteur. C'est un muscle de forme triangulaire à base externe et à sommet interne situé en dessous du pectiné et du long adducteur.

Insertions. Il naît, par un tendon aplati, sur la face antérieure du corps du pubis et la partie voisine de la branche ischio-pubienne, entre l'insertion du droit interne qui est en dedans, de l'obturateur externe qui est en dehors, du long adducteur qui est en avant et du grand adducteur qui est en arrière. A ce tendon font suite des fibres charnues qui se dirigent en bas et en dehors, en s'écartant en éventail les unes des autres, pour aller s'insérer par une lame tendineuse très mince à la branche interne de trifurcation et à la partie supérieure de la lèvre externe de la ligne âpre du fémur.

Action. Adducteur de la cuisse, quelque peu fléchisseur de la cuisse sur le bassin et même rotateur de la cuisse en dehors.

Muscle grand adducteur. C'est un muscle large, épais et volumineux, de forme triangulaire, situé en dessous des deux autres adducteurs.

Insertions. Son sommet s'insère à la partie postérieure de la branche ischio-pubienne, au bord inférieur et à la face externe de la tubérosité ischiatique. De ces points d'insertion les fibres se dirigent, les supérieures transversalement en dehors pour aller s'insérer à la branche externe de trifurcation de la ligne âpre ; les moyennes se dirigent obliquement en bas et en dehors pour s'insérer à toute l'étendue de la lèvre externe de la ligne âpre. Les fibres inférieures ont une direction presque verticale et se continuent, en bas, avec un tendon grêle qui va s'attacher au tubercule saillant qui se trouve sur la face interne du condyle interne du fémur. Au point de réunion de la partie moyenne et de la partie inférieure, il existe une arcade aponévrotique, qui constitue l'anneau du troisième adducteur, et qui donne passage aux vaisseaux fémoraux.

Action. Adducteur de la cuisse, de plus, par ses fibres supérieures et moyennes, rotateur de la cuisse en dehors.

Muscles de la région postérieure.

Dans la région postérieure de la cuisse se trouvent les trois muscles suivants : le *biceps fémoral*, le *demi-tendineux* et le *demi-membraneux*.

Muscle biceps fémoral. Il occupe la partie externe de la région postérieure. C'est un muscle long et volumineux. Il est formé de deux chefs : une *longue portion* d'origine pelvienne et une *courte portion* d'origine fémorale, se réunissant en bas en un tendon unique.

Insertions. La *longue portion* naît à la partie supérieure et externe de la tubérosité ischiatique, par un tendon aplati qui lui est commun avec le demi-tendineux. De là elle se dirige en bas et en dehors, pour se réunir avec la courte portion vers le quart inférieur de la cuisse.

La *courte portion* naît de la partie moyenne de la lèvre externe de la ligne âpre du fémur et de la partie voisine de la cloison intermusculaire externe ; de là les fibres charnues se dirigent en bas et en dehors. en formant un corps charnu aplati. Celui-ci va se réunir avec le tendon de la longue portion. Le tendon commun passe sur le condyle externe du fémur, recouvre le ligament latéral externe de l'articulation du genou, dont il est séparé par une bourse séreuse, et va se terminer à la tête du péroné, à la tubérosité externe du tibia et à l'aponévrose jambière.

Action. Ce muscle est fléchisseur de la jambe sur la cuisse et extenseur du bassin.

Muscle demi-tendineux. Ce muscle est situé du côté interne de la région postérieure de la cuisse en arrière du demi-membraneux. Il est tendineux dans sa moitié inférieure.

Insertions. Il naît de la partie supérieure et externe de la tubérosité ischiatique par un tendon qui lui est commun avec la longue portion du biceps. De là il se dirige en bas et en dedans pour devenir tendineux vers la partie moyenne de la cuisse. Ce tendon, long, grêle et arrondi, longe le condyle interne du fémur, contourne d'arrière en avant la tubérosité interne du tibia, en se transformant en une lame aponévrotique triangulaire dont le bord supérieur, épaissi, va s'insérer à la face interne du tibia, tandis que la partie inférieure, amincie, se continue avec l'aponévrose de la jambe.

Ce tendon est uni par des expansions fibreuses aux tendons du droit interne et du couturier qu'il recouvre et avec lesquels il forme la patte d'oie. Il existe une bourse séreuse entre cette patte d'oie et le ligament latéral interne de l'articulation du genou.

Action. Il est fléchisseur de la jambe sur la cuisse et extenseur du bassin.

Muscle demi-membraneux. Ce muscle occupe également la partie interne de la région postérieure de la cuisse où il est situé au-devant du demi-tendineux. Il est membraneux dans sa moitié supérieure.

Insertions. Il naît, par un tendon large et fort, de la face postérieure de la tubérosité ischiatique, entre le tendon commun du biceps et du demi-tendineux qui est en dedans et l'insertion du carré de la cuisse qui est en dehors. Ce tendon descend en bas en s'élargissant ; arrivé vers le milieu de la cuisse, il donne naissance au corps charnu. Celui-ci se termine par un tendon qui descend en arrière du condyle interne du fémur pour se diviser, au niveau de la tubérosité interne du tibia, en trois trousseaux fibreux : l'un, vertical, va s'insérer à la partie postérieure de la tubérosité interne du tibia, c'est le *tendon direct*. L'autre, horizontal, court dans la gouttière qui existe sur la tubérosité du tibia, gouttière dans laquelle il se termine ; c'est le *tendon réfléchi*. Le troisième trousseau fibreux s'incline en haut et en dehors et va renforcer le ligament postérieur de l'articulation du genou.

Action. Il est fléchisseur de la jambe et extenseur du bassin sur la cuisse.

Muscle de la région externe.

La région externe est formée par un seul muscle : le *tenseur du fascia lata*.

Muscle tenseur du fascia lata. Ce muscle occupe la partie supérieure de la région externe de la cuisse. Il est allongé, épais et quadrilatère.

Insertions. Il naît à la face externe de l'épine iliaque antérieure et supérieure et à la partie voisine de l'aponévrose recouvrant le muscle moyen fessier. De là les fibres charnues se dirigent en bas et un peu en arrière et se terminent, à l'union du tiers supérieur avec les deux tiers inférieurs de la cuisse, par de longues fibres tendineuses intimement mélangées avec les fibres transverses du fascia lata. Ces fibres peuvent se poursuivre jusqu'à la tubérosité externe du tibia.

Muscles de la jambe.

Les muscles de la jambe se divisent en trois groupes séparés l'un de l'autre par des cloisons aponévrotiques : I) les *muscles de la région antérieure*, groupe des muscles fléchisseurs du pied sur la jambe et extenseurs des orteils ;

2) les *muscles de la région externe*, groupe des muscles abducteurs du pied ;

3) les *muscles de la région postérieure*, groupe des muscles extenseurs du pied et fléchisseurs des orteils.

Muscles de la région antérieure.

Les muscles de cette région occupent l'espace laissé libre entre le bord antérieur du tibia et le bord antérieur du péroné. Ils sont au nombre de quatre et sont, de dedans en dehors, le *muscle tibial antérieur*, le *muscle extenseur propre du gros orteil*, le *muscle extenseur commun des orteils* et le *muscle péronier antérieur*. Ces muscles sont maintenus en place par une partie de l'aponévrose d'enveloppe de la jambe qui s'insère au bord antérieur du tibia et du péroné, fermant ainsi la loge ostéo-fibreuse formée en arrière par la face externe du tibia, le ligament interosseux et une partie de la face interne du péroné.

Muscle tibial antérieur. Appelé encore jambier antérieur, c'est le plus interne et le plus fort des muscles de la région. Il présente une partie supérieure, charnue et prismatique, et une partie inférieure aplatie et tendineuse.

Insertions. Il s'insère, par ses fibres charnues, aux deux tiers supérieurs de la face externe du tibia légèrement creusée en gouttière, à la tubérosité externe du tibia, à la partie interne du ligament interosseux, à la partie supérieure de la face profonde de l'aponévrose jambière qui le recouvre et à la cloison intermusculaire qui le sépare de l'extenseur commun des orteils. De ces points d'insertion les fibres descendent verticalement en bas constituant un corps charnu volumineux et prismatique. Vers la partie moyenne de la jambe ce corps charnu se termine par un tendon qui longe la face externe du tibia pour devenir bientôt antérieur. Il passe sous le ligament annulaire dorsal du tarse, dans une gaîne qui lui est propre, glisse sur la tête de l'astragale et sur le bord supérieur du scaphoïde, en s'inclinant insensiblement en dedans, et va se terminer sur la face interne du premier cunéiforme et à l'extrémité proximale du premier métatarsien.

Action. Le tibial antérieur fléchit le pied sur la jambe en même temps qu'il relève le bord interne du pied.

Muscle extenseur commun des orteils. Situé en dehors du muscle tibial antérieur, il est long, charnu et aplati dans sa partie supérieure et divisé à son extrémité inférieure en quatre tendons.

Insertions. Il naît, par des fibres charnues et aponévrotiques, à la tubérosité externe du tibia, entre le muscle tibial antérieur et le muscle long péronier latéral, à la tête du péroné, à la partie de la face interne de cet os placé au-devant du ligament interosseux, au ligament interosseux, à la face profonde de l'aponévrose jambière, à la cloison intermusculaire qui le sépare du tibial antérieur et à la cloison qui le sépare du long péronier latéral.

De ces points d'insertion les fibres charnues descendent en bas en constituant un muscle aplati, semi-penniforme qui se termine, vers la partie moyenne de la jambe, par un tendon, bientôt divisé en deux portions. Celles-ci passent sous le ligament annulaire dorsal du tarse dans une gaîne commune. Au sortir de cette gaine, chaque tendon se subdivise encore. Ces quatre tendons s'écartent les uns des autres, ils glissent sur la face dorsale du tarse et du métatarse et vont se rendre vers les quatre derniers orteils. Au niveau de l'articulation métatarsophalangienne, chacun de ces tendons se réunit avec la languette tendineuse correspondante du muscle pédieux. Ils passent alors sur la face dorsale de la première phalange où ils reçoivent latéralement les languettes tendineuses des muscles lombricaux et des muscles interosseux. Au niveau de l'extrémité distale de la première phalange chaque tendon se divise en un faisceau médian, qui s'insère à l'extrémité proximale de la deuxième phalange, et deux faisceaux latéraux qui gagnent, en convergeant, l'extrémité proximale de la troisième phalange.

Action. Ce muscle étend les quatre derniers orteils, il fléchit le pied sur la jambe en même temps qu'il relève quelque peu le bord externe du pied.

Muscle extenseur propre du gros orteil. Ce muscle est situé entre les deux autres, le long de la moitié inférieure de la jambe et n'existe pas au niveau de la moitié supérieure.

Insertions. Il s'insère, par des fibres charnues, au tiers moyen de la face interne du péroné et au tiers inférieur du ligament interosseux. De ces points les fibres se dirigent en bas et un peu en dedans, pour se terminer par un tendon qui passe sous le ligament annulaire dorsal du tarse, dans une gaîne commune avec l'artère et le nerf tibial. A la sortie de cette gaîne, ce tendon longe le premier métatarsien et la première phalange, pour se terminer à l'extrémité proximale de la deuxième phalange du gros orteil.

Action. Il étend le gros orteil.

Muscle péronier antérieur. C'est un muscle grêle, souvent confondu avec le muscle extenseur commun des orteils.

Insertions. Il naît, par des fibres charnues, au tiers inférieur de la face interne du péroné, en-dessous de l'insertion des fibres de l'extenseur commun ; à la partie voisine du ligament interosseux et à la cloison musculaire qui le sépare des muscles péroniers. De là, il se dirige en bas ; son tendon glisse sous le ligament annulaire dorsal du tarse dans une gaîne commune avec l'extenseur commun des orteils. Au sortir de la gaîne il se dirige en dehors, pour aller s'insérer, en s'élargissant, sur la face supérieure de l'extrémité proximale du cinquième métatarsien.

Action. Il fléchit le pied sur la jambe en même temps qu'il relève son bord externe.

Muscles de la région externe.

Ces muscles sont situés sur la face externe du péroné, dans une loge ostéo-fibreuse fermée en dehors par l'aponévrose d'enveloppe de la jambe qui envoie, de sa face profonde, deux cloisons verticales ou intermusculaires dont l'une s'insère au bord antérieur et l'autre au bord postérieur du péroné. Ils sont au nombre de deux : le *long péronier latéral* ou *péronier superficiel* et le *court péronier latéral* ou *péronier profond*.

Muscle long péronier latéral. C'est un muscle long, aplati et demi-penniforme, charnu dans sa partie supérieure et tendineux dans sa partie inférieure.

Insertions. Il s'insère : à la tête du péroné, au tiers supérieur de la face externe, du bord antérieur et du bord postérieur de cet os, au ligament antérieur de l'articulation péronéo-tibiale supérieure, à la tubérosité externe du tibia en dehors de l'insertion de l'extenseur commun des orteils, à la face profonde de l'aponévrose jambière et aux cloisons musculaires qui le séparent, en avant, de l'extenseur commun et, en arrière, du soléaire et du long fléchisseur propre du gros orteil. De ces points d'insertion, les fibres descendent verticalement en bas et se terminent par une lame tendineuse qui se rétrécit de haut en bas, passe dans la gouttière qui se trouve le long du bord postérieur de la malléole externe, dans la même gaîne fibreuse que le court péronier latéral. En dessous de la malléole, il se réfléchit en avant, sur la face externe du calcanéum, dans une gaîne propre située en dessous de celle du muscle court péronier. Il arrive ainsi sur le bord externe du cuboïde où il se coude une seconde fois, pour s'engager dans la gouttière qui se trouve sur la face inférieure de cet os, gouttière transformée en canal par une partie du ligament calcanéo-cuboïdien inférieur. Il traverse obliquement la plante du pied pour se terminer à l'extrémité proximale du premier métatarsien.

Action. Il étend le pied sur la jambe, relève le bord externe du pied et concourt à maintenir la concavité de la voûte plantaire.

Muscle court péronier latéral. Ce muscle est situé sous le précédent.

Insertions. Il naît du tiers moyen de la face externe du péroné et des cloisons musculaires qui le séparent des muscles voisins. De là, les fibres charnues se dirigent en bas et se terminent par un tendon qui passe derrière la malléole externe, au devant du tendon du long péronier. Au-dessous de la malléole, ce tendon se recourbe sur la face externe du ligament péronéo-calcanéen, il glisse alors sur la face externe du calcanéum, dans une gaine spéciale située au-dessus de celle du long péronier, et va se terminer à l'extrémité proximale du cinquième métatarsien.

Action. Il élève le bord externe du pied.

Muscles de la région postérieure de la jambe.

La région postérieure de la jambe est formée par un plan musculaire superficiel et par un plan musculaire profond.

Le plan superficiel comprend les deux *muscles jumeaux* et le *muscle soléaire* qui forment par leur ensemble le *muscle triceps sural*, puis le *muscle plantaire grêle*.

Le plan profond renferme le *muscle poplité*, le *tibial postérieur*, le *fléchisseur commun des orteils* et le *long fléchisseur propre du pouce*.

Muscles jumeaux de la jambe. Appelés encore *muscles gastro-crémiens*, ces muscles sont allongés et aplatis, charnus dans leur partie supérieure et tendineux dans leur partie inférieure.

Insertions. Le *jumeau externe* naît de la tubérosité externe du fémur, au dessus de l'insertion du muscle poplité ; le *jumeau interne* naît de la tubérosité interne du fémur, immédiatement en dessous du tubercule du troisième adducteur. Cette insertion se fait par un tendon aplati et par des faisceaux charnus. De là les fibres descendent en bas, les plus externes, verticalement ; les plus internes s'inclinent les unes vers les autres en délimitant un espace triangulaire à base supérieure appartenant au creux poplité. Toutes ces fibres viennent se terminer sur la face postérieure d'une large aponévrose, qui se rétrécit de haut en bas, s'unit avec l'aponévrose du muscle soléaire pour constituer le tendon d'Achille, tendon épais qui va s'insérer à la face postérieure du calcanéum.

Muscle soléaire. C'est le plus volumineux des muscles de la jambe ; il est situé en dessous des muscles jumeaux et s'insère à la fois sur le tibia et le péroné.

Insertions. Il naît, par un *chef péronier*, à la partie postérieure de la tête du péroné, à la moitié supérieure du bord externe et au tiers supérieur de la face postérieure de cet os ainsi qu'à la cloison musculaire qui le sépare du long péronier latéral.

Le *chef tibial* naît à toute l'étendue de la ligne oblique qui se trouve sur la face postérieure du tibia et qui limite en bas la surface d'insertion du muscle poplité, ainsi qu'au tiers moyen du bord interne du tibia. Ces deux chefs sont unis par une arcade aponévrotique d'où naissent également des fibres charnues et en dessous de laquelle passent l'artère et le nerf poplités. De ces points d'insertion les fibres charnues se dirigent en bas, en convergeant vers l'axe du membre, et s'insèrent sur la face antérieure d'une aponévrose qui occupe la moitié inférieure du muscle de même qu'à une aponévrose large et résistante qui occupe l'épaisseur du muscle lui-même. Ces deux aponévroses descendent en se rétrécisant pour s'unir à celle des muscles jumeaux et former ensemble un tendon volumineux appelé *tendon d'Achille*.

Ce tendon aplati, d'une longueur d'environ 10 centimètres, descend verticalement en bas. Il se rétrécit d'abord, puis s'élargit, pour s'insérer à la partie moyenne de la face postérieure du calcanéum. Il glisse sur la partie supérieure lisse de cette face au moyen d'une bourse séreuse rétro-calcanéenne.

Action. Les muscles jumeaux et le soléaire forment les trois chefs du muscle triceps sural.

En se contractant ce muscle a pour fonction principale d'étendre le pied sur la jambe.

Muscle plantaire grêle. Ce muscle est situé entre les jumeaux et le soléaire ; il est tendineux et grêle dans presque toute son étendue, excepté en haut où il présente un petit corps charnu.

Insertions. Il naît sur le ligament postérieur de l'articulation du genou, au-dessus du condyle externe du fémur, en dedans de l'origine du jumeau externe. Il descend en bas en formant, avec le jumeau externe, le bord externe du triangle inférieur du creux poplité. Il se termine bientôt par un tendon grêle qui passe entre les jumeaux et le soléaire en s'inclinant lentement en dedans. Il apparaît le long du bord interne du tendon d'Achille, pour aller se terminer soit sur la face postérieure du calcanéum, soit dans le tissu cellulo-graisseux environnant.

Action. Ce muscle ne paraît jouer aucun rôle chez l'homme.

Muscle poplité. Ce muscle est situé profondément dans le creux poplité, s'étendant du condyle externe du fémur à la face postérieure de l'extrémité supérieure du tibia. Il a une forme triangulaire à base interne.

Insertions. Il naît, par un tendon aplati, dans une fossette que présente la face externe du condyle externe du fémur. Ce tendon se dirige en bas et en dedans, il passe en dessous du ligament latéral externe de l'articulation du genou, en rapport étroit avec l'articulation dont il n'est séparé que par la membrane synoviale ; il descend alors dans une gouttière creusée sur la face postérieure de l'articulation péronéo-tibiale supérieure, séparé de cette articulation par une bourse séreuse dépendant de l'articulation du genou. Les fibres charnues qui naissent de ce tendon constituent un corps musculaire aplati et triangulaire qui va s'insérer à la surface triangulaire du tibia, limitée en bas par la ligne oblique qui donne insertion au muscle soléaire.

Action. Il est fléchisseur et rotateur de la jambe.

Muscle tibial ou jambier postérieur. Situé entre le fléchisseur commun et le long fléchisseur propre du gros orteil, ce muscle est charnu à sa partie supérieure, tendineux dans sa partie inférieure.

Insertions. Il naît par des fibres charnues : à la partie de la face interne du péroné située en arrière du ligament interosseux et cela au niveau des deux tiers supérieurs, à la partie correspondante de la face postérieure du ligament interosseux, à la partie supérieure de la ligne oblique du tibia et à la partie moyenne de la face postérieure de cet os. De ces points d'origine les fibres charnues se dirigent en bas en formant un corps musculeux aplati. Celui-ci passe sous une arcade tendineuse appartenant au muscle fléchisseur commun des orteils. Il passe ainsi insensiblement au devant, puis en dedans de ce dernier muscle. Arrivé près de la malléole interne il se termine par un tendon fort et arrondi, qui parcourt la coulisse de la malléole interne, dans une gaîne ostéo-fibreuse tapissée d'une gaîne séreuse, en dedans de la gaîne qui donne passage au tendon du fléchisseur commun. En-dessous de la malléole, il se recourbe en avant, croise le ligament latéral interne de l'articulation tibio-tarsienne et gagne ainsi le bord interne du pied. Là il présente dans son épaisseur un os sésamoïde et va se terminer au tubercule du scaphoïde et au premier cunéiforme.

De son bord externe partent des prolongements qui se rendent à la face inférieure du cuboïde et du deuxième et troisième cunéiforme.

Action. Il étend le pied sur la jambe en même temps qu'il relève le bord interne.

Muscle long fléchisseur commun des orteils. C'est le plus interne des trois muscles du plan profond.

Insertions. Il naît, par des fibres charnues, aux deux quarts moyens de la face postérieure du tibia et à la ligne oblique de cet os en-dessous de l'insertion du muscle soléaire. Le long de son bord externe existe une longue arcade tendineuse, tendue comme un pont au-dessus de la partie moyenne du muscle tibial postérieur. Cette arcade s'insère, en haut, à la ligne oblique du tibia ; en bas, à la partie inférieure de la face postérieure de cet os. Du bord interne de cette arcade se détachent des fibres charnues qui vont se réunir avec les fibres charnues insérées directement sur la face postérieure du tibia. Ainsi constitué, le muscle se dirige en bas et en dehors, en croisant lentement le tendon du muscle tibial postérieur qui devient interne. Arrivé près de la malléole interne, il se termine par un tendon qui passe dans une gaîne ostéo-fibreuse située entre le tendon du tibial postérieur en dedans et le tendon du long fléchisseur propre du gros orteil en dehors. En-dessous de la malléole il se réfléchit en avant et pénètre dans la plante du pied. Là, il croise le tendon du long fléchisseur propre du gros orteil, dont il reçoit une expansion aponévrotique, reçoit le long de son bord externe l'insertion du muscle accessoire, puis s'élargit et se divise en quatre tendons destinés aux quatre derniers orteils. Ces tendons s'écartent les uns des autres pour gagner les articulations métatarso-phalangiennes où ils pénètrent, avec les tendons correspondants du muscle court fléchisseur, dans la gaîne tendineuse située sur la face plantaire des orteils; ils traversent au niveau de la première phalange les tendons du muscle court fléchisseur pour aller se terminer à l'extrémité proximale de la troisième phalange.

Action. Il fléchit la troisième phalange sur la deuxième et celle-ci sur la première.

Muscle long fléchisseur propre du gros orteil. C'est le plus externe des muscles du plan profond.

Insertions. Il naît aux deux tiers inférieurs de la face postérieure du péroné, à la cloison intermusculaire qui le sépare des péroniers latéraux en dehors et du muscle tibial postérieur en dedans. En bas il naît encore, dans une petite étendue, à la face postérieure du ligament interosseux. De là il se dirige verticalement en bas pour se terminer par un tendon arrondi à la partie inférieure de la jambe. Ce tendon croise le bord postérieur de la face articulaire du tibia, glisse dans la gouttière que présente la face postérieure rétrécie de l'astragale, étant renfermé dans une gaîne propre. En-dessous de l'astragale il se réfléchit en avant et court dans la gouttière creusée sur la face inférieure de la petite tubérosité du calcanéum. Il gagne ainsi la plante du pied, passe au-dessus du tendon du fléchisseur commun qu'il croise et auquel il envoie une bandelette aponévrotique, et gagne l'articulation métatarso-phalangienne du gros orteil. La, il s'engage dans la gaîne tendineuse pour se terminer à l'extrémité proximale de la deuxième phalange.

Action. Il fléchit la deuxième phalange sur la première et quelque peu aussi cette dernière sur le premier métatarsien.

Muscles du pied.

Les muscles du pied se divisent en deux groupes : les *muscles de la région dorsale* et les *muscles de la région plantaire*.

Muscles de la région dorsale du pied.
Cette région ne comprend qu'un seul muscle, c'est le *pédieux*.

Muscle pédieux ou *muscle court extenseur commun des orteils*. C'est un muscle court et aplati, rétréci et charnu à sa partie postérieure, élargi, tendineux et quadrifide à sa partie antérieure.

Insertions. Il naît par des fibres charnues dans le creux astragalo-calcanéen, sur la partie antérieure de la face supérieure du calcanéum ainsi qu'à la partie correspondante du ligament annulaire antérieur du tarse. De là les fibres charnues, réunies en un corps musculeux épais, se dirigent en avant et s'étalent sur la face dorsale du pied. Le muscle se divise alors en quatre chefs qui se terminent par autant de tendons destinés aux quatre premiers orteils. Le tendon du gros orteil, croisé par le tendon du long fléchisseur propre, s'insère à l'extrémité proximale de la première phalange.

Les trois tendons externes passent sous les tendons de l'extenseur commun et, arrivés au niveau de l'articulation métatarso-phalangienne, ils se réunissent avec les tendons correspondants de ce muscle pour se terminer à l'extrémité proximale de la deuxième et de la troisième phalange.

Action. Il étend les premières phalanges sur les métatarsiens correspondants.

Muscles de la région plantaire du pied.
La région plantaire comprend trois groupes de muscles : 1°) les muscles de la région plantaire moyenne, 2°) les muscles de la région plantaire interne ou muscles du gros orteil et 3°) les muscles de la région plantaire externe ou muscles du petit orteil.

Muscles de la région plantaire interne.
Cette région comprend quatre muscles : l'*adducteur*, le *court fléchisseur*, l'*abducteur oblique* et l'*abducteur transverse*.

Muscle adducteur du gros orteil. C'est le plus superficiel et le plus long des muscles de la région interne.

Insertions. Il naît à la tubérosité interne de la face inférieure du calcanéum, au ligament annulaire interne du tarse et à l'aponévrose plantaire qui le recouvre.

De là, il se dirige en avant en se rétrécissant et se continue bientôt par un tendon qui longe le premier métatarsien et va se terminer à la face interne de l'extrémité proximale de la première phalange.

Action. Il écarte le gros orteil de l'axe du pied.

Muscle court fléchisseur du gros orteil. Il est situé en-dessous du précédent, le long du premier métatarsien.

Insertions. Il naît, par un tendon aplati, à la face inférieure des deux premiers cunéiformes et du ligament calcanéo-cuboïdien inférieur. A ce tendon fait suite un corps charnu qui se dirige en avant et en dedans, pour se terminer par deux chefs : un chef interne qui se réunit au tendon de l'adducteur du gros orteil et s'insère avec lui à la face interne de l'extrémité proximale de la première phalange ; un chef externe qui va se réunir avec les tendons des abducteurs pour se terminer sur la face externe de l'extrémité proximale de la même phalange.

Action. Il fléchit la première phalange du gros orteil.

Muscle abducteur oblique. Ce muscle est situé profondément dans la région plantaire moyenne au-dessus des tendons du fléchisseur commun et des lombricaux.

Il a une forme triangulaire à base postérieure.

Insertions. Il naît à la crête du cuboïde, au ligament calcanéo-cuboïdien inférieur, à la face inférieure du troisième cunéiforme et la partie voisine du deuxième et troisième métatarsien. De là il se dirige en avant et en dedans, se rétrécit, se réunit avec le chef externe du court fléchisseur et avec le tendon de l'abducteur transverse, pour se terminer au bord externe de l'extrémité proximale de la première phalange.

Action. Il rapproche le gros orteil de l'axe du pied.

Muscle abducteur transverse. Ce muscle, très grêle, est situé le long de la face inférieure des condyles des métatarsiens.

Insertions. Il naît par quatre languettes charnues au ligament inférieur de l'articulation métatarso-phalangienne des quatre derniers orteils. De là ces languettes se dirigent transversalement en dedans, se réunissent en un corps unique qui va se terminer sur le tendon du muscle abducteur oblique.

Muscles de la région plantaire externe.

Cette région ne comprend que deux muscles : *l'abducteur* et le *court fléchisseur du petit orteil.*

Muscle abducteur du petit orteil. Il est situé le long du bord externe de la plante du pied.

Insertions. Il naît à la tubérosité externe de la face inférieure du calcanéum, à l'aponévrose qui le recouvre et à la cloison inter-musculaire qui le sépare du muscle court fléchisseur commun. Ses fibres charnues se dirigent en avant, en formant un corps musculaire allongé, pour aller se terminer à la partie proximale du cinquième métatarsien et, par un tendon aplati qui longe ce dernier, au côté externe de l'extrémité proximale de la première phalange.

Action. Il écarte le petit orteil de l'axe du pied.

Muscle court fléchisseur. Il est situé le long du cinquième métatarsien en dedans du tendon de l'abducteur.

Insertions. Il naît à la crête de la face inférieure du cuboïde et à l'extrémité postérieure du cinquième métatarsien et va se terminer au côté externe de l'extrémité proximale de la première phalange.

Action. Il fléchit la première phalange.

Muscles de la région plantaire moyenne.

Cette région est constituée par le *muscle court fléchisseur commun,* le *muscle accessoire du long fléchisseur,* les *muscles lombricaux* et les *muscles interosseux.*

Muscle court fléchisseur commun des orteils. C'est le plus superficiel de tous les muscles de la région plantaire moyenne. Il est aplati et allongé, rétréci à son extrémité postérieure il s'élargit en avant et se divise en trois ou quatre chefs destinés aux derniers orteils.

Insertions. Il naît à la tubérosité interne du calcanéum et au tiers postérieur de la face supérieure de l'aponévrose plantaire moyenne. De là il se dirige en avant en s'élargissant et se divise en quatre languettes charnues auxquelles font suite des tendons. Ceux-ci passent sous les tendons correspondants du long fléchisseur commun des orteils, avec lesquels ils gagnent l'articulation métatarso-phalangienne des quatre orteils externes. Là ils pénètrent dans la gaîne tendineuse, sont traversés par les tendons du long fléchisseur et s'insèrent à l'extrémité proximale de la deuxième phalange.

Action. Il fléchit la deuxième phalange sur la première.

Muscle accessoire du long fléchisseur commun. Il est situé au-dessus du précédent, entre la face concave du calcanéum et le bord externe du tendon du muscle long fléchisseur commun.

Insertions. Il naît à la face inférieure du calcanéum et du ligament calcanéo-cuboïdien, de là il se dirige en avant pour se terminer sur le côté externe du tendon du long fléchisseur commun.

Action. Il concourt, avec le long fléchisseur commun, à produire la flexion des troisièmes phalanges sur les deuxièmes.

Muscles lombricaux. Ce sont quatre languettes charnues, situées entre les tendons du long fléchisseur commun et reliant ces tendons au bord interne du tendon des extenseurs, sur la face dorsale de la première phalange des quatre derniers orteils.

Insertions. Ils naissent sur les tendons du fléchisseur commun ; le premier, sur le bord interne du tendon destiné au deuxième orteil, les trois autres à la fois sur le bord externe et le bord interne des deux tendons voisins. De là, ils se dirigent en avant, longent le bord interne de l'articulation métatarso-phalangienne en la contournant de bas en en haut par une languette tendineuse triangulaire pour se terminer, au bord interne du tendon correspondant du muscle extenseur commun.

Action. Ils sont fléchisseurs de la première phalange et extenseurs des deux autres.

Muscles interosseux. Ces muscles occupent les espaces interosseux délimités par les métatarsiens qu'ils débordent considérablement du côté de la face plantaire au point de cacher complètement les surfaces osseuses. On les divise en *muscles interosseux dorsaux* et *muscles interosseux plantaires.*

Muscles interosseux dorsaux. Ils sont abducteurs des orteils par rapport à l'axe du pied qui passe par le deuxième orteil et sont destinés aux orteils qui ne sont pas pourvus d'un abducteur propre.

Insertions. Ils sont au nombre de quatre et occupent tout l'espace interosseux correspondant, s'insérant par leurs fibres charnues sur les faces latérales des deux métatarsiens voisins. Ces fibres charnues s'insèrent d'autre part sur une lame tendineuse qui occupe le milieu du muscle et qui se continue en avant par un tendon aplati allant s'insérer :

pour l'interosseux du premier espace, sur la face interne de l'extrémité proximale de la première phalange du deuxième orteil ;

pour l'interosseux du deuxième espace, sur la face externe de l'extrémité proximale de cette même phalange ;

pour l'interosseux du troisième et du quatrième espace, sur la face externe de l'extrémité proximale de la première phalange du troisième et du quatrième orteils.

Muscles interosseux plantaires. Ils sont adducteurs des orteils par rapport à l'axe du pied et sont destinés aux orteils qui n'ont pas d'adducteur propre ou qui ne se trouvent pas dans l'axe même du pied. Ils ne sont donc qu'au nombre de trois occupant le 2ᵉ, 3ᵉ et le 4ᵉ espaces interosseux et sont destinés aux trois derniers orteils.

Ils naissent à la partie postérieure du bord inférieur et à la face inférieure de la base des trois derniers métatarsiens, ils se terminent par un tendon aplati sur la face interne de l'extrémité proximale de la première phalange de l'orteil correspondant.

Muscles du cou.

Les muscles du cou se subdivisent en différents groupes :

1°) Les *muscles de la région postérieure* ou région de la nuque, que nous avons étudiés avec les muscles du dos.

2°) Les *muscles de la région prévertébrale.*

3°) Les *muscles de la région latérale du rachis* ou *muscles scalènes.*

4°) Les *muscles de la région antérieure et latérale.*

A) *Muscles de la région antérieure et latérale du cou.*

Cette région comprend des *muscles superficiels*, le *peaucier* et le *sterno-cléido-mastoïdien*, et des *muscles profonds*. Ceux-ci se subdivisent en *muscles de la région sus-hyoïdienne* et en *muscles de la région sous-hyoïdienne.*

1°) *Muscles superficiels.*

Muscle peaucier. Le muscle peaucier occupe la partie antérieure et latérale du cou. Il est mince et large. Il présente une forme quadrilatère à grand axe vertical.

Insertions. Il naît à la face profonde de la peau de la région pectorale, entre la clavicule et une ligne horizontale reliant le deuxième cartilage costal à l'acromion. De là les fibres se dirigent en haut et en dedans, traversent toute l'étendue de la région latérale du cou jusqu'au bord inférieur du corps du maxillaire inférieur. Là, les fibres profondes s'insèrent à la base de l'éminence mentonnière et à la lèvre externe du bord inférieur du maxillaire jusqu'au bord antérieur du muscle masséter; les fibres superficielles pénètrent dans la face : les unes se terminent à la face profonde de la peau, les autres se continuent avec les fibres musculaires de quelques-uns des muscles superficielles : le muscle carré du menton en dedans, le muscle rieur de Santorini en dehors.

Le bord antérieur de ce muscle est oblique en haut et en dedans, de telle sorte que les deux muscles laissent entre eux un espace triangulaire à base inférieure occupé par le fascia superficialis. Dans le voisinage du menton les fibres les plus internes passent d'ailleurs la ligne médiane en s'entrecroisant avec les fibres du côté opposé.

Ce muscle est engainé par une mince lame de tissu conjonctif, que l'on considère comme une dépendance du fascia superficialis.

Muscle sterno-cleïdo-mastoïdien. Ce muscle traverse en diagonale toute la région latérale du cou, depuis l'apophyse mastoïde du temporal jusqu'au sternum et la partie voisine de la clavicule. C'est un muscle épais et allongé, simple en haut et bifide en bas où il présente deux chefs : un *chef sternal* et un *chef claviculaire*.

Insertions. Le *chef sternal* s'insère, par un tendon aplati et fort, à la face antérieure du sternum, immédiatement en dessous de la fourchette. Le *chef claviculaire*, mince et large, naît par des fibres aponévrotiques et charnues au tiers interne du bord postérieur de la clavicule ainsi qu'à la partie voisine de la face supérieure. Entre ces deux chefs existe un espace triangulaire à base inférieure, variable d'un individu à l'autre, occupé par une lame conjonctive. De ces points d'insertion les fibres charnues se dirigent en haut et en arrière, de façon à se mettre sur deux plans superposés : un plan superficiel formé par les fibres d'origine sternale et un plan profond formé par les fibres claviculaires. Ces deux plans forment bientôt un corps musculeux unique qui va s'insérer, par un tendon résistant, au bord antérieur de l'apophyse mastoïde et, par une large lame aponévrotique intimement adhérente à la peau, à la base de l'apophyse mastoïde et la partie voisine de la ligne demi-circulaire supérieure de l'os occipital.

Les deux muscles, recouverts par les peauciers, laissent entre eux un espace triangulaire à base supérieure fermé par l'aponévrose cervicale superficielle. Celle-ci enveloppe, en se dédoublant, les muscles sterno-cléido-mastoïdiens. Le sommet de cet espace correspond à la fossette sus-sternale.

Action. Si ces muscles prennent leur point fixe sur la tête immobilisée, ils soulèvent le sternum et deviennent inspirateurs.

S'ils prennent leur point fixe sur le sternum et la clavicule, ils agissent sur la tête et sont alors ou des fléchisseurs, ou des extenseurs de la tête sur la colonne vertébrale suivant la position de la tête au moment de leur contraction. Ils sont généralement considérés comme fléchisseurs, le mouvement se passant dans l'articulation occipito-atloïdienne.

Quand un seul muscle se contracte, il incline la tête de son côté (flexion dans l'articulation occipito-atloïdienne), en même temps qu'il imprime à la tête un mouvement de rotation de manière que la face regarde du côté opposé (rotation dans l'articulation atloïdo-axoïdienne).

2°) *Muscles profonds.*

Muscles de la région sous-hyoïdienne.

Cette région comprend quatre muscles placés sur deux plans : un plan superficiel formé par le *muscle sterno-hyoïdien* et le *muscle omo-hyoïdien* et un plan profond comprenant le *muscle sterno-thyroïdien* et le *muscle thyro-hyoïdien*.

Muscle sterno-hyoïdien. C'est un muscle mince et rubané, situé de chaque côté de la ligne médiane entre le sternum et l'os hyoïde.

Insertions. Il naît à la face postérieure du ligament costo-claviculaire ainsi qu'à la partie voisine du sternum et de la clavicule, de là ses fibres se dirigent en haut et en dedans, en se rapprochant lentement de celui du côté opposé, pour aller s'insérer au bord inférieur du corps de l'os hyoïde entre le muscle sterno-hyoïdien du côté opposé et le ventre supérieur du muscle omo-hyoïdien. Les deux muscles sterno-hyoïdiens laissent entre eux un espace triangulaire à base inférieure occupé par l'aponévrose cervicale moyenne.

Action. Il est abaisseur de l'os hyoïde.

Muscle omo-hyoïdien. Situé en dehors du muscle sterno-hyoïdien, ce muscle s'étend depuis le bord supérieur de l'omoplate jusqu'au corps de l'os hyoïde. Il est mince et grêle et se trouve constitué de deux parties charnues réunies par un tendon mitoyen, c'est donc un véritable *muscle digastrique*.

Insertions. Son ventre charnu inférieur s'insère au bord supérieur de l'omoplate en dedans du ligament coracoïdien, près de l'angle supéro-interne, de là il se dirige en avant et en dedans en longeant le bord postérieur de la clavicule ; arrivé sous le muscle sterno-cléïdo-mastoïdien, où il présente son tendon mitoyen, il change de direction et se coude en haut pour devenir ascendant et s'insérer, par son ventre charnu supérieur, sur la moitié externe du bord inférieur du corps de l'os hyoïde, en dehors du muscle sterno-hyoïdien.

Entre les deux muscles omo-hyoïdiens se trouve tendue l'aponévrose cervicale moyenne qui maintient le muscle dans sa position caractéristique.

Action. Il est tenseur de l'aponévrose cervicale moyenne et abaisseur de l'os hyoïde.

Muscle sterno-thyroïdien. Il est situé en dessous du muscle sterno-hyoïdien. Mince et rubané, ce muscle s'étend entre le sternum et le cartilage thyroïde du larynx.

Insertions. Il nait à la face postérieure du sternum et du cartilage de la première côte, en dessous de l'insertion du muscle sterno-hyoïdien, où les deux muscles viennent au contact l'un de l'autre par leur bord interne. De là il se dirige en haut et en dehors, en se rétrécissant et en s'écartant sensiblement de celui du côté opposé, pour aller se terminer à une ligne oblique de la face externe du cartilage thyroïde. Les deux muscles sterno-thyroïdiens délimitent, par leur bord interne, un espace triangulaire à base supérieure.

Action. Il abaisse le larynx.

Muscle thyro-hyoïdien. C'est un muscle court, quadrilatère et rubané.

Insertions. Il nait à la ligne oblique que l'on trouve sur la face externe du cartilage thyroïde, monte verticalement en haut et va se terminer à la partie externe du bord inférieur du corps et à la moitié interne de la grande corne de l'os hyoïde.

Action. Il est abaisseur de l'os hyoïde et élévateur du larynx.

Muscles de la région sus-hyoïdienne.

Cette région comprend quatre muscles : le *digastrique*, le *stylo-hyoïdien*, le *mylo-hyoïdien* et le *génio-hyoïdien*.

Muscle digastrique. Ce muscle est étendu transversalement entre l'apophyse mastoïde du temporal et la fossette digastrique du maxillaire inférieur. Il est formé d'un tendon mitoyen reliant deux ventres charnus.

Insertions. Le ventre charnu postérieur s'insère dans la rainure digastrique du temporal, de là il se dirige en bas, en avant et en dedans, en se rétrécissant pour se continuer bientôt avec le tendon mitoyen. Celui-ci continue la direction primitive, traverse le muscle stylo-hyoïdien et arrive à l'os hyoïde. Là, les fibres inférieures se fixent à la grande corne de cet os, tandis que les fibres supérieures se recourbent et vont se continuer avec le ventre charnu antérieur. Celui-ci se dirige en haut et en dedans, s'élargit et va s'insérer dans la fossette digastrique du maxillaire inférieur.

Les deux ventres antérieurs délimitent un espace triangulaire à base inférieure occupé par l'aponévrose sus-hyoïdienne.

Ce muscle semble formé par la réunion de deux muscles distincts, ainsi que le prouvent l'innervation distincte pour ses deux ventres et des recherches d'anatomie comparée.

Action. Ce muscle est élévateur de l'os hyoïde en même temps qu'abaisseur du maxillaire inférieur.

Muscle stylo-hyoïdien. C'est un muscle grêle, long et fusiforme, tendu entre l'apophyse styloïde du temporal et la petite corne de l'os hyoïde.

Insertions. Il nait à la face externe de la base de l'apophyse styloïde, de là se dirige en bas, en avant et en dedans ; arrivé au niveau de la grande corne de l'os hyoïde il est traversé par le tendon mitoyen du muscle digastrique, puis va se terminer à l'extrémité externe du corps de l'os hyoïde.

Muscle mylo-hyoïdien. Muscle large et membraneux, formant avec celui du côté opposé la plus grande partie du plancher de la cavité buccale.

Insertions. Il nait à toute l'étendue de la ligne oblique interne du corps du maxillaire inférieur. De là les fibres se dirigent en bas et en dedans ; les plus postérieures vont s'insérer au bord supérieur du corps de l'os hyoïde, les moyennes et les antérieures se rencontrent sur la ligne médiane en formant un raphé fibreux étendu entre le corps de l'os hyoïde et la face concave du corps du maxillaire.

Action. Elévateur de l'os hyoïde et abaisseur de la mâchoire.

Muscle génio-hyoïdien. Situé au-dessus du précédent, de chaque côté de la ligne médiane, ce muscle s'étend du maxillaire inférieur au corps de l'os hyoïde.

Insertions. Il s'insère, par un court tendon, à l'apophyse geni inférieure du maxillaire, de là se dirige en arrière et en bas et vient se terminer sur la partie supérieure de la face externe du corps de l'os hyoïde.

Action. Elévateur de l'os hyoïde et abaisseur du maxillaire.

B. *Muscles de la région prévertébrale.*

Cette région comprend, de chaque côté, trois muscles situés sur la face antérieure des vertèbres cervicales et des trois premières vertèbres dorsales. Ce sont : le *muscle grand droit antérieur de la tête*, le *muscle petit droit antérieur de la tête* et le *muscle long du cou*.

Muscle grand droit antérieur de la tête. Ce muscle est situé sur les parties latérales de la face antérieure de la colonne cervicale.

Insertions. Il nait à la face inférieure de l'apophyse basilaire de l'os occipital, en arrière du tubercule pharyngien, dans une petite fossette placée au devant du trou occipital. De là il se dirige en bas et en dehors, et se divise en quatre ou cinq languettes charnues auxquelles font suite des languettes tendineuses qui vont s'insérer sur le sommet des tubercules antérieurs des apophyses traverses de la 3e, 4e, 5e et 6e vertèbres cervicales.

Action. Il est fléchisseur de la tête.

Muscle petit droit antérieur de la tête. Muscle court et aplati, recouvert en partie par le bord externe du muscle précédent.

Insertions. Il nait sur la face inférieure de l'os occipital au devant du condyle, il descend ensuite verticalement en bas et se termine à la face antérieure des masses latérales de l'atlas.

Aciion. Il est fléchisseur de la tête.

Muscle long du cou. Ce muscle recouvre, de chaque côté de la ligne médiane, les corps des vertèbres cervicales et des trois premières vertèbres dorsales. Il semble formé de trois parties : une *partie verticale* et *deux parties obliques*.

Insertions. La *partie verticale* ou *interne* s'insère, en bas, sur la face antérieure du corps de la septième vertèbre cervicale et des trois premières vertèbres dorsales. De là les fibres charnues montent verticalement en haut et se terminent sur la face antérieure du corps de la 4º, 3º et 2º vertèbres cervicales.

La *partie oblique inférieure* naît sur les parties latérales du corps des trois premières vertèbres dorsales, se dirige en haut et en dehors et s'insère, par deux ou trois chefs, au tubercule antérieur des apophyses transverses de la 6ᵉ, 5ᵉ, et 4ᵉ vertèbres cervicales.

La *partie oblique supérieure* naît au tubercule antérieur de l'atlas, de là se dirige en bas et en dehors, puis se subdivise en trois languettes charnues qui vont s'insérer par des languettes tendineuses au tubercule antérieur de l'apophyse transverse de la 2ᵉ, 3ᵉ et 4ᵉ vertèbres cervicales.

Action. Il est fléchisseur de la colonne vertébrale.

Aponévrose prévertébrale. Elle recouvre la face antérieure des muscles de la région prévertébrale s'insérant, en haut, à la face inférieure de l'apophyse basilaire de l'os occipital pour se continuer, en bas, avec le ligament vertébral commun antérieur.

Latéralement elle s'insère aux tubercules antérieurs des apophyses transverses des vertèbres cervicales.

C. *Muscles de la région latérale du rachis.*

Cette région est constituée par les *muscles scalènes* reliant les apophyses transverses des vertèbres cervicales à la première et à la deuxième côtes. On distingue généralement trois muscles superposés : un *scalène antérieur*, un *scalène moyen* et un *scalène postérieur*.

Muscle scalène antérieur. Situé en dehors du long du cou, sur le côté des vertèbres cervicales inférieures, il a une forme triangulaire à base supérieure.

Insertions. Il naît par des chefs tendineux au tubercule antérieur des apophyses transverses de la 4ᵉ, 5ᵉ et 6ᵉ vertèbres cervicales, de là il se dirige en bas et en dehors, pour constituer un corps musculaire qui se rétrécit de haut en bas, et va s'insérer, par une lame tendineuse, au tubercule qui existe sur la face supérieure de la première côte près de son bord interne, tubercule connu sous le nom de *tubercule de Lisfranc*.

Muscle scalène moyen. Il est situé derrière le précédent, il a la même forme mais est plus volumineux.

Insertions. Il nait, par des chefs tendineux, au tubercule antérieur des apophyses transverses de 5, 6 ou 7 premières vertèbres cervicales. A ces chefs tendineux font suite des fibres charnues qui se dirigent en bas et en dehors, se réunissent en un corps musculaire unique qui va s'insérer à la face supérieure et au bord interne de la première côte.

Muscle scalène postérieur. C'est le plus petit des trois scalènes, situé derrière le scalène moyen auquel il est souvent uni d'une manière très intime.

Insertions. Il nait par trois ou quatre chefs tendineux au tubercule postérieur des apophyses transverses des 3 ou 4 dernières vertèbres cervicales. De là il se dirige en bas et en dehors, croise la première côte et va se terminer au bord supérieur de la deuxième côte.

Action. Quand les scalènes prennent leur point fixe sur la colonne cervicale, ils soulèvent les deux premières côtes et deviennent muscles inspirateurs. Quand ils prennent leur point fixe sur les côtes, ils inclinent la colonne cervicale.

Muscles de la tête.

Les muscles de la tête se divisent en trois groupes : les *muscles du crâne*, les *muscles de l'oreille* et les *muscles de la face.*

Muscles du crâne.

Au niveau de la calotte du crâne on trouve deux muscles réunis par une lame aponévrotique : le *muscle frontal*, le *muscle occipital* et l'*aponévrose épicranienne.*

Muscle occipital. Le muscle occipital est situé à la partie postérieure de la tête au niveau des bosses occipitales supérieures. Il s'insère aux deux tiers externes de la ligne demi-circulaire supérieure de l'os occipital et à lapartie voisine de la base de l'apophyse mastoïde.

De là les fibres se dirigent en haut et en avant pour se continuer, après un court trajet, avec les fibres de l'aponévrose épicranienne.

Muscle frontal. Le muscle frontal est situé à la partie moyenne du front au niveau de la bosse frontale moyenne et, des arcades sourcilières. C'est un muscle mince et quatrilatère qui s'insère, par son bord inférieur, à la peau de la région sourcilière et de la région frontale moyenne, tandis que, au niveau de son bord supérieur, ses fibres se continuent avec les fibres tendineuses de l'aponévrose épicranienne.

Aponévrose épicranienne. C'est une membrane fibreuse interposée entre le muscle frontal et le muscle occipital et dont les bords latéraux se perdent insensiblement sur les faces latérales du crâne, en se continuant avec les muscles auriculaires.

La face externe de cette aponévrose adhère intimement à la peau qui la recouvre, constituant avec cette derrière ce qu'on appelle le *cuir chevelu*. La face interne de l'aponévrose est unie au périoste externe des os du crâne par une couche de tissu conjonctif lâche, qui rend l'aponévrose épicranienne excessivement mobile.

Le muscle frontal, le muscle occipital et l'aponévrose interposée forment une espèce de large muscle digastrique qui recouvre toute l'étendue de la calotte cranienne.

Action. Le muscle occipital en se contractant devient le muscle tenseur de l'aponévrose. Celle-ci, immobilisée, offre un point fixe au muscle frontal, qui, en se contractant, soulève les sourcils et plisse la peau du front.

Muscles de l'oreille.

Nous les étudierons plus tard en même temps que le pavillon de l'oreille sur lequel ils s'insèrent.

Muscles de la face.

Les muscles de la face se divisent en *muscles superficiels* et en *muscles profonds*.

Les *muscles superficiels* comprennent : 1°) les *muscles qui entourent l'ouverture palpébrale*, 2°) les *muscles qui entourent l'ouverture nasale* et 3°) les *muscles qui entourent l'ouverture buccale*.

Les *muscles profonds* sont les *muscles de la cavité orbitaire* et les *muscles de la région temporo-zygomatique*.

1° Muscles superficiels.

A. *Muscles qui entourent la fente palpébrale.* Ils sont au nombre de deux : un muscle superficiel ou constricteur de la fente palpébrale, le *muscle orbiculaire des paupières*, et un muscle profond ou dilatateur de la fente palpébrale, le *muscle releveur de la paupière supérieure*.

Muscle orbiculaire des paupières. C'est un muscle plat qui occupe en partie l'épaisseur des deux paupières et recouvre en partie toute la base de l'orbite.

Insertions. Au niveau de l'angle interne de l'œil on trouve une partie tendineuse appelée *tendon direct du muscle orbiculaire.* Celui-ci s'insère sur l'apophyse montante du maxillaire supérieur, se dirige transversalement en dehors et se bifurque bientôt en deux branches qui vont se fixer sur l'extrémité interne du cartilage tarse renfermé dans l'épaisseur de chaque paupière. Ce tendon direct du muscle est, en réalité, le *ligament palpébral interne* fixant les deux paupières à l'apophyse montante du maxillaire supérieur.

Les fibres du muscle orbiculaire viennent se fixer sur les deux bords du tendon direct, ainsi qu'à la partie voisine de l'apophyse montante du maxillaire supérieur et de l'apophyse orbitaire interne du frontal en haut, à la partie voisine de l'arcade orbitaire en bas. De ces différents points d'insertion les fibres musculaires se dirigent en dehors ; les fibres les plus externes recouvrent l'arcade orbitaire supérieure et inférieure en formant la *portion orbitaire* du muscle ; les fibres les plus internes pénètrent dans l'épaisseur des deux paupières en formant sa *portion palpébrale.* La partie de ce muscle voisine du bord libre de chaque paupière porte le nom de *muscle ciliaire* ou *muscle de Riolan.* Arrivées à l'angle externe de l'œil, les fibres de la portion palpébrale vont se fixer sur le ligament palpébral externe, reliant l'extrémité externe des cartilages tarses à la partie voisine du rebord orbitaire ; les fibres de la portion orbitaire s'entrecroisent et se fixent à la face profonde de la peau.

Action. C'est le muscle constricteur de la fente palpébrale.

Muscle élévateur de la paupière supérieure. Nous l'étudierons plus tard avec les muscles de la cavité orbitaire.

B. *Muscles qui entourent l'ouverture nasale.* Les muscles du nez sont peu développés à cause de la faible mobilité du lobule du nez. On trouve cependant, dans le voisinage immédiat de l'orifice nasal : 1° un muscle dont les fibres ont une direction transversale, le *muscle transverse du nez* que quelques auteurs considèrent comme muscle constricteur des narines, alors que pour d'autres il est un véritable muscle dilatateur ; 2° un muscle à direction longitudinale formant la partie interne du *muscle carré de la lèvre supérieure* ; 3°) le *muscle pyramidal,* petit faisceau musculaire couché sur la face antérieure de l'os propre **du nez.**

Muscle transverse du nez. Il est placé transversalement sur la partie moyenne du dos du nez, où il présente un segment tendineux intimement adhérant à la face profonde de la peau. De là les fibres musculaires se dirigent en dehors, recouvrent le cartilage triangulaire du nez et vont s'insérer à la face profonde de la peau au niveau du sillon naso-labial.

Muscle pyramidal. Il est formé par une petite languette charnue, située sur l'os propre du nez et dont les fibres s'insèrent par leur extrémité inférieure au cartilage latéral du nez, pour se terminer à la face profonde de la peau au niveau de la bosse frontale moyenne.

C. *Muscles qui entourent l'ouverture buccale.* Ces muscles sont placés sur deux plans : un plan superficiel et un plan profond.

Le plan superficiel est formé de muscles qui rayonnent à l'entour de la cavité buccale. On peut les diviser en deux groupes : les *muscles de la commissure* et les *muscles des lèvres*.

Les *muscles de la commissure* entourent, de chaque côté, en couche continue la commissure labiale. A quelque distance de cette commissure, les fibres se groupent en faisceaux distincts qui sont décrits comme des muscles autonomes. On y distingue généralement deux muscles internes et deux muscles externes. Les muscles internes sont les plus développés, ce sont le *muscle supérieur de la commissure* ou *muscle élévateur*, et le *muscle inférieur ou abaisseur de la commissure*, appelé encore *muscle triangulaire*. Les muscles externes sont le *muscle zygomatique* pour la lèvre supérieure, et le *muscle rieur* pour la lèvre inférieure.

Le **muscle élévateur de la commissure** naît dans la fosse canine (d'où le nom de *muscle canin*), en dessous du trou sous-orbitaire, et se termine dans la lèvre supérieure.

Le **muscle triangulaire** s'insère au bord inférieur du corps du maxillaire inférieur pour se terminer dans la peau de la commissure.

Le **muscle zygomatique** s'insère à la face externe de l'os malaire pour se terminer dans la peau de la commissure.

Le **muscle rieur** s'insère en arrière à l'aponévrose parotidienne, pour se terminer dans la face profonde de la peau, au niveau de la commissure labiale.

Les *muscles des lèvres* se distinguent en un *muscle carré de la lèvre supérieure* et un *muscle carre de la lèvre inférieure*.

Le **muscle carré de la lèvre supérieure** s'insère à l'arcade orbitaire inférieure, au-dessus du trou sous-orbitaire, et sur la branche montante du maxillaire supérieur. En dehors il reçoit quelques fibres de l'arcade zygomatique (*muscle petit zygomatique*). De là les fibres se dirigent verticalement en bas, pour se terminer en partie dans la face profonde de la peau de la lèvre supérieure, en partie au bord supérieur du cartilage de l'aile du nez. Il agit comme élévateur de l'aile du nez et de la lèvre supérieure.

Le **muscle carré de la lèvre inférieure** s'insère à la partie antérieure de la ligne oblique externe du maxillaire inférieur, au-dessous du trou mentonnier, et se termine d'autre part à la face profonde de la peau de la lèvre inférieure.

Tous ces muscles réunis des lèvres et de la commissure forment par leur ensemble l'*appareil dilatateur* de la fente buccale.

Le plan profond des muscles qui entourent la fente buccale est formé par le *muscle buccinateur* et par le *muscle orbiculaire des lèvres*.

Le **muscle buccinateur** forme l'élément constituant principal de la joue. C'est un muscle large et membraneux, tendu de chaque côté entre les deux mâchoires. Il s'insère sur le bord alvéolaire du maxillaire supérieur, au niveau des trois ou quatre dernières grosses molaires, ainsi qu'à la tubérosité maxillaire, à la moitié postérieure de la ligne oblique externe du maxillaire inférieur, au ligament ptérygo-maxillaire tendu entre le crochet qui termine en bas l'aile interne de l'apophyse ptérygoïde et l'extrémité postérieure de la ligne oblique interne, au niveau duquel il se continue avec le muscle constricteur supérieur du pharynx. De ces insertions les fibres musculaires se dirigent horizontalement en avant et viennent, en partie, se terminer à la muqueuse et à la peau de la commissure des lèvres, en partie se continuer avec les fibres du muscle orbiculaire des lèvres.

Ce muscle est recouvert en dehors par une lame aponévrotique qui forme l'**aponévrose buccinatrice** se continuant, en arrière, avec l'aponévrose péripharyngienne.

Le **muscle orbiculaire des lèvres** occupe l'épaisseur de la lèvre supérieure et de la lèvre inférieure. Il est formé de fibres musculaires à direction nettement transversale. Arrivées au niveau des commissures, les fibres les plus internes vont se terminer dans les couches profondes de la peau et de la muqueuse, tandis que les fibres les plus externes

s'entrecroisent et se continuent avec les fibres des muscles voisins :
l'élévateur de la commissure, le muscle buccinateur et le muscle triangulaire ou abaisseur de la commissure.

Ces deux muscles du plan profond forment l'*appareil constricteur
de la fente buccale*.

2°) *Muscles profonds*.

A. *Muscles de la cavité orbitaire*. Ces muscles seront étudiés plus
facilement plus tard avec le globe oculaire.

Muscles de la région temporo-zygomatique. Ils forment par leur ensemble le groupe des *muscles de la mastication*. Ils sont, de chaque côté,
au nombre de quatre ; deux en dehors de l'articulation temporo-maxillaire : le *muscle temporal* et le *muscle masséter* ; deux en dedans de cette
même articulation : le *muscle ptérygoïdien interne* et le *muscle ptérygoïdien externe*.

Muscle masséter. C'est un muscle épais, de forme plus ou moins quadrilatère, situé sur la face externe de la branche montante du maxillaire inférieur, entre le bord inférieur de ce maxillaire et l'arcade
zygomatique.

Insertions. Il est formé de deux plans de fibres musculaires. Le
plan superficiel s'insère à la partie antérieure du bord inférieur de
l'arcade zygomatique, de là les fibres se dirigent en bas et en arrière
pour se réunir avec les fibres du plan profond. Celui-ci déborde en
arrière le plan superficiel. Il naît du tiers postérieur du bord inférieur
et de toute l'étendue de la face interne de l'arcade zygomatique, de là
les fibres se dirigent en bas et en avant et, réunies aux fibres superficielles, elles vont s'insérer sur la partie inférieure rugueuse de la face
externe de la branche montante du maxillaire inférieur.

Aponévrose massétérine. Le muscle masséter est recouvert par une
mince lame conjonctive, l'*aponévrose massétérine*, qui se fixe : en haut, à
l'arcade zygomatique ; en bas, au bord inférieur du corps du maxillaire
en arrière et en avant aux bords correspondants de la branche montante.

Muscle temporal. C'est un muscle large et triangulaire occupant la
fosse temporale et s'insérant en bas à l'apophyse coronoïde du maxillaire inférieur.

Insertions. Par sa base ce muscle s'insère dans toute l'étendue de la fosse temporale depuis la ligne courbe temporale inférieure jusqu'au niveau de la crête horizontale qui existe sur la face externe de la grande aile du sphénoïde, de même qu'à la partie supérieure de la face profonde de l'aponévrose qui le recouvre. De ces points d'insertion les fibres charnues se dirigent en bas en convergeant les unes vers les autres et en formant un corps musculeux épais. Celui-ci passe en dessous de l'arcade zygomatique, pour se continuer avec un tendon très fort qui va engaîner l'apophyse coronoïde du maxillaire inférieur.

Aponévrose temporale. Ce muscle est maintenu en place dans la fosse temporale par une lame aponévrotique forte et resplendissante. Celle-ci s'insère à la ligne courbe temporale supérieure, recouvre le muscle et, arrivée dans le voisinage de l'arcade zygomatique, elle se divise en deux feuillets séparés par une couche de graisse qui vont se fixer sur le bord supérieur de l'arcade.

Muscle ptérygoïdien interne. C'est un muscle épais, de forme plus ou moins rectangulaire, tendu entre l'apophyse ptérygoïde et le maxillaire inférieur.

Insertions. Il nait dans toute l'étendue de la fosse ptérygoïdienne située sur la face postérieure de l'apophyse ptérygoïde du sphénoïde. De là les fibres musculaires se dirigent en bas, en arrière et en dehors, pour constituer un corps charnu épais qui va s'insérer sur la partie inférieure de la face interne de la branche montante du maxillaire, depuis l'angle jusque dans le voisinage du canal dentaire.

Muscle ptérygoïdien externe. C'est un muscle de forme triangulaire, à base interne et à sommet externe, tendu entre la face externe de l'apophyse ptérygoïde et le col du condyle du maxillaire inférieur.

Insertions. Il nait, par sa base, à la partie interne de la grande aile du sphénoïde et à toute l'étendue de la face externe de l'apophyse ptérygoïde. De là les fibres se dirigent transversalement en dehors et vont s'insérer, par un tendon rétréci, au bord antérieur du ménisque interarticulaire de l'articulation temporo-maxillaire et à toute l'étendue de la petite fossette creusée sur la face antéro-interne du col du condyle.

Aponévrose ptérygoïdienne. L'espace laissé libre entre les deux muscles ptérygoïdiens est fermé par une lame conjonctive, l'*aponévrose ptérygoïdienne*, à travers laquelle passe l'artère maxillaire interne.

Action des muscles masticateurs. Dans l'articulation temporo-maxillaire se passent avant tout des *mouvements d'abaissement et d'élévation du maxillaire inférieur*. L'abaissement du maxillaire est déterminé par la contraction des muscles de la région sus-hyoïdienne. L'élévation du maxillaire, beaucoup plus énergique, est le résultat de la contraction des muscles masticateurs, surtout des muscles temporaux, masséters et ptérygoïdiens internes.

L'articulation temporo-maxillaire est encore le siège des *mouvements de propulsion et de rétropulsion* du maxillaire inférieur. Ces mouvements se passent dans l'articulation ménisco-temporale et sont la résultante de la contraction des deux muscles ptérygoïdiens externes.

APONÉVROLOGIE

Les aponévroses se divisent en :

    Aponévroses de la tête.

    Aponévroses du cou.

    Aponévroses du tronc.

    Aponévroses des membres.

Aponévroses de la tête

Nous les avons étudiées en même temps que les muscles. On trouve, au niveau de la tête, une *aponévrose d'insertion* : l'*aponévrose épicranienne* tendue entre le muscle frontal et le muscle occipital, et plusieurs *aponévroses de contention* : l'*aponévrose massétérine*, l'*aponévrose temporale*, l'*aponévrose des ptérygoïdiens* et l'*aponévrose buccinatrice*.

Les muscles superficiels de la face sont dépourvus d'aponévroses, puisque ce sont tous muscles peauciers, c'est-à-dire des muscles développés, dans l'épaisseur du tissu conjonctif sous-cutané et dont les fibres s'insèrent sur la face profonde du derme.

Aponévroses du cou.

Outre l'*aponévrose prévertébrale*, ou *aponévrose cervicale profonde*, que nous avons étudiée avec les muscles de la région prévertébrale, dont elle forme l'aponévrose de contention, on trouve au cou une *aponévrose cervicale moyenne*, tendue entre les deux muscles omo-hyoïdiens, et une *aponévrose cervicale superficielle*.

Aponévrose cervicale superficielle. C'est une lame conjonctive qui forme un manchon fibreux complet autour de tous les organes du cou et qui renferme dans son épaisseur, ou entre ses deux feuillets de dédoublement, le muscle sterno-cléïdo-mastoïdien et le muscle trapèze. Ce manchon fibreux s'insère, *en haut*, à la base du crâne, aux points d'insertion des deux muscles : la protubérance occipitale externe, la ligne demi-circulaire supérieure de l'os occipital et la base de l'apophyse mastoïde. Elle s'insère encore aux os de la face : l'aponévrose massétérine et le bord inférieur du corps du maxillaire inférieur.

Ce manchon fibreux s'insère *en bas :* à la face antérieure du sternum, à la face supérieure de la clavicule et à toute l'étendue du bord postérieur de l'épine de l'omoplate.

Vis-à-vis des apophyses transverses des vertèbres cervicales, on voit se détacher, de la face profonde de cette aponévrose, une cloison verticale qui va engaîner les muscles scalènes et qui divise ainsi le cou en deux loges ostéo-fibreuses : une *loge antérieure* ou cervicale, et une *loge postérieure* occupée par les muscles et le ligament de la nuque.

Au niveau de la loge antérieure l'aponévrose cervicale superficielle s'insère encore au corps et aux grandes cornes de l'os hyoïde, divisant la région antéro-latérale du cou en une partie sus-hyoïdienne et une partie sous-hyoïdienne.

En dessous de l'os hyoïde, l'aponévrose d'enveloppe du cou n'offre rien de particulier. Sur la ligne médiane elle est tendue entre les deux muscles sterno-cléido-mastoïdiens et porte le nom d'*aponévrose sous-hyoïdienne.* Dans la région latérale du cou elle ferme l'espace délimité par le muscle sterno-cléido-mastoïdien et le muscle trapèze et prend le nom d'*aponévrose sus-claviculaire.*

Au dessus de l'os hyoïde, entre cet os et le bord libre du maxillaire inférieur, l'aponévrose se comporte d'une façon différente dans sa partie médiane et dans sa partie latérale. Dans sa partie moyenne elle forme une mince lame tendue entre les ventres antérieurs des deux muscles digastriques. C'est l'*aponévrose sus-hyoïdienne médiane* recouvrant la face inférieure de la partie antérieure des deux muscles mylo-hyoïdiens.

Dans sa partie latérale, entre la grande corne de l'os hyoïde et le corps du maxillaire, elle se dédouble. Le feuillet profond, très mince, recouvre le muscle hyo-glosse et le muscle mylo-hyoïdien. Le feuillet superficiel se tend entre l'os hyoïde et le bord inférieur du corps du maxillaire. L'espace ainsi délimité est la *loge sous-maxillaire,* occupée par la glande. Cette loge est fermée en avant, au niveau du ventre antérieur du muscle digastrique, par la rencontre des deux feuillets. Elle est fermée en arrière, au niveau de l'angle du maxillaire, par une lame fibreuse qui la sépare de la loge parotidienne.

Plus en dehors encore, entre le bord antérieur du muscle sterno-cléido-mastoïdien et le bord postérieur du muscle masseter, l'aponévrose cervicale se dédouble en un *feuillet superficiel,* qui recouvre la parotide et va se continuer avec l'aponévrose massétérine, et un *feuillet profond*, beaucoup plus mince, qui passe en dedans de la parotide, recouvre le ventre postérieur du muscle digastrique et les muscles styliens, puis se jette sur le bord postérieur de la branche montante du maxillaire inférieur. Ces deux lames aponévrotiques délimitent la loge parotidienne fermée, en haut, par la partie cartilagineuse du conduit auditif externe et, en bas, par la lame fibreuse qui, au niveau de l'angle du maxillaire, la sépare de la loge sous-maxillaire.

Aponévrose cervicale moyenne. C'est une lame épaisse de tissu conjonctif qui n'existe que dans la région sous-hyoïdienne et qui remplit l'espace délimité par les deux muscles omoplato-hyoïdiens. Elle a donc une forme triangulaire à base inférieure. Ses bords latéraux enveloppent les muscles omo-hyoïdiens puis se perdent sur la face profonde de l'aponévrose superficielle. Son sommet s'insère au corps de l'os hyoïde. Sa base s'insère sur la lèvre postérieure du bord supérieur du sternum et au bord postérieur de la clavicule. De sa face profonde se détachent des lames conjonctives qui enveloppent les muscles sterno hyoïdiens, sterno-thyroïdiens et thyro-hyoïdiens.

Cette aponévrose est traversée, dans sa partie inférieure, par la veine jugulaire antérieure et la veine jugulaire externe dont les parois adhèrent à l'aponévrose, ce qui rend ces veines béantes. Elle est de plus en rapport étroit avec la veine jugulaire interne et la veine sous-clavière, auxquelles elle envoie des expansions fibreuses qui empêchent les parois de ces veines de s'affaisser pendant les mouvements respiratoires. Cette disposition favorise donc la circulation veineuse pendant les mouvements de la respiration. Elle constitue cependant un danger grave lors des interventions chirurgicales portées sur ces régions, car, la paroi de la veine une fois blessée, l'ouverture reste béante et permet ainsi à l'air extérieur d'entrer dans le courant circulatoire.

Aponévroses du tronc.

Le long de la *face dorsale du tronc* il y a de nombreuses *aponévroses de contention* : minces gaines conjonctives qui enveloppent les différents muscles des différents plans musculaires, ainsi qu'une lame aponévrotique tendue entre les deux muscles petits dentelés, *l'aponévrose vertébrale*. Celle-ci s'insère, en dedans, aux apophyses épineuses des vertèbres dorsales, tandis qu'elle se perd, en dehors, sur l'angle des côtes, de tette sorte qu'elle applique les muscles profonds du dos dans la gouttière costo-vertébrale.

Comme *aponévrose d'insertion* on y trouve l'*aponévrose d'insertion du muscle grand dorsal et du muscle petit dentelé inférieur*, connue sous le nom de *feuillet superficiel de l'aponévrose lombo-dorsale*.

Cette aponévrose s'insère aux apophyses épineuses des vertèbres lombaires et des vertèbres sacrées, au ligament surépineux correspondant, ainsi qu'à la partie postérieure de la lèvre externe de la crête iliaque. Elle recouvre la masse musculaire sacro-épineuse et, arrivée au bord externe de cette dernière, se réunit avec l'*aponévrose d'insertion postérieure du muscle transverse de l'abdomen*.

Cette dernière aponévrose, appelée quelquefois *feuillet moyen de l'aponévrose lombo-dorsale*, s'insinue entre le muscle sacro-épineux et le muscle carré lombaire pour s'insérer au sommet des apophyses costiformes des vertèbres lombaires, dans tout l'espace laissé libre entre la douzième côte et la crête iliaque.

Au-devant du muscle carré lombaire passe l'aponévrose de contention de ce muscle, quelquefois appelée *feuillet profond de l'aponévrose lombo-dorsale*. Ces trois lames conjonctives se réunissent donc en dehors de la masse sacro-épineuse pour donner insertion aux fibres charnues du muscle transverse de l'abdomen.

A la *paroi antérieure du thorax*, il existe de chaque côté l'*aponévrose du grand pectoral*, mince lame conjonctive qui recouvre les deux faces du muscle et dont la lame superficielle s'insère, en dedans, sur la face antérieure du sternum ; en haut, sur le bord antérieur de la clavicule et se continue en dehors avec l'aponévrose qui enveloppe le muscle deltoïde.

En dessous du muscle grand pectoral on rencontre l'*aponévrose du muscle sous-clavier*, l'*aponévrose clavi-pectorale* fermant l'espace triangulaire délimité par le muscle sous-clavier, le muscle petit pectoral et les deux ou trois premières côtes avec les espaces intercostaux correspondants, et l'*aponévrose du muscle petit pectoral*.

Au niveau de la *paroi antérieure de l'abdomen* on trouve les aponévroses d'insertion des trois muscles larges de l'abdomen constituant successivement le *feuillet superficiel*, le *feuillet moyen* et le *feuillet profond de l'aponévrose abdominale antérieure*.

Aponévroses du membre supérieur.

Elles se laissent subdiviser en *aponévroses de l'épaule, aponévroses du bras, aponévroses de l'avant-bras* et *aponévroses de la main*.

Aponévroses de l'épaule.

Chacun des quatre muscles qui s'insèrent sur l'omoplate : le sus-épineux, le sous-épineux, le petit rond et le sous-scapulaire, est maintenu en place pendant ses contractions par une aponévrose de contention qui le tient appliqué contre la partie de l'os sur laquelle il s'insère. Ces muscles profonds sont recouverts par le muscle deltoïde, enveloppé dans une mince lame aponévrotique, *l'aponévrose deltoïdienne*. Celle-ci s'insère en haut à la clavicule, à l'acromion et à l'épine de l'omoplate. Elle se continue en avant avec l'aponévrose du grand pectoral et, en arrière, avec l'aponévrose sous-épineuse.

Entre la face profonde du muscle deltoïde enveloppé par son aponévrose et la tête de l'humérus se forme une vaste *bourse séreuse sous-deltoïdienne*, qui favorise le glissement du muscle sur la tête osseuse sous-jacente.

Aponévroses du bras.

Tous les muscles du bras sont enveloppés par une lame conjonctive qui leur forme une gaîne commune. Celle-ci se continue, en haut, avec les aponévroses de l'épaule. En bas elle s'insère, en arrière, sur les saillies osseuses qui entourent l'articulation du coude : l'olécrane, l'épicondyle et l'épitrochlée, tandis qu'en avant elle passe au-devant du pli du coude pour se continuer avec l'aponévrose anti-brachiale.

Cette gaine aponévrotique présente, vers la partie moyenne du bord interne du bras, un orifice donnant passage à une veine et à un nerf.

Vis-à-vis des bords latéraux de l'humérus, il se détache de la face profonde de l'aponévrose d'enveloppe une lame verticale qui va s'insérer sur le bord correspondant de l'os, en prenant le nom de *cloison intermusculaire interne* ou de *cloison intermusculaire externe*.

Avec l'humérus ces deux cloisons intermusculaires divisent la gaine aponévrotique du bras en une loge postérieure, occupée par le muscle triceps brachial, et une loge antérieure occupée par le biceps et le brachial antérieur.

Aponévroses de l'avant-bras.

Elles forment une gaîne aponévrotique enveloppant tous les muscles de l'avant-bras. Cette aponévrose d'enveloppe se continue, en haut, avec l'aponévrose d'enveloppe du bras, renforcée du côté de la face antérieure de l'avant-bras par l'expansion aponévrotique du muscle biceps brachial. Elle se continue, en bas, avec les aponévroses de la main. Elle adhère sur toute sa hauteur à la crête du cubitus. De sa face profonde se détachent des lamelles conjonctives qui vont entourer les différents muscles de l'avant-bras en constituant leur aponévrose de contention.

A la partie inférieure de la face dorsale de l'avant-bras, cette aponévrose se trouve renforcée, sur une hauteur de quelques centimètres, par des faisceaux de fibres conjonctives à direction transversale. Cette partie épaissie porte le nom de *ligament annulaire dorsal du carpe*. Elle s'étend de la partie inférieure de la crête du cubitus à la partie inférieure de la face antérieure du radius. Le ligament annulaire dorsal croise les tendons de tous les muscles de la région postérieure de l'avant-bras. De plus, de sa face profonde se détachent des cloisons conjonctives qui vont s'insérer sur les crêtes verticales que présente à ce niveau l'extrémité inférieure des deux os formant ainsi, avec ces os, des canaux ostéo-fibreux par lesquels passent les tendons des muscles. Ceux-ci sont, en allant du bord radial vers le bord cubital : les tendons du long abducteur et du court expenseur du pouce, les tendons des deux muscles radiaux, le tendon du long extenseur propre du pouce, les tendons de l'extenseur propre de l'indicateur et de l'extenseur commun des doigts, le tendon de l'extenseur propre du petit doigt, le tendon du muscle cubital postérieur.

Ces différents tendons, en passant par les différentes gaînes ostéo-fibreuses, sont entourés d'un sac séreux ou d'une gaine séreuse qui favorise leur glissement. Ces gaines séreuses sont toutes indépendantes les unes des autres.

Aponévroses de la main.

On les divise en *aponévroses palmaires* et en *aponévroses dorsales*.

Appareils ligamenteux. Au niveau de la face antérieure du carpe on trouve une large bande fibreuse, très épaisse, tendue entre le tubercule du scaphoïde et le tubercule du trapèze d'une part, l'os pisiforme et l'apophyse unciforme de l'os crochu d'autre part. C'est le *ligament annulaire antérieur du carpe* formant, avec les os du carpe, un large canal ostéo-fibreux par où passent les tendons des deux muscles fléchisseurs communs des doigts ainsi que le tendon du muscle long fléchisseur propre du pouce.

Le long de la face palmaire des doigts il existe une gaine fibreuse très résistante et très forte, *la gaine fibreuse des doigts*, qui s'insère aux bords latéraux des phalanges et forme, avec la face antérieure de ces derniers, un véritable canal ostéo-fibreux dans lequel passent les deux tendons des fléchisseurs. Cette gaine fibreuse est très épaisse au niveau du corps des phalanges tandis qu'elle s'amincit considérablement au niveau des articulations interphalangiennes.

Aponévroses palmaires. Elles sont au nombre de deux : une *aponévrose profonde* et une *aponévrose superficielle*.

L'*aponévrose palmaire profonde* est mince. Elle recouvre les muscles interosseux, se continuant en haut avec les ligaments carpiens ; en bas, avec le ligament transverse commun du métacarpe.

L'*aponévrose palmaire superficielle* se laisse subdiviser en trois parties distinctes : une *aponévrose palmaire externe*, une *aponévrose palmaire interne* et une *aponévrose palmaire moyenne*.

L'*aponévrose palmaire externe* mince, recouvre tous les muscles de l'éminence thénar. Elle est tendue entre le bord externe du premier métacarpien et le bord antérieur du troisième.

L'*aponévrose palmaire interne*, mince également, recouvre les muscles de l'éminence hypothénar et les applique contre le cinquième métacarpien.

L'*aponévrose palmaire moyenne* est forte, résistante et brillante. Elle occupe toute l'étendue du creux de la main et a, dans son ensemble, une forme triangulaire à base antérieure. Cette base correspond aux têtes des quatre derniers métacarpiens. Le sommet se continue avec le tendon du muscle palmaire grêle. Les bords latéraux se réunissent avec l'aponévrose palmaire externe et l'aponévrose palmaire interne.

Cette aponévrose est formée de fibres longitudinales et de fibres transversales. Les fibres longitudinales, très serrées dans la partie proximale de l'aponévrose, s'écartent les unes des autres dans sa partie distale où elles vont former quatre languettes tendineuses qui recouvrent les tendons des fléchisseurs jusqu'au niveau de l'articulation métacarpo-phalangienne des quatre derniers doigts. Dans cette partie distale, l'aponévrose est renforcée par de nombreuses fibres transversales. Celles-ci forment, entre les quatre languettes tendineuses, des arcades fibreuses, interdigitales, en dessous desquelles passent les branches de division des nerfs digitaux et des artères digitales.

Les fibres des languettes tendineuses elles-mêmes, arrivées au niveau des têtes des métacarpiens, en partie s'insèrent à la face profonde de la peau, en partie se continuent avec les fibres des gaines tendineuses des doigts.

Les trois parties de l'aponévrose palmaire superficielle limitent, en se réunissant entre elles et avec l'aponévrose palmaire profonde, trois loges ostéo-fibreuses :

une *loge palmaire externe* renfermant les muscles de l'éminence thénar ainsi que le tendon du muscle long fléchisseur propre du pouce ;

une *loge palmaire interne* renfermant les muscles de l'éminence hypothénar ;

une *loge palmaire moyenne* limitée latéralement par une cloison fibreuse formée par la réunion du bord latéral de l'aponévrose palmaire superficielle avec la partie correspondante de l'aponévrose palmaire externe ou interne voisine. Cette loge moyenne est ouverte en haut, où elle se continue avec la loge antérieure de l'avant-bras en passant sous le ligament annulaire antérieur du carpe. Elle présente, en bas, un peu au-dessus des articulations métacarpo-phalangiennes, une série d'orifices *digitaux* et *interdigitaux.* Les orifices digitaux font communiquer la loge avec la gaine ostéo-fibreuse des doigts et donnent passage aux tendons des fléchisseurs. Les orifices interdigitaux donnent passage aux nerfs et aux artères collatéraux des doigts. A ces niveaux le tissu graisseux sous-aponévrotique se continue avec le tissu graisseux sous-cutané.

La loge aponévrotique moyenne de la paume de la main donne passage aux tendons des muscles fléchisseurs ainsi qu'aux branches terminales du nerf médian.

Les tendons des fléchisseurs sont enveloppés de gaines séreuses qui favorisent leur glissement, et qui se comportent d'une façon spéciale au niveau de la gaine ostéo-fibreuse commune du carpe et au niveau des gaines fibreuses des doigts.

Au niveau du carpe il existe deux gaines séreuses distinctes, l'une pour le tendon du long fléchisseur propre du pouce, l'autre pour les tendons réunis des deux muscles fléchisseurs communs.

La gaine séreuse du long fléchisseur propre du pouce, du côté de l'avant-bras, se termine en cul-de-sac un peu au-dessus du bord supérieur du ligament annulaire antérieur du carpe ; du côté de la main, elle accompagne le tendon jusque dans la gaine tendineuse du pouce où elle se termine en cul-de-sac au niveau de l'extrémité proximale de la deuxième phalange.

La gaine séreuse commune aux tendons des deux muscles fléchisseurs se termine également en cul-de-sac, du côté de l'avant-bras, un peu au-dessus du bord supérieur du ligament annulaire. Du côté de la paume de la main, elle se termine en cul-de-sac vers la partie moyenne du creux de la main, pour les tendons fléchisseurs destinés au deuxième, au troisième et au quatrième doigts, tandis qu'elle accompagne les tendons des deux fléchisseurs destinés au petit doigt, le long de la gaine tendineuse de ce dernier, jusqu'au niveau de l'extrémité proximale de la troisième phalange.

La gaine séreuse qui enveloppe le tendon du fléchisseur dans la gaine ostéo-fibreuse du pouce se prolonge donc jusqu'au niveau de la gaine ostéo-fibreuse du carpe. La gaine séreuse qui enveloppe les tendons des fléchisseurs dans la gaine ostéo-fibreuse du petit doigt n'est qu'une dépendance de la gaine séreuse commune enveloppant tous les fléchisseurs au niveau du carpe. Quant aux gaines séreuses qui enveloppent les tendons des fléchisseurs dans les gaines ostéo-fibreuses du deuxième, troisième et quatrième doigts, elles se terminent en cul-de-sac au niveau des articulations métacarpo-phalangiennes correspondantes. Elles sont donc indépendantes des gaines séreuses occupant la paume de la main.

Aponévroses dorsales. Les aponévroses dorsales sont au nombre de deux : une aponévrose *profonde* et une aponévrose *superficielle.*

L'*aponévrose dorsale profonde* est une mince lame conjonctive tapissant la face postérieure des muscles interosseux dorsaux.

L'*aponévrose dorsale superficielle* est une mince lame de tissu conjonctif qui recouvre les tendons des muscles extenseurs. Elle se continue, en haut, avec le ligament annulaire dorsal du carpe. En bas elle continue à recouvrir les tendons des extenseurs le long de la face dorsale des phalanges. En dedans et en dehors elle se fixe sur la face postérieure du deuxième et du cinquième métacarpiens.

Aponévroses du membre inférieur.

Elles se laissent subdiviser en *aponévroses de la hanche, aponévroses de la cuisse, aponévroses de la jambe* et *aponévroses du pied.*

Aponévroses de la hanche.

Elles comprennent l'*aponévrose fessière* recouvrant les muscles qui s'insèrent sur la face externe de l'os iliaque et l'*aponévrose lombo-iliaque* recouvrant les muscles qui s'insèrent sur la face interne du même os.

Aponévrose lombo-iliaque. Elle est fournie de deux parties : l'*aponévrose du muscle psoas* et l'*aponévrose du muscle iliaque*.

L'*aponévrose du muscle psoas* s'insère, en haut, au ligament cintré interne ou arcade aponévrotique interne du muscle diaphragme ; en dedans elle se fixe sur les ménisques interarticulaires, les arcades fibreuses du psoas et la ligne innominée ; en dehors elle se continue avec l'aponévrose du muscle carré lombaire ; en bas, avec l'aponévrose du muscle iliaque.

L'*aponévrose du muscle iliaque* s'insère à la lèvre interne de la crête iliaque et au ligament ilio-lombaire. Elle recouvre ensuite le muscle iliaque et se continue en dedans avec l'aponévrose du muscle psoas.

Avec les deux faisceaux du muscle l'aponévrose arrive jusqu'au niveau de l'arcade crurale. Là, elle adhère intimement, dans sa partie externe, entre les deux épines iliaques, à l'arcade crurale. Dans sa partie interne elle se détache de l'arcade et, considérablement renforcée, s'étend entre l'épine iliaque antérieure et inférieure et l'éminence ilio-pectinée en prenant le nom de *bandelette ilio-pectinée*.

Celle-ci aide à circonscrire — avec la partie interne de l'arcade crurale en avant et une partie épaissie de l'aponévrose pectinéale en arrière — un orifice triangulaire appelé *anneau crural*. L'angle interne de cet anneau est arrondi par les fibres de l'arcade crurale qui vont s'insérer à la crête pectinéale en constituant le *ligament de Gimbernat*.

L'anneau crural est occupé, dans ses trois quarts externes, par les vaisseaux cruraux, artère et veine crurales, qui passent par là du grand bassin dans la région antérieure de la cuisse. Son quart interne est occupé par un ganglion lymphatique, le ganglion de Cloquet, et fermé par une mince lame conjonctive dépendant du fascia transversalis et appelée *septum crural*. Le tout est recouvert par le feuillet pariétal du péritoine. Le point faible de l'anneau crural se trouve donc au niveau de son angle interne. C'est par là que l'intestin tend à s'échapper de la cavité abdominale en formant une *hernie crurale*.

En dessous de l'arcade crurale, l'aponévrose du muscle psoas-iliaque, considérablement amincie, recouvre la partie extra-pelvienne du muscle jusqu'au petit trochanter.

Aponévrose fessière. Elle recouvre la face externe de tous les muscles fessiers, en s'insérant à la lèvre externe de la crête iliaque, à la face externe du sacrum et du coccyx. Sa partie antérieure, considérablement épaissie, recouvre la partie libre du muscle moyen fessier qui lui adhère intimement. Au niveau du bord antérieur du grand fessier, elle se dédouble en un feuillet superficiel, qui recouvre la face externe du muscle à laquelle elle adhère et un feuillet profond qui tapisse sa face profonde.

Au niveau du bord inférieur du grand fessier l'aponévrose fessière se continue avec l'aponévrose d'enveloppe de la cuisse.

Entre la face profonde du muscle grand fessier et la face externe du grand trochanter existe une vaste bourse séreuse favorisant le glissement du muscle grand fessier.

Aponévroses de la cuisse.

L'aponévrose d'enveloppe de la cuisse forme une gaine complète enveloppant le cylindre conique de la cuisse. A sa base ce cône aponévrotique se continue, en arrière, avec l'aponévrose fessière, tandis qu'il se fixe, en avant, à l'arcade crurale, et, en dedans, à la branche ischio-pubienne. En bas, l'aponévrose fémorale se fixe à la rotule et aux tubérosités du tibia, tandis qu'en arrière, elle passe au dessus du creux poplité pour se continuer avec l'aponévrose d'enveloppe de la jambe.

L'aponévrose de la cuisse est très épaisse en dehors. Cette partie épaissie porte le nom de *fascia lata*. Elle se continue, en haut, avec l'aponévrose du muscle moyen fessier, reçoit en arrière une grande partie des faisceaux tendineux du muscle grand fessier, tandis qu'elle se dédouble en avant pour emboiter la partie charnue du muscle tenseur du fascia. A son extrémité inférieure cette partie épaissie de l'aponévrose d'enveloppe de la cuisse se fixe à la tête du péroné et à la tubérosité externe du tibia.

De la face profonde de l'aponévrose d'enveloppe se détachent deux cloisons verticales. L'une, très épaisse, s'insinue entre les muscles de la région antérieure et les muscles de la région postérieure pour s'insérer sur toute l'étendue de la lèvre externe de la ligne âpre du fémur, c'est la *cloison intermusculaire externe*. L'autre, mince, passe entre le vaste interne et les muscles adducteurs pour s'insérer à toute l'étendue de la lèvre interne de la ligne âpre : c'est la *cloison intermusculaire interne*.

Par ces deux cloisons le cône aponévrotique de la cuisse se trouve subdivisé en deux loges : une loge postéro-interne renfermant les muscles de la région interne et de la région postérieure; et une loge antéro-externe renfermant les muscles de la région antérieure.

De la face profonde de l'aponévrose d'enveloppe de chacune de ces loges se détachent des lames conjonctives qui vont envelopper les différents muscles qui y sont contenus.

Dans la loge antérieure on trouve encore une gaine conjonctive pour les vaisseaux fémoraux : c'est la *gaine des vaisseaux cruraux*. Cette gaine est formée par un dédoublement de l'aponévrose d'enveloppe. Elle commence au niveau de l'arcade crurale et s'étend jusqu'au niveau de l'anneau du troisième adducteur. Cette gaine est large et évasée dans sa partie supérieure où elle porte le nom de *canal crural*. Elle est considérablement épaissie dans sa partie inférieure par des faisceaux conjonctifs allant du vaste interne au grand adducteur. Elle prend là le nom de *canal de Hunter*.

Aponévroses de la jambe.

Elles forment une enveloppe conjonctive commune à tous les muscles de la jambe. Cette enveloppe fibreuse a, dans son ensemble, une forme de cône à base supérieure, cône interrompu le long de la face interne du tibia.

En haut ce cône aponévrotique se fixe aux tubérosités du tibia et à la tête du péroné tandis que, en arrière, il passe au-dessus du creux poplité pour se continuer avec l'aponévrose d'enveloppe de la cuisse. En bas, l'aponévrose se fixe aux malléoles et sur la face postérieure du calcanéum, et se continue entre ces saillies osseuses avec les aponévroses du pied.

L'aponévrose d'enveloppe de la jambe se fixe, en avant, sur toute la longueur de la crête du tibia, tandis que, en arrière, elle s'attache au bord postérieur de cet os. De plus, de sa face profonde se détachent deux cloisons intermusculaires : l'une se fixe au bord antérieur et l'autre au bord postérieur du péroné. Il se forme ainsi trois loges ostéo-fibreuses : une loge antérieure renfermant le muscle tibial antérieur, le muscle extenseur commun des orteils et le muscle long extenseur propre du gros orteil ;

une loge externe renfermant les deux muscles péroniers ;

une loge postérieure renfermant les muscles des deux plans musculaires de cette région.

Cette loge est subdivisée par une lame conjonctive, ou *aponévrose jambière profonde* tendue entre le bord interne du tibia et le bord externe du péroné, en une loge profonde renfermant les muscles du plan profond (tibial postérieur, long fléchisseur propre du gros orteil et fléchisseur commun des orteils) ainsi que le nerf tibial postérieur, l'artère tibiale postérieur, l'artère péronière et une loge superficielle pour les muscles jumeaux, soléaire et plantaire grêle.

L'aponévrose d'enveloppe de la jambe est épaisse en haut, où sa face profonde donne attache aux fibres musculaires des muscles de la région antérieure et de la région externe. Elle est mince partout ailleurs. Vers la partie inférieure de la jambe, entre le tibia et le péroné, elle présente cependant une partie épaissie désignée quelquefois sous le nom de *ligament transverse de la jambe*.

Au niveau du cou de pied l'aponévrose jambière se fixe d'une part sur les saillies osseuses formées par les deux malléoles et par le calcanéum, elle se continue d'autre part avec les aponévroses du pied. Entre les saillies osseuses du cou-de-pied elle présente des parties considérablement épaissies connues sous le nom de *ligaments annulaires*. On distingue un *ligament annulaire antérieur*, un *ligament annulaire interne* et un *ligament annulaire externe*.

Ligament annulaire antérieur. C'est une bande épaissie de l'aponévrose dorsale du pied qui commence dans le creux astragalo-calcanéen, se dirige en dedans puis se divise en deux branches : l'une, ascendante, passe au-devant des tendons des muscles extenseurs, en arrière du tendon du muscle tibial, pour se perdre sur la partie inférieure de la crête du tibia ; l'autre, descendante, passe au-devant des tendons des trois muscles de la jambe, contourne le bord interne du pied pour se continuer avec l'aponévrose plantaire ou se fixer sur le scaphoïde et le premier cunéiforme. Ce ligament annulaire antérieur du tarse maintient appliqués contre les os du tarse les tendons des muscles passant de la région antérieure de la jambe dans la région dorsale du pied.

Chacun de ces trois tendons passe dans une gaine ostéo-fibreuse formée par les os du tarse, la face profonde du ligament annulaire et des cloisons conjonctives se détachant de ce ligament pour se fixer sur l'appareil ligamenteux des articulations du tarse.

Dans ces gaines ostéo-fibreuses, chacun de ces tendons est entouré d'un sac séreux ou gaine séreuse qui l'accompagne jusque un peu au-dessus et un peu en-dessous du ligament annulaire. Ces gaines séreuses des tendons sont indépendantes les unes des autres.

Ligament annulaire interne du tarse. C'est une partie épaissie de l'aponévrose du cou-de-pied tendue entre le bord postérieur de la malléole interne d'une part, le bord interne du tendon d'ACHILLE, la face interne du calcanéum et l'aponévrose plantaire interne d'autre part. Cette bande aponévrotique se continue en haut, avec l'aponévrose d'enveloppe de la jambe, en bas, avec le tendon d'insertion du muscle adducteur du gros orteil.

Le ligament annulaire interne du tarse recouvre les tendons du muscle tibial postérieur, du muscle long fléchisseur commun des orteils et du muscle long fléchisseur propre du gros orteil, ainsi que les vaisseaux et nerfs tibiaux postérieurs qui tous passent entre la malléole interne et la face interne du calcanéum pour se rendre de la région postérieure de la jambe dans la région plantaire du pied.

De la face profonde du ligament annulaire interne se détachent des cloisons fibreuses qui vont s'insérer sur les os du tarse et qui délimitent ainsi des gaines ostéo-fibreuses dans lesquelles glissent les différents tendons. Chacun de ceux-ci est accompagné d'une gaine séreuse.

Ligament annulaire externe du tarse. C'est une partie épaissie de l'aponévrose du cou-de-pied tendue entre le bord postérieur de la malléole externe d'une part, la face externe du calcanéum et le tendon d'ACHILLE d'autre part. Il forme avec la gouttière rétro-malléaire un canal ostéo-fibreux dans lequel passent les tendons des deux péroniers enveloppés par une gaine séreuse commune qui accompagne les tendons des muscles sur une certaine longueur.

Aponévroses du pied.

Elles se divisent en *aponévroses plantaires* et en *aponévroses dorsales*.

Les aponévroses plantaires forment une couche profonde : *l'aponévrose plantaire profonde* ou aponévrose interosseuse recouvrant la face inférieure des muscles interosseux et *l'aponévrose plantaire super-*

ficielle. Celle-ci se laisse subdiviser en une partie externe, une partie moyenne et une partie interne.

L'aponévrose plantaire interne recouvre les muscles de la région plantaire interne. Elle se perd en dedans sur le bord interne du pied, se continuant en partie avec le ligament annulaire interne du tarse et l'aponévrose dorsale superficielle. Elle se continue en dehors avec l'aponévrose plantaire moyenne avec laquelle elle forme une cloison intermusculaire interne.

L'aponévrose plantaire externe recouvre les muscles de la région plantaire externe. Très épaisse en arrière où elle se confond plus ou moins avec l'aponévrose plantaire moyenne, elle s'amincit considérablement en avant. En dehors elle se continue avec l'aponévrose dorsale tandis que, en dedans, elle forme avec l'aponévrose moyenne la cloison intermusculaire externe.

L'aponévrose plantaire moyenne, épaisse et résistante, a une forme triangulaire à base antérieure. Sa *face supérieure* donne insertion dans sa partie proximale aux fibres du muscle court fléchisseur commun des orteils. Sa *face inférieure* est séparée de la peau par une couche épaisse de tissu graisseux. Ses *bords latéraux* se réunissent avec les aponévroses plantaires externe et interne, en formant des cloisons intermusculaires allant s'insérer sur la face plantaire des os du tarse et subdivisant ainsi la région plantaire en trois loges plus ou moins distinctes. Son *sommet* s'insère aux tubérosités de la face inférieure du calcanéum. Sa *base* se termine au niveau des articulations métatarso-phalangiennes.

Cette aponévrose est formée de fibres longitudinales et de fibres transversales.

Les fibres longitudinales, très serrées dans le voisinage du calcanéum, s'écartent les unes des autres au fur et à mesure qu'elles se rapprochent des articulations métatarso-phalangiennes pour se diviser en cinq languettes destinées aux cinq orteils. Chacune de ces languettes se poursuit jusqu'au niveau de la gaine tendineuse des orteils où ses fibres en partie se terminent dans la face profonde de la peau, en partie se continuent avec les fibres de la gaine tendineuse.

Les fibres transversales deviennent surtout abondantes vers le milieu de la région du métatarse. Elles relient entre elles les languettes tendineuses en décrivant des arcades interdigitales par lesquelles on voit passer les artères et les nerfs collatéraux plantaires.

Les *aponévroses dorsales* sont au nombre de trois : une aponévrose superficielle, une aponévrose moyenne et une aponévrose profonde.

L'*aponévrose dorsale profonde* recouvre les muscles interosseux dorsaux dans les espaces interosseux correspondants

L'*aponévrose dorsale moyenne* ou *aponévrose pédieuse* est une mince lame conjonctive qui recouvre le muscle pédieux ainsi que le nerf pédieux et l'artère pédieuse. Elle passe sous le tendon du muscle extenseur propre du gros orteil pour se terminer au bord interne du pied.

L'*aponévrose dorsale superficielle* recouvre les tendons des muscles extenseurs. Elle se continue en haut avec le ligament annulaire dorsal. Elle se perd en bas sur les tendons des extenseurs le long de la face dorsale des phalanges. Elle se continue de chaque côté avec l'aponévrose plantaire correspondante.

ERRATA

PAGE	LIGNE	AU LIEU DE	LIRE
20	22	Les neuvième et dixième...	Les huitième, neuvième et dixième...
64	3	angle inférieur et postérieur...	angle inférieur et antérieur...
129	3	un angle de 10°...	un angle de 80°...
138	5	à la face externe de l'astragale...	à la face interne de l'astragale...
161	11	unie au feuillet antérieur de l'aponévrose...	unie à l'aponévrose...
194	20	à l'épitrochlée...	à l'épicondyle...
210	26	branche interne...	branche externe...

TABLE DES MATIÈRES

Système osseux

SYNDESMOLOGIE

Système musculaire

MYOLOGIE

APONÉVROLOGIE

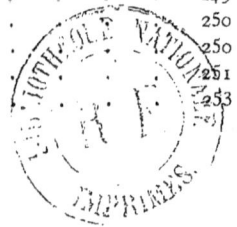

www.ingramcontent.com/pod-product-compliance
Lightning Source LLC
Chambersburg PA
CBHW070251200326
41518CB00010B/1758